W0177739

Yavi Hameister

BIS ES WEH TUT

Wie mich meine Sucht nach Aufmerksamkeit fast zerstörte

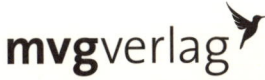

mvgverlag

Bibliografische Information der Deutschen Nationalbibliothek
Die Deutsche Nationalbibliothek verzeichnet diese Publikation in der Deutschen Nationalbibliografie. Detaillierte bibliografische Daten sind im Internet über http://d-nb.de abrufbar.

Für Fragen und Anregungen:
info@mvg-verlag.de

Originalausgabe, 1. Auflage 2018

© 2018 by mvg Verlag, ein Imprint der Münchner Verlagsgruppe GmbH
Nymphenburger Straße 86
D-80636 München
Tel.: 089 651285-0
Fax: 089 652096

Alle Rechte, insbesondere das Recht der Vervielfältigung und Verbreitung sowie der Übersetzung, vorbehalten. Kein Teil des Werkes darf in irgendeiner Form (durch Fotokopie, Mikrofilm oder ein anderes Verfahren) ohne schriftliche Genehmigung des Verlages reproduziert oder unter Verwendung elektronischer Systeme gespeichert, verarbeitet, vervielfältigt oder verbreitet werden.

Um die Privatsphäre der im Buch genannten Personen zu schützen, wurden alle Namen außer dem der Autorin geändert.

Redaktion: Desirée Šimeg
Umschlaggestaltung: Manuela Amode
Umschlagabbildung: Niki Romczyk Photographie
Satz: Carsten Klein
Druck: GGP Media GmbH, Pößneck
Printed in Germany

ISBN Print 978-3-86882-851-1
ISBN E-Book (PDF) 978-3-96121-089-3
ISBN E-Book (EPUB, Mobi) 978-3-96121-090-9

Weitere Informationen zum Verlag finden Sie unter

www.mvg-verlag.de

Beachten Sie auch unsere weiteren Verlage unter www.m-vg.de.

Für meine drei Jungs.

INHALT

UNGESCHÖNT

Sommer 2007. Ein früher Morgen in Düsseldorf. Ich laufe in den Park, die gleiche Strecke wie jeden Tag seit vielen, vielen Wochen. Der Schmerz kribbelt in meinem Schienbein, noch bevor ich den ersten Kilometer geschafft habe. Ich kenne dieses brennende, fast unerträgliche Gefühl zu gut; es ist immer da, wenn ich laufe. Doch ich darf nicht abbrechen, darf dem Schmerz nicht nachgeben. Noch nicht. Ich muss mindestens 600 Kalorien verbrennen, bevor ich nach Hause gehe. Also läuft der Schmerz mit. Jeden Tag.

Dieser Schmerz, ausgelöst durch eine chronische Knochenhautentzündung im Schienbein durch eine zu starke sportliche Belastung ohne ausgleichende Regeneration, ist nur eine, fast triviale körperliche Facette meines psychischen Leidens. Er steht sinnbildlich für meinen Seelenschmerz, für die Leere, die ich nicht greifen, erklären oder gar medikamentös behandeln konnte, und stattdessen mit trügerischen Glücklichmachern zu stopfen versuchte. Für den einen ist es Sex, für den anderen Alkohol oder Computerspiele oder Gewalt oder Geld. In meinem Fall: Zwanghaftes Essen, strafendes Hungern oder eben Sport, der ähnliche Wirkung haben kann wie Schokolade, eine Droge oder ein gutes Schmerzmittel.

Schmerz, seelischer wie körperlicher Art, war mein ständiger Begleiter – ein Begleiter auf der stetigen Flucht vor der Ablehnung, vor Kritik, vor Einsamkeit und vor meiner wahren Identität, und gleichzeitig bei der panischen Suche nach Liebe und Anerkennung.

Schmerzen prägten also meine Lebensgeschichte – und davon
möchte ich euch in diesem Buch erzählen. Erst nach vielen Jahren
des Leidens und Irrens erkannte ich: Ich selbst bin der Entzündungsherd. Ich allein. Mein Denken, mein Handeln: Schau nicht auf die
anderen, schau in den Spiegel. Ich sah dort meinen Körper, den ich
für seine scheinbaren Makel bestrafen musste. Meinen Körper, den
ich häufig absichtlich verletzte, nur um auf diese Weise auf mich
aufmerksam zu machen; den ich mit drakonischen Diäten und extremen Trainingseinheiten malträtierte, nur um Lob und Anerkennung für meine Figur und für das, was ich durch meine Disziplin
darstellte, einzuheimsen. Mein eigener Körper, der mir am nächsten
sein sollte, war von meiner Seele so weit weg wie die Realität von
der inszenierten Perfektion in den sozialen Medien. Er schrie mehrfach laut um Hilfe – doch ich hörte nichts, weil ich die Musik beim
exzessiven Sport immer voll aufdrehte. Weil ich mich selbst nicht
sah, nicht hörte, nicht fühlte. Meine verzerrte Selbstwahrnehmung
ließ mich lange nicht erkennen, was ich mir selbst damit über Jahre antat. Bis mein Körper mir einen unmissverständlichen Weckruf
sandte und ich mein Leben daraufhin umkrempelte.

Doch was war zuvor passiert?

Im Grunde wollte ich immer nur gesehen und beachtet werden.
Als liebenswerter Mensch, als eigenständige Person. Meinem Umfeld zeigte ich deshalb beinahe mein ganzes Leben lang nur die ge-
schönte Version meiner selbst: die scheinbar makellose, immer gut
gelaunte Yavi. Wie es in mir aussah, wusste niemand. Nämlich dass
ich mein wahres Ich für unwürdig, ungeliebt und unbedeutend hielt
und daher versuchte, es krampfhaft zu optimieren oder gar grundlegend zu verändern – damit es »passte«, den hohen Ansprüchen
anderer genügte. Ich wollte immer große Geschichten erzählen,
Großes erleben und noch Größeres darstellen. Für den ganz großen
Applaus. Koste es, was es wolle: Geld, meine Gesundheit oder ein
paar Lügen, die so schnell erzählt waren. Der Schmerz war dabei

mitunter ein willkommenes Mittel zum Zweck, das immer verfügbar war, mich ständig begleitete – auf dem beschwerlichen Weg ins Erwachsenenleben. Auf diesem Weg habe ich mich selbst verloren, und ich musste viele unbequeme Wahrheiten über mich und andere akzeptieren lernen, bevor ich mein wahres Ich wiederentdecken konnte. Ich musste lernen, mich zu lieben, um wahrhaft von anderen Menschen geliebt zu werden. Doch dafür musste ich auch weit in meine Vergangenheit zurückkreisen und dort nach den Traumata suchen, die mich so krank gemacht hatten. Ich musste sie bewältigen, um endlich wirklich glücklich werden zu können – und auch um anderen Menschen nicht mehr wehzutun.

Durch mein Verhalten habe ich einige Menschen in meinem Leben tief enttäuscht und manche sicherlich dadurch verloren. Doch auch ich bin tief verletzt worden und vieles, was ich tat, geschah aus Selbstschutz, Blockaden, Unverständnis oder Unreife. Manchmal ist das im Nachhinein schwer zu sagen. Dennoch soll es in diesem Buch nicht um Schuld oder Unschuld gehen. Nein, vielmehr will ich euch von meinem bisherigen Lebensweg erzählen, von meinen Gedanken und Gefühlen, die mich zu dem trieben, was ich tat. Ich möchte euch tiefere Einblicke gewähren in mein verkorkstes Seelenleben, die zahlreichen Etappen meines psychischen und physischen Leidens, aber vor allen Dingen auch in meine allmähliche Genesung – in der Hoffnung, denjenigen zu helfen, die Ähnliches fühlen, und auch in der Hoffnung, mir selbst zu helfen.

Meine Reise zu mehr Selbstliebe ist sicherlich noch nicht vorüber, aber das halte ich für menschlich. Ich weiß, dass jeder von uns Höhen und Tiefen erlebt. Manche meiner seelischen und körperlichen Narben werde ich vermutlich ein Leben lang tragen, doch ich kann heute damit besser umgehen und viele meiner früheren Denk- und Verhaltensmuster durchbrechen. Dadurch sehe ich meiner Zukunft heute positiver entgegen als je zuvor, auch weil mir viele wundervolle Dinge passiert sind, die ich mir nie hätte erträumen lassen. Träume sind wahr geworden. Trotz allem, was passiert ist und was ich getan habe.

Mir war von Anfang an klar: Würde ich dieses Buch schreiben, müsste ich die nackte Wahrheit sagen, auch wenn das ganz schön wehtun würde. Denn die Wahrheit ist: Ich war eine Lügnerin, die den Selbstbetrug so gut beherrschte wie Klimmzüge und Kalorienzählen. Es ist ganz einfach, sein Leben so zu malen, dass es die idealen Farben und Formen annimmt. Es ist aber verdammt schwer, die Fehler in den Bildern wieder zu korrigieren, wenn die Farbe erst einmal getrocknet ist. Dies ist mein Versuch, die verkrustete Farbe abzukratzen, sodass das Original wieder zum Vorschein kommen kann.

TEIL 1

VERLETZT

KAPITEL 1

DAS HÄSSLICHE BILD

An der Wand im Flur hängt dieses hässliche Bild. Darauf ist eine große Halle im Barockstil zu sehen, in ihr herrscht totales Chaos. Unzählige Gestalten tummeln sich neben-, auf- und untereinander, mit Fratzen, Glatzen, teils behaarten Körpern, nackten, unförmigen Brüsten, dicken Bäuchen. Halb Menschen, halb Monster. Totenköpfe, Schweinsköpfe. Sie feiern. Sie fressen. Sie saufen. Sie tanzen. Sie morden. Sie schreien. Sie lachen. Die Szenerie ist absolut grotesk und furchteinflößend und voller Schmerz. Man kann einfach nicht wegschauen, wie bei einem grausamen Unfall. Hässlich ist hierfür ein Euphemismus.

Dieses Bild hing in jeder Wohnung, in der wir gelebt haben, und es waren ziemlich viele in meiner Kindheit und Jugend. Als ich noch ganz klein war, machte mir dieses Bild Angst, später fand ich es einfach nur widerlich, sodass ich es nicht mehr anschauen konnte und mich unendlich dafür schämte. Ganz besonders wenn jemand zu Besuch kam und sicher dachte, meine Familie sei komplett bescheuert. Damals dachte ich: »Normale Menschen besitzen solche Bilder nicht.«

Mein Leben lang hatte ich die grauenvolle Szenerie bis ins kleinste Detail bildhaft vor Augen – und in gewisser Weise versinnbildlicht sie meine Familie. Versteht mich nicht falsch. Es ist nicht

so, dass meine Familie ein Haufen hässlicher Zentauren ist, die ihre
Manieren und Gliedmaßen nicht im Griff haben und ihre Zeit mit
anderen hässlichen Gestalten beim Fressen und Saufen verplem-
pern. Doch sie provozierten, sie fielen auf, waren irgendwie anders
als die Eltern und Verwandten anderer Kinder. Sie verursachten
Chaos und machten immer eine große Show. Sie tranken, oftmals
auch gerne weit über den Durst; sie spürten Schmerz, sie verursachten Schmerz.

Wenn in diesem Buch von Familie die Rede ist, meine ich Mama,
Papa und meine kleine Schwester Lilia. Auch die neue Ehefrau meines Vaters, unser einstiges Kindermädchen Anna, zählt dazu, doch
zu ihr später mehr. Dank ihr habe ich später noch zwei weitere
(Halb-)Geschwister bekommen, die für meine Geschichte jedoch
keine so wesentliche Rolle spielen wie diese drei beziehungsweise
vier Hauptpersonen.

Meine Eltern waren komplett verschieden, in einem aber gleich:
Beide waren abgedrehte, intellektuelle, querdenkende, polnische
Immigranten, mal erfolgreich, mal am Boden, klug und philoso-
phisch, ungreifbar, unantastbar, narzisstisch und egoistisch. Selbst
Opfer extrem ehrgeiziger und arbeitswütiger Eltern aus dem pol-
nischen Sozialismus, die mit Kritik nur so um sich warfen und ihnen das Gefühl vermittelten, ungewünscht oder nicht gut genug zu
sein. Was das aus meinen Eltern gemacht hatte, bekamen meine
Schwester und ich zu spüren, weil sie dieses Erbe auf uns übertru-
gen: Mama wollte uns verändern, Papa in allem verbessern.

Beide waren selten zu Hause und beschäftigten sich mit Dingen,
die nichts mit uns zu tun hatten, hauptsächlich mit ihrer Arbeit.
Papa war der Businesstyp und arbeitete mindestens zwölf Stunden
täglich selbstständig als Zahntechniker und nach Feierabend als
Börsianer. Mama war eher die Alternative und als Dramaturgin
am Theater, als Buchautorin und als irgendwer für irgendwas mit
Kunst tätig.

Unsere Eltern haben jung geheiratet, sie waren beide gerade einmal Anfang zwanzig. Ich glaube, sie waren zu wild, zu naiv, vielleicht auch ein wenig zu romantisch und liebesbedürftig, um ihr Bündnis rational zu betrachten und eventuell zu hinterfragen. Papa wollte ursprünglich eine herdaffine Hausfrau und hingebungsvolle Mutter. Mama wollte Kultur und Unabhängigkeit und ganz bestimmt keinen Mann, der sich zu Kommerz und Kapitalismus bekannte. Dabei fand er Kunst eigentlich auch ganz gut, er hatte in jungen Jahren sogar selbst gemalt. Er mochte sie nur nicht in dem gleichen Maß wie unsere kunstbesessene Mutter. Eine Mutter, die den Herd eigentlich nur für ihren ersten Kaffee aus der alten Cafetiere anschmiss, und zwar dann, wenn wir Kinder schon längst in der Schule oder an den Wochenenden mittags mit Freunden auf dem Spiel- oder Sportplatz waren. Das fand Papa nicht so gut, was er wohl erst nach ihrer ziemlich spontanen Hochzeit herausfand. Sie stritten also nicht nur, weil sie so unterschiedliche Interessen hatten und vielleicht aus Wut über die gescheiterte Partnerwahl, sondern vermutlich auch weil sie nun durch ihre Kinder ein Leben lang aneinandergebunden waren und versuchen mussten, ihren Nachwuchs zu einigermaßen gesunden Erwachsenen zu erziehen.

Die Ehe hielt nicht lange, genau genommen drei Jahre und zwei Kinder lang. Ein Jahr nach der Hochzeit kam erst ich zur Welt, ein weiteres Jahr später meine Schwester. Es verging nur noch ein weiteres und sie trennten sich. Sie folgten damit einer merkwürdigen »Tradition« in meiner Familie, in der Scheidungen eher die Regel als die Ausnahme sind. Sie betonten später, sie hätten aus Liebe geheiratet und Kinder in die Welt gesetzt, doch als sie sich trennten, war diese vermeintliche Liebe schlagartig tot und die Stimmung ungefähr so wie auf dem hässlichen Bild. Ich sehe meine kleine Schwester und mich noch mittendrin in diesem Chaos. Die Trennung hat uns verwirrt und geprägt. Besonders hart wurde es, als Papa aus- und ziemlich schnell ein anderer Mann bei uns einzog.

Der Neue sah aus wie Jesus, war deutlich älter als meine Mutter und auch ein Kunstmensch.

Im Herbst 1991, da war ich fünf, bekam der neue Partner meiner Mutter einen Theaterjob über 600 Kilometer von unserem damaligen Zuhause entfernt, und meine Mutter beschloss, dass wir mitgehen würden. Wir zogen in einen großen Altbau mit Flügeltüren und bekamen tolle Spielsachen, doch unseren Papa nur am Wochenende zu sehen. Dass das überhaupt möglich war, hatten wir nur ihm zu verdanken. Jede Woche fuhr er mit seinem Volvo Kombi aus dem Rheinland zu uns nach Mecklenburg-Vorpommern, holte uns freitags im Kindergarten ab, manchmal sogar schon vor dem Mittagsschlaf. Wir liebten das, weil alle anderen Kinder dann in diesem dunklen, beängstigenden Zimmer schlafen mussten – und wir durften an Papas Hand weggehen und uns über zwei ganze Tage mit ihm freuen. Bis er sonntags wieder zurück nach Hause musste und uns vorher an unsere Mutter und ihren Freund übergab.

Der Ort der »Übergabe« war eine Tankstelle, klein und etwas verkommen, ein unvergesslicher Ort des Grauens, denn wir mussten gegen unseren Willen aus Papas Auto aussteigen und in Mamas Wagen einsteigen. Wir schrien und weinten und klopften gegen ihre Autoscheiben, durch die Papa kaum noch zu sehen war, weil zu viele Tränen flossen und die Scheiben beschlugen und weil Papa schnell wegfuhr, um den Abschiedsschmerz nicht unnötig in die Länge zu ziehen. Einmal sah ich ihn auch weinen. Wir hassten diese Sonntage, wir hassten unsere Mutter, die uns von Papa weggeholt hatte, und wir hassten Papa, weil er es zugelassen hatte. Wir hassten es so lange, bis Mama und ihr Freund sich nach zwei Jahren trennten und sie mit uns wieder zurück zu Papa zog.

Er hatte für unsere Rückkehr ein neues Zuhause organisiert, in einer hübschen Siedlung in Mülheim an der Ruhr. Es war eine große Wohnung mit riesigem Garten, einem Kamin, einer Katze vom Vorbesitzer und einem ausgebauten Keller, den Mama dauerhaft beziehen durfte. Ich weiß nicht genau, ob mein Vater ihr damit unter die Arme greifen wollte oder auf eine Versöhnung mit ihr hoffte oder sich bloß zum Wohle von uns Kindern mit ihr unter einem Dach arrangierte – ich habe ihn nie ausdrücklich danach gefragt. Aber was ich weiß, ist, dass Papa und Mama von diesem Augenblick an eine ganz große Show von einem intakten Familienhaushalt performten.

Dieses Haus, das für meine Schwester und mich zunächst ein Haus der Hoffnung auf eine endgültige Wiedervereinigung unserer Eltern war, wurde zum Haus der Lüge. Es schien, als ob niemand wissen dürfte, dass meine Eltern getrennt und zerstritten waren. Oft traten sie gemeinsam auf, saßen mit Besuch gemeinsam lachend am Tisch, und erst später, wenn alle weg waren, gifteten sie sich an und trennten sich räumlich innerhalb des Hauses. Meine Mutter ging dann mit einer Flasche Wein in ihren Wohnkeller und mein Vater setzte sich mit einer Flasche Bier an seinen Computer oder legte sich mit einem Buch auf die Couch, wo er meist nach nur wenigen Seiten einschlief.

Lilia und ich bewegten uns zwischen unseren zurückgezogenen Eltern und den leeren Räumen und es gab eigentlich keinen, in dem wir mal alle zusammen waren. Gegessen wurde immer getrennt und der Küchentisch diente meist als Ablage für Briefe oder Gläser. Häufig gingen wir den kalten Hausflur hinunter und klopften an die schwere Kellertür, um Mama zu besuchen. Manchmal sagte sie gleich an der Tür »Jetzt nicht« und wir gingen enttäuscht wieder hoch, manchmal ließ sie uns hinein. Ihr Raum war dunkel, da es nur ein schmales Fenster gab und die düsteren Bilder und Teppiche dem wenigen Tageslicht die letzte Projektionsfläche nahmen. Überall lagen Bücher, standen Weinflaschen, halb gefüllte Gläser. Zigarettenrauch lag in der Luft.

Doch Mamas kurze, dunklen Locken waren immer hübsch frisiert, ihr Gesicht akkurat geschminkt. Sie sah aus wie eine vornehme Dame, wenn sie an ihrer Zigarette zog oder an einem Glas nippte. Wir beobachteten sie, wie sie gedankenversunken an ihrem Schreibtisch saß und wir währenddessen mit unseren Puppen auf ihrem Bett spielten oder ihr von der Schule erzählten oder sie baten, uns die Haare zu flechten. Sie hörte uns zu, frisierte uns die Haare – doch viel zu schnell sagte sie meist »So, Schluss« und widmete sich wieder ihrer Arbeit, ihrem Make-up oder dem Wein.

Das alles war total normal und zu diesem Zeitpunkt auch irgendwie okay, solange sie mich nicht küsste. Dann hielt ich die Luft an. Ich mochte nicht, wie sie roch, wenn sie getrunken hatte. Und ich mochte auch nicht das Gefühl der panischen Angst, als ich ab einem gewissen Alter wusste, dass Alkohol und Zigaretten tödlich sein können. »Mama, bitte trink nicht mehr und rauch nicht mehr, ich will dich nicht verlieren! Ich liebe dich!« schrieb ich ihr in kleinen Briefen, die ich unter der Kellertür durchschob. Doch sie ignorierte meine Bitten nicht nur, sie fütterte meine Angst nur noch mehr, indem sie eines Tages zu meiner Schwester und mir sagte: »Sollte ich mich jemals umbringen wollen – und das ist durchaus eine Option für mich –, dann rufe ich euch vorher an, damit ihr davon nicht überrascht werdet. Und dann kommt ihr mit einer Flasche Whiskey vorbei und wir nehmen ordentlich Abschied.« Ich konnte nach dieser Warnung jahrelang nicht mehr ruhig schlafen, wenn ich nicht wusste, wo meine Mama war.

Papa trank auch, doch während man Mamas Alkoholkonsum nur an ihrem Atem merkte, veränderte sich das Verhalten unseres Vaters merklich. Er war schnell genervt, von allem und jedem und meist von uns Kindern. Manchmal wurde er sogar aggressiv, aber nicht brutal und niemals handgreiflich. Was dennoch häufig wehtat, war seine Stimme, denn er wurde oft laut, und was er sagte, war meist böse und verletzend. Manchmal war seine Stimme aber auch ganz sanft, obgleich auch etwas lallend und schwer verständlich, überwiegend wenn Papa sich mit seiner Flasche nachdenklich zu uns setzte und etwas vom Sinn des Lebens und von »Richtig und Falsch« faselte. Wir versuchten diese Situationen zu meiden; wenn wir Papa mit einer Bierflasche sahen, gingen wir in unsere Zimmer.

Leider waren die Wände in dem Haus zu dünn, als dass sie uns vor den lautstarken Streitereien unserer Eltern hätten schützen können – viel zu häufig wurden unsere Ohren Zeugen schlimmer Auseinandersetzungen zwischen den beiden, die vermutlich dachten, wir Kinder würden nichts mitbekommen. Falsch gedacht. Wände haben Ohren und die Kinder dahinter sehr sensible Fühler.

Unweit von unserem »Haus der Lüge« war das »Haus der heilen Welt« – unsere Schule. Genau genommen eine Waldorfschule. Unsere friedliche Zuflucht, die nach Wachsmalstiften, Schafswolle und Linseneintopf roch und niemals nach Ablehnung, Hass oder Alkohol. Am Tag der Einschulung im Sommer 1993 trug ich als einziges Mädchen eine etwas zu große, helle Jeanshose, mein hellblondes Haar war auf Ohrläppchenlänge geschnitten und ich trug keine pinke Haarspange und auch keinen schicken Rucksack mit bunten Blumen und Märchenfiguren, sondern einen ziemlich geschlechtsneutralen Tornister aus Leder. Ich glaube sogar, dass nicht nur meine Eltern es so gewollt hatten, sondern auch ich, weil ich charakterlich sowieso mehr männlich als weiblich war. Doch als ich die anderen Mädchen sah, wie mädchenhaft sie alle waren, wollte ich so sein wie sie. Und ich wollte ihre Familien gleich mit, die ganz »normalen«, die keine hässlichen Bilder in ihren hübsch eingerichteten Häusern hängen hatten und die immer gemeinsam zu Abend aßen.

So sehr ich mich in den nächsten Jahren auch bemühte, ich konnte kaum verbergen, dass ich so war, wie ich war – einfach anders: viel kleiner, aber lauter als die anderen Kinder und immer auf der Suche nach Freunden, die ich lieber in ihren Häusern besuchte, als sie mit zu uns zu nehmen. Ich konnte auch nicht ändern, dass meine Eltern so waren, wie sie waren. Nämlich nur selten zu Hause, und wenn sie daheim waren, dann waren sie nicht nur schlecht gelaunt oder zerstritten, sondern auch noch blind und taub. Sie sahen nicht, wie wir unter ihren Kämpfen litten, und hörten nicht, wie wir weinten, weil wir uns ein anderes Leben wünschten.

Erst viel später wurde mir bewusst, dass unsere Eltern uns zu Zwecken ihrer Machtkämpfe, aber auch zur Aufwertung ihrer eigenen narzisstischen Identität instrumentalisierten. So hörten wir von unserer Mutter ständig, wie böse und vernichtend unser Vater doch sei und dass wir uns seine kapitalistischen Werte bloß nicht zum Vorbild nehmen sollten. Papa lästerte im Gegenzug über Mamas humanistische Ideale, ihren freien Lebensstil sowie die Theaterszene und tat alles, um uns von ihr fernzuhalten. Mama konterte wiederum mit einem imaginären Mittelfinger: Sie nahm uns erst recht zu Theaterproben oder irgendwelchen Abendveranstaltungen mit und betonte immer wieder, wie sehr wir das genossen und brauchten.

Was wir aber tatsächlich genossen und brauchten, waren nicht die verqualmten Räume voller merkwürdiger Menschen, nicht die Theaterstücke, die wir ohnehin nicht verstanden, und auch nicht, dass wir so spät ins Bett gehen und sogar kurz vor Mitternacht noch Pizza essen durften, sondern lediglich die seltene Nähe unserer Mutter. Wie sie uns immer stolz und lächelnd und mit ihrer Hand auf unserem Kopf fremden Menschen vorstellte, mit den Worten: »Das sind meine Töchter.« Doch eigentlich waren wir nichts weiter als die Statisten ihres Lebens, in dem sie ihre eigene Rolle nicht beherrschte.

Dabei konnte Mama so unglaublich warmherzig, empathisch und liebevoll sein. Mit uns ans Meer fahren, uns spontan Eis oder Hörspielkassetten kaufen, Lieder vorsingen, auf den Kopf küssen, ihn streicheln, bis wir einschliefen. Es gibt Fotos von uns, lachend und Arm in Arm. Einmal baute sie sogar über Nacht ein großes Lego-Haus, um uns zu überraschen. Das sind einige der wenigen schönen Erinnerungen, die mir heute sagen: Sie hat es versucht. Sich bemüht, eine »richtige Mama« zu sein. Doch was ich heute auch weiß: Sie ist eine Narzisstin, eine aufmerksamkeitsbedürftige und nach Bewunderung lechzende Frau mit eigenen Traumata – und so sehr sie es vielleicht auch wollte, war sie niemals in der Lage, uns Kinder zu priorisieren, einfach nur Mama zu sein und dafür ihre Arbeit, in der sie so engagiert aufging, die Kunst, ihre Freunde, die Männer, ihren Wein, den Kampf mit dem Exmann, ja ihre eigenen Bedürfnisse und Probleme komplett beiseitezulegen. Weshalb sie für mich nie zu dieser »richtigen Mama« wurde. Weshalb ich sie so vermisste.

Ich vermisste sie sogar, wenn sie da war. Wenn wir auf Spielplätzen tobten, saß sie meist abseits auf einer Bank, rauchte Zigaretten und trug eine große Sonnenbrille. Hinter ihren Gläsern waren die Augen geschlossen und der Sonne zugewandt. Sie schien ganz bestimmt jedes Mal, wenn wir draußen waren, denn wenn nicht, wäre unsere Mutter mit uns nicht hinausgegangen. Denn Mama mochte keine Wolken. Auch erinnere ich mich nicht, sie jemals auf einem Klettergerüst gesehen zu haben, dafür war ihre Kleidung meist zu schick oder zumindest zu unbequem.

Ich sehe sie in meiner Erinnerung als dominante, stolze, starke Frau, die uns schon früh an Kunst und Intellektualismus herangeführt hat, uns ständig bat, Bücher zu lesen, zu malen, zu tanzen. Sie schaute uns verzückt zu, wenn wir als Flamenco-Tänzerinnen verkleidet durch die Wohnung flitzten, sie lachte und klatschte dabei, auch wenn wir eigene Fernsehsendungen erfanden, die wir hinter einem leeren Bilderrahmen vorführten. Wir liebten es, von ihr bewundert und für unsere Leistungen gelobt zu werden. Doch was wir gar nicht mochten, war, wie sie Kommerz, Materialismus, ja einfach das »Normale« rigoros ablehnte. Sie war nicht wirklich streng, im Gegenteil, sie erlaubte sehr vieles und war großzügig. Doch wir durften zum Beispiel niemals fernsehen, niemals Kinderfilme ansehen. Plastikspielzeuge waren verpönt, und wenn Oma mit uns ins Spielwarengeschäft fuhr, gab es Ärger. Gleiches galt fürs Essen: Alles, was lecker war, war Dreck. Wir verzweifelten, wollten so gern die Dinge, die andere Kinder hatten und durften, doch Mama wollte nicht, dass wir wie andere Kinder waren. Sie behandelte uns wie kleine Erwachsene, die so werden sollten wie sie. Was letztlich dazu führte, dass wir die Dinge, die wir nicht durften, noch mehr wollten. Und noch weniger das, was sie wollte – nämlich dieses »Anderssein«.

Papa war ganz anders als sie, eher der moderne Typ. Und ziemlich cool, viel cooler als der durchschnittliche Familienvater. Er trug immer nur Jeans, am liebsten im Used-Look. Und Chucks oder Boots, die er nie auszog, weil Schuhe ihm ein paar Zentimeter Körpergröße dazumogelten und dadurch mehr Selbstbewusstsein. Papa war sehr klein, nur wenig größer als ich heute, und erinnerte mit seiner Glatze und seinem markanten Gesicht ein bisschen an Dean Morris alias Hank Schrader von *Breaking Bad* – vom Charakter her übrigens ähnlich hart und streng, aber gleichzeitig fürsorglich und gutherzig. Papa hätte uns niemals erlaubt, wegen eines Schnupfens zu Hause zu bleiben, dennoch lief er ständig mit uns zum Arzt, um diverse Krankheiten auszuschließen. Er erlaubte uns nicht, bei Anbruch der Dunkelheit auf der Straße zu spielen, weil das zu gefährlich sei; im Sommerurlaub aber sprang er selbst von hohen Felsklippen, um uns zu imponieren, und rief: »Den Mutigen gehört die Welt!«

Papa verbot auch, nur einen einzigen Tag nicht Klavier, Cello, Querflöte oder Geige zu üben, schließlich zahle er dafür und außerdem fördere Musikunterricht unsere kognitive Entwicklung. »Auch den Besten gehört die Welt!«, sagte er. Er kontrollierte, ob wir die Stücke Tag für Tag besser konnten, und schimpfte, wenn wir sie nicht beherrschten, und warf uns an den Kopf, wir seien faul oder unfähig. Er kontrollierte auch, ob wir unsere Hausaufgaben gemacht hatten und ob wir gut genug in der Schule waren. Er ging zu Elternabenden, tauschte sich mit anderen Eltern aus.

Er achtete zudem darauf, dass wir gesund aßen (jeden Morgen gab es sein köstliches selbstgemachtes Bircher Müsli!) und nicht zu viel, damit wir nicht zunahmen. »Nudeln machen fett!«, hörten wir ständig, bis es sich in unsere Hirne eingebrannt hatte. Nichtsdestotrotz kaufte er uns aber auch mal ein Überraschungsei, wenn wir lieb waren und ihm danach war. Lilia und ich verstanden schnell, dass wir für gute Leistungen und vorbildliches Verhalten mit Süßem belohnt wurden – oder mit Materiellem: Einmal kaufte er mir ein ganz neues H&M-Outfit für ein Kelly-Family-Konzert, zu dem er sogar mitging.

Doch wenn Papa Nein sagte – und das tat er sehr oft –, gab es keine Diskussion. Nein zum Tigerenten-Club am Samstagmorgen, Nein zu einem spontanen Besuch bei einer Freundin in der Nachbarschaft, Nein zu einem Kino-Date mit einem netten Jungen. Manchmal gab es auch ein grundloses Nein, einfach nur so. Und wehe, wir versuchten ihn umzustimmen, dann wurde der Widerstand mit einem harschen Ton und bösem Blick im Keim erstickt. Wir kuschten immer – es hatte keinen Sinn, sich gegen ihn aufzulehnen.

Was Lilia und mir schnell klar wurde: Wenn Papa Nein sagte, sagte Mama Ja und umgekehrt. Sie waren grundsätzlich gegensätzlicher Meinung, allein schon, um dem anderen keinen Gefallen zu tun. Wir mussten also nur den richtigen Ansprechpartner für unser jeweiliges Anliegen finden. Gleichzeitig bemühten wir uns um ihre Aufmerksamkeit, damit sie unsere Wünsche und Bedürfnisse endlich wahrnahmen, damit sie gerne mit uns zusammen waren, damit sie uns mochten, gut genug fanden. Vermutlich ist sie nichts Ungewöhnliches für Kinder, diese Sehnsucht nach Bestätigung durch die eigenen Eltern. Vermutlich auch nicht, dass wir alles dafür gegeben hätten. Ungewöhnlich war vielleicht nur, dass wir es niemals schafften, genug Zeit, genug Aufmerksamkeit, genug Akzeptanz und genug Nähe von beiden zu bekommen. Denn all das gab es nur stückchenweise und nur dann, wenn der jeweilige Elternteil es zuließ. Also blieben wir Schwestern meist unter uns, in unserem Zimmer, in dem wir eine Weile sein konnten, wie wir wirklich waren.

Wie waren wir? In erster Linie lustige, lebensfrohe Kinder, die ihre Eltern trotz allem abgöttisch liebten und verehrten. In zweiter Linie ein verdammt gutes Team, das zusammenhielt, wenn alles um uns herum bebte und zerbrach. Natürlich stritten wir auch mal, wie alle Geschwister. Besonders ätzend fand ich, dass meine kleine Schwester mich in allem nachahmte: in meiner Musik- und Jungswahl, meinem Haarschnitt, meinen Interessen – und ich wies sie regelmäßig darauf hin, es zu lassen. Doch das waren nur Kleinigkeiten. Wichtig war: Sie war da, wenn es sonst niemand war, und auch ich achtete darauf, dass sie nie zu lange weinte. Denn Lilia weinte viel, sie nahm sich alles furchtbar zu Herzen und arbeitete es nur schwer auf. Besonders die viele Kritik: Sie sei zu pummelig, kleide sich wie ein Bauer, sei nicht talentiert, nicht fleißig genug, und all das im direkten Vergleich mit mir, die in den ersten zehn Lebensjahren oft als die »Bessere«, »Schönere«, »Klügere« dargestellt wurde. Die »der Sonnenschein« war und immer »so witzig!«, zu Hause wie in der Schule. Es zerrte an ihr, schürte Neid und Eifersucht, obwohl ich immer wieder beteuerte, sie sei ebenfalls witzig und außerdem wunderschön.

Am liebsten entflohen wir gemeinsam der elterlichen Kritik, dem Vergleich und den Pflichten. Wir zogen dann durch unsere Siedlung – sie, die Brünette, ich, die Blonde – und erzählten einander Geschichten aus der Schule, überlegten uns lustige Spitznamen füreinander, sangen unsere Lieblingssongs, sprachen über Jungs, kratzten grünes Kratzeis. Wir lästerten über unsere dauerwütenden Eltern und wünschten uns ein Meerschweinchen, das wir lieben und pflegen konnten. Wir bekamen natürlich keins. Wenn wir Ärger mit Mama und Papa hatten, wegen diesem oder jenem, kletterten wir zum Ausgleich auf Bäume in unserem Garten, fuhren auf Inline-Skatern rasend schnell die hügelige Straße hinunter, schnitten uns selbst die Haare – und viele Jahre später teilten wir Zigaretten auf der Bank am Fußballplatz.

Lilia wirkte neben mir immer schwächer, schüchterner und zurückhaltender, doch in Wahrheit war sie immer die Mutigere und Stärkere von uns beiden. Sie war diejenige, die zwischen Mama und Papa trat, wenn sie sich anbrüllten und beleidigten. Ich hingegen hielt mir in der Ecke unseres Kinderzimmers die Ohren zu. Lilia war diejenige, die mich beschützte, wenn Mama und Papa mit mir schimpften. Sie weinte laut, ich leise.

Doch irgendwann, vielleicht mit fünfzehn oder sechzehn Jahren, kam der Moment, als wir die Rollen tauschten und Lilia leise wurde. Sie suchte Harmonie, ich die Konfrontation. Sie sagte: »Ach komm, ist doch egal!«, doch ich blieb dabei, dass wir etwas tun oder sagen mussten. Und Lilia hörte auf, mit mir zu reden. Manchmal weiß ich selbst heute nicht, was in ihr vorgeht. Dennoch verbindet uns bis heute ein tiefes Vertrauen, das wir in der Form zu niemandem in unserer Familie aufbauen konnten. Wir wissen beide, dass wir einander bedingungslos lieben und akzeptieren, uns niemals miteinander vergleichen. Wir wissen, dass wir die andere perfekt finden, auch wenn unsere Eltern diese Perfektion vielleicht nie gesehen haben. Das hat uns zusammengeschweißt und bildet heute eine unerschütterliche Basis: unsere Definition von »Familienglück«.

Wirklich glücklich war unsere Familie in den acht Jahren dieser abstrusen Wohnkonstellation eigentlich nie. Ein guter Tag war ein leiser Tag, an dem niemand seine Stimme erhob, und er wurde noch besser, wenn Mama und Papa zu Hause und nicht betrunken waren. Lob, eine Umarmung und Zeit waren die besten Geschenke, die uns unsere Eltern machen konnten, und wir gaben alles, um

möglichst oft beschenkt zu werden. Seien es gute Noten, die Beherr-
schung neuer Musikstücke, Bilder, die wir malten, oder Gedichte,
die wir für sie schrieben. Alles, was wir taten, taten wir für sie. Und
so begann ich irgendwann, für sie zu leiden. Vielleicht würde es
dafür auch Geschenke geben.

KAPITEL 2

MEIN SÜSSES TAUSCHGESCHÄFT

Frühsommer 1991. Ich bin fünf Jahre alt und eine wilde Hilde. In mir steckt mehr Junge als Mädchen, mehr Räuber als Prinzessin, mehr Mut als Angst. An diesem Tag klettere ich in einem unbeobachteten Moment übermütig auf die Fensterbank in der Wohnung meines Papas, turne, albere herum – und rutsche plötzlich ab. Ich stürze auf meinen metallenen Puppenwagen, der unter dem Fenster steht, und bleibe am Boden liegen. Meine kleine Schwester schreit vor Schreck, ich vor Schmerz. Es brennt zwischen meinen Beinen, nicht wie Brennnesseln auf nackter Haut, auch nicht wie eine Schnittwunde durch Papier, eher wie das Abziehen eines großen Pflasters. Doch der Schmerz will nicht aufhören, auch nicht, wenn ich meine Beine fest zusammenpresse und meine Hand kräftig auf die schmerzende Stelle drücke. Er hört auch nicht auf, als Papa ins Zimmer gerannt kommt, mich hochreißt und an sich drückt. Wir schauen hinunter zum grauen Teppichboden, auf den umgefallenen Puppenwagen und das viele Blut.

Er trägt mich ins Auto und rast ins Krankenhaus. Dort werde ich untersucht und verarztet – und mein Papa ist die ganze Zeit über bei mir. Schön ist es. Trotz des Schmerzes, der einfach nicht aufhören will.

Interessanterweise sind es vor allem die guten Gefühle, an die ich mich erinnere, wenn ich an diesen Tag in der Notfallambulanz zurückdenke. Ich mochte die vielen Menschen in den weißen und blauen Kitteln, die mich aufmunternd anlächelten, liebevoll tätschelten und mir behutsam einen Verband anlegten, den ich irgendwie cool fand. Ich stand im Mittelpunkt. Meine zufällige Verletzung an diesem Tag hatte dazu geführt, dass plötzlich die volle Aufmerksamkeit auf mich gelenkt war – und ich mich endlich einmal wieder uneingeschränkt wahrgenommen fühlte.

Vor allem von Papa, den wir seit der Trennung unserer Eltern seltener sahen. Doch jetzt, in der Ambulanz, hielt er mich die ganze Zeit über im Arm. Und er blieb an diesem und auch an den folgenden Tagen, die ich zusammen mit meiner Schwester in seiner Wohnung verbrachte, bei mir. Ich sehe meine Mama nicht in dieser Sequenz meiner Erinnerung; vielleicht war sie beschäftigt oder vielleicht war sie da, nur unsichtbar, vielleicht unbedeutend. Bedeutend für mich war, dass ich in diesen Tagen uneingeschränkt mit Papa zusammen sein und Schokokekse naschen durfte. Papa spielte mit mir und ich bekam keinen Ärger, ich durfte sogar fernsehen, so viel und was ich wollte. Aber das Allerbeste war: Papa ging nicht fort. Meine Verletzung war mit einem Mal gar nicht mehr so schlimm, der Schmerz erträglich.

Zu diesem Zeitpunkt lebten meine Eltern bereits seit zwei Jahren getrennt und in unterschiedlichen Wohnungen in derselben Stadt. Manchmal waren wir bei Papa, manchmal bei Mama, eine feste Regelung gab es nicht. Es hieß dann: »Ihr geht jetzt zu Papa«, und wir packten unsere kleinen Rucksäcke. Irgendwann würde Mama plötzlich in Papas Tür stehen und wir wieder gehen müssen.

Wenn keiner der beiden Zeit hatte, waren wir bei unserer Oma, die ganz in der Nähe ihre Zahnarztpraxis führte. Wir saßen dann in ihrer schicken Wohnung, aßen Grillhähnchen und Ferrero Rocher und schauten stundenlang *Sissi* oder *Traumhochzeit*. Unsere

Großmutter war wunderschön; sie föhnte jeden Morgen ihr platinblond gefärbtes Haar, zog sich einen akkuraten Lidstrich und hatte einen begehbaren Kleiderschrank voller teurer Markenkleidung. Ich liebte und verehrte sie sehr, obwohl meine Eltern sie als »psychisch krank« bezeichneten – wegen ihres Hangs, Probleme und Krankheiten zu erfinden, unter ihnen furchtbar theatralisch zu leiden und dabei besonders gern besonders dramatisch zu sein. Mein Opa hatte sie resigniert verlassen, als Papa acht Jahre alt war. Oma hat unserem Papa die Schuld an ihrem Alleinsein gegeben und ihn ihren eigenen Schmerz psychisch und physisch spüren lassen. Ihre Einsamkeit überspielte sie mit Arbeit, Affären und Süßigkeiten, die sie zuhauf in ihrem Küchenschrank aufbewahrte. Und da Nascherreien bei uns zu Hause verboten waren, saß ich oft ewig vor diesem Schrank und stopfte Bonbons und Schokolade in mich hinein, als wollte ich das Verbotene auf Vorrat bunkern – oder auch meine Einsamkeit in Zucker ersticken. Schon damals, mit fünf Jahren, wie auch noch zwanzig Jahre später.

Ob meine Schwester und ich mit unseren vier beziehungsweise fünf Jahren unter der frischen Trennungssituation bewusst litten, ob wir uns Routinen und Normalität wünschten, weiß ich nicht mehr. Aber ich weiß, was uns fehlte: die ungeteilte Aufmerksamkeit beider Elternteile, eine fröhliche Zeit zu viert, die nicht am Abend an der Eingangstür mit einem ungewissen »Bis bald« endete. Wir konnten es nicht ändern, was blieb uns also anderes übrig, als uns an diese vielen »Bis balds« zu gewöhnen?

Der Schmerz – so lehrte mich mein Puppenwagen-Unfall – konnte mir dabei helfen, von meinen Eltern Aufmerksamkeit zu gewinnen. Mit seiner Hilfe konnte ich meine Eltern an mich binden, sodass sie gezwungen waren, bei mir zu bleiben. Also begann ich allmählich, den Schmerz zu suchen statt zu fürchten, und mich darüber zu freuen, wenn er mir von sich aus begegnete – ganz zufällig. Wie kurz nach meinem Puppenwagen-Unfall, als ich erneut ins

Krankenhaus musste. Dieses Mal wegen einer schweren Lungenentzündung. Tatsächlich ist die Erinnerung an den Lungenschmerz
nicht so präsent wie an den Schmerz nach dem Zusammenprall mit
dem Puppenwagen, aber ich weiß noch genau, dass meine Eltern in
dieser Zeit immer bei mir waren. In diesem weißen Krankenhaus-
zimmer mit den vielen bunten Bildern. Mama saß, aß und schlief
an meinem Bett, war liebe- und hingebungsvoll und ideenreich; sie
schaffte es immer, mich abzulenken. Papa kam immer sofort nach
der Arbeit in die Kinderklinik, setzte sich zu mir, hielt mich im Arm,
erzählte lustige Geschichten und seine Stimme wurde nie laut. In
meiner Erinnerung sehe ich keine Schläuche, keine Infusionen, sondern nur meine Eltern, die für mich da waren, die Lage ernst nahmen, sich um mich sorgten und kümmerten. Meine Eltern sagten,
diese vielen Wochen, in denen ich im Krankenhaus lag, seien für sie
eine schlimme Zeit gewesen, doch für mich war sie hauptsächlich
schön. Eine Familienzeit, eine Kuschelzeit, eine Schmerz-ist-schön-
Zeit. Und als sie vorbei war und ich das Krankenhaus verlassen
musste, war ich traurig.

Es dauerte nicht lange, bis Papa mich wieder ins Krankenhaus
fahren musste – fluchend und zitternd und mit viel zu hoher Ge-
schwindigkeit. Mein Blut tropfte auf den Rücksitz, durch den
dicken Verband, den er vor der Abfahrt noch schnell um meinen
Kopf gewickelt hatte. Ein langer, dicker Nagel hatte sich in meinen
Schädel gebohrt, als ich vom Fahrrad gefallen und unglücklicher-
weise gegen eine Wand geprallt war, aus der dieser Nagel heraus-
ragte. Papa hatte uns zuvor strikt verboten, in der Hofeinfahrt mit
dem Fahrrad herumzukurven. Wir – also Lilia, unsere erste richtige
Freundin Maya und ich – sollten auf dem Hof bleiben.

Ich bin absichtlich hineingefahren, weil es verboten und aben-
teuerlich war, aber ich bin nicht absichtlich gefallen, und ich bin
mir ziemlich sicher, dass es auch ein Kunststück wäre, als wilde
Fünfjährige beim Sturz ausgerechnet diesen Nagel zu treffen. Doch

ich bin mir auch sicher: Ich habe absichtlich viel und besonders bitterlich geweint. *Nach* dem Sturz. Und ich litt noch theatralischer, als Papa auf den Hof gerannt kam, mich schnell in die Wohnung trug, hektisch einen provisorischen Mullverband anlegte und dann mit seinem Volvo losdüste. In die Notaufnahme, an die ich mich aber nicht mehr erinnern kann.

Meine Eltern hatte dieser Unfall sehr mitgenommen und so wurde mein Traum von ungeteilter Aufmerksamkeit endlich ein Stück weit Realität, und er blieb auch noch eine ganze Weile, nachdem das Loch in meinem Kopf zugenäht und das erste Haar über die Wunde gewachsen war, denn meine Eltern bemühten sich mehr um mein Wohl als je zuvor. Sogar mehr als um ihr eigenes oder das meiner Schwester, die jetzt immer warten musste, bis meine Bedürfnisse befriedigt waren. Das Beste war aber: Häufiger als je zuvor waren wir vier zusammen. Es gab gemeinsame Wochenenden und Ausflüge. Wir fuhren sogar mal zusammen nach Polen, um meine Großeltern zu besuchen und einige Tage Urlaub zu machen. Es gab stundenlange Spaziergänge in den Feldern und wir suchten Pilze im Wald, aßen gemeinsam Wurstbrote an einem Tisch und lasen Gute-Nacht-Geschichten.

Dieser Unfall – also mein Schmerz – hatte in meinen Augen so viel Gutes bewirkt: unsere Familie zusammengehalten und mich glücklich gemacht. Ich lernte auf diese Weise, Schmerzen einzusetzen, um zu bekommen, was ich brauchte und wollte, nämlich Liebe, Aufmerksamkeit und die Nähe meiner Eltern. Schmerz wurde mein Freund, der mich zwar verletzte, aber dem ich immer verzeihen konnte, weil er Gutes schuf. Mit jedem neuen Schmerz war das Gefühl des Schmerzes erträglicher, dann normaler, neutraler, bis er schließlich kaum spürbar war. Und ich ihn sogar genoss.

Ich genoss nicht nur meine Krankheiten oder meine Unfälle und die Verletzungen, die daraus hervorgingen. Auch das Gefühl einer Spritze, aus der ein kalter Impfstoff in meinen Körper geschossen wurde, war für mich gut, ebenso wie die Nadel, die bei einer Blutabnahme durch die dünne Hautoberfläche stach: Es pochte kurz in meiner Ader und ich konnte beobachten, wie das dunkelrote Blut in die kleinen Fläschchen floss. Mir gefiel es, wenn der Kinderarzt mir sagte, wie tapfer ich sei, als er die Nadel wieder aus meinem Körper zog ich und ich dabei lächelte. Dieses Lob, die stolzen Blicke meiner Eltern, die dann immer besonders nett und liebevoll zu mir waren, und dieses stechende, brennende, ziehende Gefühl in meiner Haut – ich mochte es, ich genoss es. Und am Schluss bekam ich noch ein Gummibärchen aus der Porzellandose.

Noch bevor ich eingeschult wurde, hatte ich mich an den Schmerz genauso gewöhnt wie an die Süßigkeiten beim Arzt und die noch süßere Aufmerksamkeit meiner Eltern, die in solchen Situationen wieder zusammen und nicht getrennt waren, sodass sich alles wieder normal anfühlte. Normal schön. Mit den Jahren wurde daraus eine Sucht danach, was ich mithilfe von Schmerzen gewinnen konnte. Es war eine Art Tauschgeschäft, bei dem ich mehr bekam als ich gab. Ich musste ja nur kurz mutig und stark sein, die Zähne zusammenbeißen und stets an das »Danach« denken: dass der Schmerz vorbeigehen und sich eigentlich auch gar nicht wie Schmerz anfühlen würde. Im Gegenzug bekam ich meine ersehnte Belohnung – eine Umarmung, Trost, Aufmerksamkeit, Liebe, Fürsorge, Anteilnahme und das Mitleid geliebter Personen. Ich, die kleine Märtyrerin, Hand in Hand mit dem Schmerz, für ein besseres Danach.

Weil ich genau wusste, wie es funktioniert, war dieses Tauschgeschäft eine willkommene Routine, die meine Kindheit genauso begleitete wie die Tatsache, dass meine Eltern sich getrennt hatten und dennoch wieder unter einem Dach lebten in dem »Haus der Lüge«, in dem dieses furchtbar hässliche, peinliche Bild hing. Und dass in diesem Haus viele fremde Frauen lebten, die uns mit der Zeit teilweise näher waren, als die Menschen, mit denen wir den Nachnamen teilten. Darunter auch unser Kindermädchen Anna.

KAPITEL 3

DIE NEUE FRAU IM HAUS

»Lass mich doch endlich!«, schreie ich schrill und renne in mein Zimmer, knalle die Tür hinter mir zu und lasse mich auf das große Kissen auf dem Boden fallen. Wütend bin ich, und traurig, und ich bin es leid, immer nach Papas Pfeife tanzen zu müssen. Wieso versteht er denn nicht, dass ich nicht jeden Tag am Klavier sitzen und üben will? Nicht kann?

Die Tür geht langsam auf und Anna fragt, ob sie hineinkommen darf. Ich nicke. Sie setzt sich zu mir aufs Kissen und nimmt mich in den Arm. Der Damm bricht und ich weine bitterlich und frage sie: »Warum können wir nicht einfach mal eine normale, nette Familie sein, wie alle anderen auch?« Anna streichelt meinen Oberarm und sagt mit ihrer beruhigenden Stimme: »Wir bemühen uns alle, aber manchmal müssen Eltern einfach Eltern sein.« Was sie sagt, spielt in dem Moment keine Rolle. Es ist nur ihre Nähe, die mir den Trost spendet, den ich so sehr brauche.

Da meine Eltern beide berufstätig waren und meine Mutter mit Hausarbeit wenig am Hut hatte, beschäftigten sie seit meinem siebten Lebensjahr Frauen, die gern kochten, putzten und für uns Kinder sorgten – also Haushälterinnen und Kindermädchen in einem. Ich kann mich nicht mehr an alle erinnern, und schon gar nicht an all ihre Namen, aber ich weiß, dass sie immer für uns da waren, jeden Tag. Sie holten uns von der Schule ab, kochten das Mittagessen, brachten uns am Nachmittag zum Musikunterricht, Vereinssport oder zu Freunden, sie spielten mit uns, badeten uns, gingen mit uns Eis essen oder ins Kino und brachten uns abends ins Bett. Manchmal war eine von ihnen von jetzt auf gleich weg, doch dann kam schnell eine andere, und ihre Vorgängerin war vergessen.

Anna kam in unseren Haushalt, als ich elf Jahre alt war, und wir wünschten uns, dass sie blieb, seit wir ihr und ihrem wunderschönen Haar zum ersten Mal begegnet waren. Es war so lang und so dick, dass Rapunzel bestimmt vor Neid aus ihrem Türmchen gefallen wäre. Doch nur einen Monat nach ihrem Einzug beobachtete ich durch einen Türspalt zum Wohnzimmer, wie mein Vater sie innig auf den Mund küsste. Ich erschrak zuerst, rannte dann stinksauer in mein Zimmer und erzählte es am gleichen Tag Lilia, die mir erst nicht glauben wollte. Ich war tagelang so wütend, dass ich sogar Annas Haarpracht vergaß und auch all den Spaß, den wir bislang mit ihr gehabt hatten. Als ich sie schließlich auf den Kuss ansprach, und darauf, dass ich eigentlich gedacht hätte, sie würde uns helfen, unsere Eltern wieder zusammenzubringen, bat sie mich mit hochrotem Kopf, meinen Vater zu fragen. Papa machte es kurz: »Ja, wir mögen uns sehr. Anna ist eine wunderbare, herzensgute Frau – und sonst verändert sich hier gar nichts.«

Natürlich veränderte sich *alles*. Anna schlief wie selbstverständlich in Papas Bett. Sie ging an den Wochenenden mit uns Eis essen und hielt in einer Hand das Hörnchen, in der anderen Papas Hand. Sie flog mit uns in den Urlaub und hatte mehr zu sagen als vorher, und mehr als wir. Doch die anfängliche Wut und Skepsis gegenüber der neuen Frau, die den Platz meiner Mutter eingenommen hatte, verflog allmählich aufgrund ihrer geduldigen Versuche, unser Vertrauen und unsere Liebe zu gewinnen.

Es dauerte tatsächlich nicht lange, bis Anna nicht mehr nur eine Aufsichtsperson, sondern eine richtige Freundin war: Sie blieb abends häufig extra lange an meinem Bett sitzen, um mir phantasievolle Geschichten zu erzählen – so lange ich wollte. Ich konnte ihr anvertrauen, was auch immer mir auf dem Herzen lag, sie behielt es immer für sich. Und wenn Lilia und ich heimlich fernsehen wollten, passte sie auf, ob Mama kam. Sie half mir, mein Zimmer aufzuräumen, oder Papa dazu zu überreden, mir eine neue Hose zu kaufen. Wir kuschelten viel, einfach nur so, und genauso häufig lachten wir zusammen.

Doch Anna wirkte auch häufig traurig, vermutlich wegen meiner Mutter, die die neue, deutlich jüngere Partnerin ihres Exmanns gar nicht feierlich fand und jede Gelegenheit nutzte, um ihrem Ärger Luft zu machen. Mama und Anna stritten immer häufiger. Mama offensiv und laut, Anna still, mit dem Blick zum Boden. Oft stritten sie zu dritt, mit meinem fuchsteufelswilden Papa und seinem ohrenbetäubenden Organ und so schlimm, dass Lilia und ich weinend und verängstigt unter unsere Bettdecken krochen, uns mit einer Hand ein Ohr zuhielten, mit der anderen die Hand der anderen umklammerten. Lilia war immer diejenige, die irgendwann die Kinderzimmertür aufriss und die drei bitterlich weinend anflehte, aufzuhören.

Ich war mir sicher, Anna würde irgendwann abhauen, so wie die anderen Kindermädchen. Doch sie blieb. Sie war da, als meine Brüste endlich auf Körbchengröße A heranwuchsen und ich zum ersten Mal meine Tage bekam. Und sehr viele Pickel. Sie machte mir schöne Frisuren, wann immer ich wollte. Sie war immer für mich da, wenn ich krank war, und machte mir Hühnersuppe oder Kartoffeln mit Fleisch. Anna wusste genau, was ich am liebsten aß und was ich gar nicht mochte – was meine Mutter nie wusste oder zumindest ständig vergaß. Mama wusste auch nicht, wie mein erster Freund hieß. Anna schon. Auch wie der zweite hieß, und der dritte und der, den ich aus Versehen meiner Schwester ausgespannt hatte, und wie traurig meine Schwester deswegen war. Anna kennt auch bis heute alle meine Freundinnen, und sie kann mir immer noch sagen, wann ich mit welcher befreundet war und wann wir weshalb zu Feindinnen wurden.

Anna war der erste Mensch, der wirklich zuhörte, der sich interessierte, der nie wegschaute, der nie wegging. Dem wir vertrauten, dem wir glaubten, wenn er sagte, dass er uns liebe. Und trotzdem konnte uns Anna nicht das geben, was wir in unserer Kindheit so schmerzlich vermissten: die Sicherheit durch die ungeteilte Aufmerksamkeit und hingebungsvolle Liebe unserer leiblichen Eltern.

Kapitel 4

DIE GANZ GROSSE SHOW

Am Ende eines steilen Wegs, unweit unseres Hauses, steht Anna und wartet auf uns. Wie jeden Tag, seitdem sie vor einigen Monaten bei uns eingezogen ist. Ich mag sie am meisten von all unseren bisherigen Kindermädchen, denn sie wirkt so vertraut und liebevoll und sie scheint auch uns zu mögen. Schon von Weitem kann ich sie aus dem kleinen Schulbus heraus erkennen und ich freue mich auf den Nachmittag mit ihr.

Heute sitzt Lilia vorne, neben dem Fahrer, und ich hinten. Der Bus hält wie gewohnt an der Haltestelle und wir steigen gleichzeitig aus und schließen die Türen: Ich hinten die Schiebetür, sie ihre vorne, doch dieses Mal wird mein kleiner Finger in ihrer zufallenden Tür eingeklemmt. Er bleibt es auch noch, als der Busfahrer aufs Gaspedal tritt, da er offensichtlich nichts gemerkt hat.

Es vergehen nur einige Sekunden, bis er anhält. Irgendjemand öffnet die Tür und ich erschrecke, aber nicht aufgrund der Schmerzen, sondern aufgrund der unnatürlichen Krümmung meines Fingers.

Wenn ich heute auf diesen immer noch krummen Finger schaue, den ich mir als Zwölfjährige gebrochen habe und der trotz Behandlung nie wieder ganz gerade wurde, ist es so, als wäre ich schlagartig wieder am Ort des grausigen Geschehens. Ich weiß noch genau, dass ich kurz nach dem ersten Schreck über diesen wirklich ganz zufälligen Unfall ziemlich erfreut war und ich spüre den damaligen Stolz darüber genauso wie den Schmerz in dem Moment des Bruchs hautnah. War er doch eine perfekte Vorlage für eine gekonnte Inszenierung und würde mir Mitleid und Zuneigung einbringen. Doch ich spüre bei dieser Erinnerung auch einen gewissen Selbstekel und Scham, denn ich entsinne mich auch, daran gedacht zu haben, dass mir der kleine Finger vom Bus hätte abgerissen werden können. Dass die ganze Szene noch viel dramatischer hätte sein können, mit Krankenwagen und Blaulicht und ganz schön viel pushendem Adrenalin. Beängstigend, aber vielleicht befriedigend.

Doch in der tatsächlichen Situation gab es kaum eine Bühne für eine leidvolle Inszenierung und auch nicht genug Publikum für eine Show, die mir jede Menge Aufmerksamkeit eingebracht hätte. Stattdessen war der Ablauf total unspektakulär. Wir fuhren mit Papa, den Anna telefonisch alarmiert hatte, recht entspannt in die Notaufnahme, und das Einzige, was ich dort bekam, waren ein aufmunterndes Schulterklopfen, eine Schiene für meinen gebrochenen Finger und auf dem Rückweg ein Happy Meal bei McDonald's. Es fühlte sich an wie eine Niederlage.

Mein Wunsch nach der großen Bühne, auf der ich mein Leid zelebrieren konnte, geht aber sogar noch weiter zurück in meine Schulzeit: Ich war körperlich viel kleiner als andere Kinder, was mich häufig frustrierte, aber auch anspornte, dieses Defizit durch ein besonders cooles, rebellisches, aggressives und mutiges Verhalten auszugleichen. Ich wollte auf keinen Fall wegen meiner Miniaturgröße übersehen werden, als unwichtig gelten oder gehänselt werden. Meinen Ruf als »kleine, aber starke Yavi« verteidigte ich daher bis aufs Blut. Auffallen hatte dabei oberste Priorität, notfalls auch negativ.

Wenn sich also jemand über meine Größe lustig machte, wurde ich nicht nur traurig, sondern wütend – ich war wild entschlossen, denjenigen für seine blöden Sprüche zu bestrafen. Ich schlug verbal zurück, manchmal aber auch körperlich. Ich provozierte Streit und Prügeleien, auf dem Schulhof ebenso wie auf dem Heimweg. Oft sogar mit den ganz harten Burschen, vor denen sogar andere Jungs kuschten. Ich dachte, einer von ihnen würde mir schon ordentlich die Fresse polieren und ich hätte zumindest eine gebrochene Nase und bekäme dann sicher Applaus. Die Mädchen fanden mich cool, die Jungs »klein, aber oho«. Einen Nasenbruch verpasste mir aber letztlich keiner – worüber ich im Nachhinein sehr froh bin.

Meine miese, manipulative Show begann mich irgendwann selbst zu langweilen und ich ging dazu über, meine bisherigen Aktionen mit inszenierten Unfällen zu toppen: Ich versuchte bewusst beim Schulsport zu fallen, möglichst auf den Kopf, möglichst hart, möglichst gut für alle sichtbar, doch mehr als einen blauen Fleck oder ein paar lächerliche Kratzer konnte ich nicht vorweisen. Ich plante auch Unfälle im Gartenbau-Unterricht, eine plötzliche Ohnmacht im Mathe-Unterricht, und hoffte darauf, zwischen den Unterrichtsstunden dramatisch die Treppe herunterzufallen und mich schlimm zu verletzen. Doch im letzten Augenblick verließ mich immer der Mut.

Das Opfer zu spielen und gleichzeitig die Show zu steuern und die Kontrolle zu behalten, war eine schwierige, manchmal unmögliche Angelegenheit, weshalb der folgende Vorfall besonders niederschmetternd war: Eines Tages trat mir ein Mitschüler, der für seine Aggressivität bekannt war, mit voller Wucht in den Unterleib. Mehrere Minuten lang lag ich winselnd und gekrümmt auf dem gepflasterten Weg vor der Schule. Ich konnte mich nicht aufrichten, da mich der Schmerz fernsteuerte und immer wieder zu Boden riss, wo ich herumrollte wie ein zertrennter Wurm. In dieser Situation fühlte ich mich ganz und gar nicht befriedigt, sondern gedemütigt, denn ich hatte weder den Schmerz noch die Show in meinen Händen, stattdessen war es der Schmerz, der mich kontrollierte und ich musste mich ihm ergeben. Ich fühlte mich besiegt. Ohnmächtig.

Das wollte ich nicht. Zukünftig musste der Schmerz *mir* gehören, nicht ich ihm. Natürlich fand ich es gut, dass meine Schulkameraden furchtbar Mitleid mit mir hatten, mich gleichzeitig für meine Tapferkeit lobten, aber das reichte mir nicht, denn es gab kein Drama, kein gesteuertes, inszeniertes, gefeiertes Leid.

Ich konzentrierte mich also fortan darauf, die Art von Schmerz aufzusuchen, die mir nützlich war. Zum Beispiel beim Kung Fu. Ich ging bereits seit meinem achten Lebensjahr zusammen mit Lilia ins Training. Es war total leicht, sich dort Verletzungen zuzufügen, vor allem solche, die man präsentieren, herumzeigen und dabei krasse Storys von Mut, Stärke und Furchtlosigkeit erzählen konnte. Eine ganz einfache Möglichkeit war, mir beim Schlagtraining die Hände blutig zu schlagen. Wir benutzten dafür besonders raue Matten, und wenn ich lange und fest genug mit den Fäusten dagegenschlug, platzte die Haut auf Höhe der Mittelhandknochen auf. Dieses Training gefiel mir besonders. Wenn mir am Ende der Schweiß das Gesicht und das Blut die Hände herunterlief, war ich so entspannt und frei und glücklich wie nie. Anna verband mir dann zu Hause sorgfältig die Hände und ich ließ den Verband noch extra lang dran, damit ich immer wieder darauf angesprochen wurde, in der Schule, von Nachbarn und Freunden – und auch damit meine Eltern nicht vergaßen, wie verletzlich und zerbrechlich ich doch war.

Ich erinnerte sie immer wieder daran, auch wenn ich ihnen keine blutigen Verletzungen unter die Nase reiben konnte. Aber ich war gut darin, ihnen immer irgendwelche Geschichten aufzutischen, von mir als Opfer – aber einem mutigen, auf das meine Eltern zwar stolz sein konnten, um welches sie sich aber dennoch sorgen sollten. So erzählte ich zum Beispiel von einem Angriff, bei dem mir ein Mitschüler Schnee in den Mund gestopft hatte – was so weit tatsächlich stimmte. Gelogen war aber, dass ich danach in Ohnmacht gefallen war, hilflos auf dem Bürgersteig gelegen hatte und niemand zu Hilfe eilte. Ich erzählte die Story so glaubwürdig, dass mein Vater die Eltern des Jungen anrief und dieser sich persönlich bei mir entschuldigen musste. Es war unangenehm, ihm zu begegnen und in Anwesenheit unserer Eltern seine Entschuldigung anzunehmen, denn schließlich kannte er die Wahrheit genauso gut wie ich – doch ich zog die Show durch. Es wäre zu peinlich gewesen, meine Lüge vor meinen Eltern aufzulösen.

Ich wurde mit der Zeit immer besser darin, Lügen zu erfinden und zu verbreiten. Besonders gerne und gekonnt behauptete ich zu Hause und auch in der Schule, »unfassbare Schmerzen« in meinem Bauch, in meinen Beinen, in meinem Kopf, in meinem Herzen zu haben – und immer wieder gingen meine Eltern mit mir zu irgendwelchen Ärzten, die nichts finden konnten.

Ich wollte so sehr, dass es wehtat, nicht nur den anderen, durch deren Augen mein Leid noch größer werden sollte, sondern auch meinem Körper, damit er sich nicht so bedeutungslos, gefühllos und ungewollt fühlen musste. Ich wollte die komplette Kontrolle – über die Reaktion der anderen und die Reaktion meines Körpers, vereint durch das Gefühl von Schmerz.

Dann fand ich eine Methode, mit der ich all das vereinen konnte.

KAPITEL 5

DIE ROTEN LINIEN

Es ist einer dieser Tage, an denen ich mich tief traurig und aus-
gestoßen und leer fühle. Zugleich bin ich wütend, auf Papa oder
Mama oder beide – oder die ganze Welt. Ich gehe ins Bad, schließe
die Tür hinter mir ab und setze mich auf den Badewannenrand.
Mein Blick fällt auf die offene Kulturtasche meines Vaters und eine
Packung Rasierklingen. Ich greife danach, ziehe wie selbstverständ-
lich eine Klinge heraus, und denke daran, wie einfach ich meinen
Vater verletzen könnte, indem ich mich verletze – mit einem seiner
Gegenstände.

Ich nehme eine Rasierklinge mit in mein Zimmer, setze mich
aufs Bett, setze sie am linken Unterarm an und steche mit der spit-
zen Ecke in die Haut. Erst nur vorsichtig, von blitzartigen, wir-
schen Gedanken begleitet, dann mit entschlossenem Nachdruck.
Die Hautoberfläche gibt nach, springt auf, blutet, aber nur leicht.
Mir wird warm, ich bin aufgeregt, angespannt, und gespannt, wie
es sich anfühlen wird, wenn ich die Klinge weiterziehe. Ich über-
lege auch, wie es sich wohl für meine Eltern anfühlen wird, meine
Wunde zu sehen.

Ich ziehe die Klinge ein Stückchen weiter. Und noch ein Stück.
Es brennt, es blutet. Das Adrenalin brodelt. Ich halte inne, erschre-
cke kurz darüber, wie leicht es mir gefallen ist, es zu tun, und auch
wie gut es sich angefühlt hat. Nicht so sehr wegen des brennenden

Schmerzes, als vielmehr wegen der scheinbar grenzenlosen Macht, die ich offensichtlich über Geist und Körper habe. Eine Macht, die mich weit bringen könnte – an Ziele, Träume, Orte des lieblichen Friedens.

Ich schaue mir den Schnitt eine Weile an, bevor ich ihn mit Klopapier abtupfe. Ich bleibe noch eine Weile liegen, bevor ich mich auf die Suche nach einem hübschen Verband mache.

Ich weiß nicht recht, ob ich als 14-Jährige wirklich wusste, was ich da tat. Oder welche Konsequenzen es hätte, wenn ich es falsch machen würde. Ob es vielleicht gefährlich wäre. Ich weiß auch nicht, wie ich auf die Idee kam, es zu tun. Vielleicht hatte ich irgendwo davon gelesen. Vielleicht hatte mir jemand davon erzählt oder ich hatte es irgendwo aufgeschnappt. Vielleicht war es auch einfach nur ein intuitiver Akt der Verzweiflung, eine unüberlegte, hektische Entscheidung für eine Droge, nachdem alle anderen allmählich versagt hatten. Jedenfalls glaubte ich, in der Selbstverletzung meine sichere Strategie für neuen Schmerz und damit für mehr Zuwendung gefunden zu haben. Denn mithilfe der Klinge konnten meine inneren Wunden an die Oberfläche kommen, für mich spürbar und für andere sichtbar werden. Vor allem für Mama und Papa, die mir dadurch wieder Aufmerksamkeit und Liebe und Zeit schenken würden, nachdem meine vorgetäuschten Krankheiten und Geschichten des Leids nicht mehr wirklich ernst genommen wurden. Ich würde mithilfe dieser neuen Strategie dafür sorgen, dass sie von meiner neuen Krankheit erfuhren.

Doch erst einmal blieb sie mein Geheimnis. Die einzigen »Zeugen« waren meine vielen bunten Trolle auf der Fensterbank und die Backstreet Boys und die Kelly Family auf den Plakaten an den Wänden meines Kinderzimmers – meine kleine Ersatzfamilie, die nie Nein sagte und nie wegschaute. Sie sahen mir zu, jedes Mal seit diesem Tag, wenn ich auf meinem Jugendbett saß, auf jung-

fräulicher Bettwäsche, neben einem simplen Holzregal mit meinen
Schulheften und einer silbernen Musikanlage, die ich zu Weihnachten bekommen hatte, und gegenüber eines Schreibtischs aus Holz,
den ich mit Buntstiften bemalt hatte und auf dem sich Zeitschriften stapelten – ein paar *Wendys*, ein paar *Bravo Girls*, die typische
Sammlung eines 14-jährigen Mädchens, das nicht weiß, ob es noch
ein Kind bleiben oder schon erwachsen werden möchte.

Ein Zimmer voller Augen, doch wenn ich die Rasierklinge an-
setzte, war ich unbeobachtet. Da waren nur ich und die scharfe
Klinge und ich konzentrierte mich darauf, es präzise zu tun und
langsam, denn es waren immer nur wenige Sekunden von einem
Ende der roten Linie bis zum anderen. Manchmal, an besonders
schlechten Tagen, waren es zwei rote Linien, aber ich versuchte, es
immer bei einer zu belassen. Schließlich hatte ich nur einen Arm –
ich zog die roten Linien nur mit rechts, da ich befürchtete, mit der
linken Hand zu wenig Kontrolle über die Tiefe der Einschnitte zu
haben.

Mit den Wochen wurde das Ritzen zur Routine. Der beste Teil
der Selbstverletzung war der des ersten Bluttropfens, der fast zeitgleich mit dem kribbelnden Brennen kam, keine Sekunde nachdem
ich die oberste Hautschicht gespalten hatte. Dann hielt ich immer
erst inne, schloss die Augen, atmete ein, atmete aus, atmete ein,
atmete aus, voller körperlicher und zugleich seelischer Hingabe für
den Moment, als könnte ich ihn so für immer in meinem Körper
konservieren. Bevor ich die Klinge weiterzog, drückte ich sie noch
einmal kurz ein wenig tiefer in die erste Einstichstelle. Dieser eine
bestimmte Druck war das alles entscheidende Ritual: Er gab mir
zum einen das Gefühl, über meine Schmerzgrenzen hinauszugehen
und dadurch die komplette Kontrolle über mich selbst zu haben,
zum anderen wurden bei der Grenzüberschreitung unbeschreibli-
che Glücksgefühle ausgeschüttet. Ich gab dieser Routine deshalb
einen eigenen Namen: das Glücksritzen.

Danach ging es fast nur noch darum, die rote Linie zu Ende zu bringen, und es zu genießen, dieses kurze, vielleicht 3 cm lange Gefühl des puren Glücks. Mein Körper kam zur Ruhe, die Anspannung löste sich aus allen Muskeln, während ich Klopapier auf die blutige Linie drückte und lächelte. Triumphierend wie jemand, der einen langen, blutigen Kampf oder eine wichtige Mutprobe gewonnen hat.

Ich ritzte mich höchstens zweimal pro Woche, meist nach dem Abendbrot. Denn dann konnte ich meinen Arm in Ruhe verbinden, einen langen Ärmel darüber ziehen, mich ins gemütliche Bett verkriechen und das Brennen der Wunde noch beim Einschlafen spüren, was ich am allerschönsten fand. Nach dem Aufwachen schaute ich immer als Erstes neugierig nach der neuen roten Linie; sie war meist geschwollen und pochte ein wenig, und es hatte sich bereits eine Kruste gebildet. Im Laufe des Tages begann die Wunde zu jucken und ich kratzte daran herum, in der Hoffnung, sie würde wieder etwas aufgehen, sodass neues Blut austreten würde. Ich würde es dann abwischen, die juckende Wunde noch einmal kurz reiben, dann wieder mit dem Verband abdecken, und sehr, sehr stolz sein auf mich und meinen Mut.

Dabei fühlte ich mich manchmal ein wenig beschämt, eigentlich wie ein Feigling. Denn ich ritzte nie wirklich tief, sodass ich auf gar keinen Fall eine Schlagader hätte erwischen können, oder so, dass mein ganzer Arm mit Narben übersät war. Ich wollte nicht sterben, und ich wollte auch nicht, dass mein Arm für immer entstellt war. Ästhetik war mir immer wichtig, diese Linien durften daher nur temporär sein. Ich wollte nur diesen kurzen körperlichen Schmerz, nur ab und zu, damit der seelische von dem körperlichen überwältigt wurde, und auch, damit der seelische körperlich spürbar wurde.

Körperlicher Schmerz ist real, greifbar und kann behandelt werden. Noch wichtiger: Er ist für andere sichtbar. Ich bildete mir ein,

wenn sich der Schmerz direkt auf meiner Hautoberfläche abzeich-
nete, würde endlich jemand erkennen, dass ich verloren und unglücklich war, und mir helfen, glücklich zu werden. Derjenige würde mir Aufmerksamkeit schenken, sodass ich nicht mehr einsam
sein müsste; er würde auf mich aufpassen, sodass ich keine Ängste
mehr hätte; er würde mich umarmen, sodass ich mich geliebt fühlte. Ich ritzte also nicht wie ein Ritzer, ich ritzte wie ein verwirrter
Patient, der aus Versehen nach dem falschen Medikament gegriffen und sich daran gewöhnt hatte, in dem naiven Glauben, damit
geheilt zu werden. Meine roten Linien waren nicht das Medikament, sie waren nur eines der vielen Mittel zum Zweck für mehr
Zuneigung, Empathie und Güte. Ich wollte doch nur, dass endlich
jemand diese roten Linien sah, die aus den Tiefen meiner Seele an
die Oberfläche gekommen waren, dass er sie als Hilferufe deutete,
mir half, mich bedingungslos liebte, ohne mich zu kritisieren oder
zu verurteilen.

Die Erste, die diesen rot-linierten Seelenschmerz sah, war Lilia.
Meine kleine, sensible, fürsorgliche, immer besorgte, zerbrechliche,
empathische und kluge Schwester, die früher so mutig gewesen
war. Ausgerechnet sie, die es nicht hätte sehen sollen, weil sie selbst
Schutz brauchte und niemandem etwas getan hatte, vor allem nicht
mir. Doch meine Schwester spürte immer den Schmerz der anderen,
auch den, der kaum sichtbar war, und sie verschloss nie ihre Augen.

Es waren erst wenige Wochen seit meinem ersten Ritzen vergangen, als Lilia den Verband an meinem linken Unterarm entdeckte
und wissen wollte, was passiert sei. Ich hätte ihre erschrockenen
Augen am liebsten auch verbunden und gesagt, sie solle gehen,
doch ich wusste, sie würde nicht gehen und wenn, dann nur hinter
mir her, um mich anzuflehen, mich ihr zu öffnen. Also nahm ich
ihre Hand und führte sie in mein Zimmer, zu meinem Bett, den Ort,
an dem die Verletzungen entstanden. Ich öffnete den Verband und
zeigte ihr die Wunden, doch ich schwieg, wusste nicht, wie ich sie

plausibel erklären konnte. Ich war auf diesen Moment nicht vorbereitet. Lilia schwieg auch, doch ihre Tränen sprachen Bände. Ich umarmte sie. Mit einem »Alles ist gut« beruhigte ich sie – vorübergehend.

An diesem Tag wurde kein anderes Wort mehr gesprochen, auch nicht in den Tagen danach. Zwei Wochen später bekam ich einen Anruf. Das Mädchen am anderen Ende der Leitung stellte sich als Matilda vor und sagte, sie kenne meine Schwester von der Schule. Lilia habe ihr erzählt, was ich täte, und sie würde gern helfen. Wir trafen uns und quatschten. Über alles, nur nicht über das Ritzen. Auch beim nächsten Mal nicht. Und beim übernächsten Mal auch nicht. Dennoch half Matilda mir, indem sie meine Freundin wurde, nach Maya die beste, die ich bislang hatte. Sie war humorvoll, und wenn wir nicht herumalberten und miteinander lachten, sprachen wir über Jungs oder holten uns Weingummi an dem kleinen Kiosk vor ihrem Haus und aßen es in ihrem kleinen Jugendzimmer, das so unaufgeräumt war wie mein Leben.

Auch Lilia sprach das Ritzen nie wieder an. Sie tat, als sei nichts geschehen, dabei war das genaue Gegenteil passiert: Sie hatte Hilfe geholt, mir jemanden geschickt, der mich mit Aufmerksamkeit und Liebe überschüttete, als sei es das Normalste auf der Welt. Matilda gab mir das, was ich so sehr brauchte, das, was meine Eltern nicht geben konnten oder wollten. Manchmal brannte die Wut, die Enttäuschung und die Traurigkeit stärker als die frischen Wunden auf meinem Arm, wenn meine Eltern den Verband mal wieder nicht gesehen hatten. Doch nichts von alldem schmerzte so sehr wie ihre Teilnahmslosigkeit, als die Wahrheit endlich ans Licht kam.

An einem Herbstabend zog ich den Ärmel meiner Jeansjacke hoch und tat, als sei ich mit dem Auspacken meiner Schultasche beschäftigt, doch eigentlich wartete ich nur ungeduldig auf den Moment, in dem meine Mutter meinen Verband entdecken, meinen Arm packen, mich zu sich ziehen, fest umarmen und unter bitterlichen Tränen herausrufen würde, dass sie mich über alles liebe und immer für mich da wäre.

Die Reaktion fiel aber ganz anders aus, als ich sie mir in meiner Fantasie ausgemalt hatte: Ja, sie sah den Verband und ja, sie packte meinen Arm, doch statt der erhofften verzeihenden Liebe begegneten mir nur Unverständnis und Ärger und zerschmetterten meine Illusionen von der endgültigen Erlösung wie einen dünnen Wandspiegel. Da lagen sie nun, all die »Scherben«, mit denen ich mich in dem Augenblick am liebsten wieder verletzt hätte, um ihr zu zeigen, dass sie mich doch für immer verlieren könnte! Sie strafte meine Naivität und Dummheit mit Antipathie und Abscheu. Auch mein Vater zeigte kein Mitgefühl und sagte lediglich, ich solle den Schwachsinn lassen, sonst würde er mich in die Klapse stecken. Sie schnauzten mich beide nur an, ohne meine roten Linien anzuschauen, ohne mir zuzuhören, ohne mit mir zum Arzt zu gehen. Es war ein Schock. Mein Plan war nicht aufgegangen, die ersehnte Aufmerksamkeit und Liebe waren ausgeblieben. Und ich war ratlos – denn was hätte meine Eltern stärker alarmieren können, als die Wunden an meinem Arm?

Einige Tage später ritzte ich mir das Glück zum letzten Mal, um zu sehen, ob es sich immer noch wie Glück anfühlen würde. Tat es nicht. Was schmerzte, war nur noch diese betäubende Leere und Resignation, die die Klinge hinterließ. Seitdem habe ich sie nie mehr durch meine Haut gezogen.

KAPITEL 6

ICH WILL MEHR

Ich weiß mir nicht anders zu helfen als mit Rebellion. Gegen meine Eltern und ihre Abwesenheit und wie sie ihre Stimmen nur zu Kritik und Strafe und gegenseitiger Bekämpfung erheben. Ab sofort rebelliere ich gegen ihre Passivität, wie sie wegschauen, wenn sie hinschauen sollen, aber hinstarren, wenn ich ihre Blicke nicht will. Dagegen, wie ihre Blicke immer meine Fehler sehen, aber nie meine Erfolge, wie sie für Individualität plädieren, meine Individualität aber nicht akzeptieren, wie sie meine Interessen, Freunde und Wünsche zerreißen, aber danach nie sagen, dass es ihnen leidtut.

Kurz: Ich rebelliere ab sofort dagegen, wie sie sich auf das Negative konzentrieren, anstatt das Gute zu sehen – das Gute in mir. Wenn meine Eltern das Gute und das Schöne und das Besondere und das Andere in mir nicht erkennen wollen, dann zeige ich es eben anderen. Irgendjemand wird es finden und lieben wollen. Irgendjemand, ganz egal wer.

Nachdem ich mit dem Ritzen aufgehört hatte, da es nicht zum gewünschten Erfolg geführt hatte, ging es darum, neue Wege des Glücks und dort Liebe, Aufmerksamkeit und Frieden zu finden. Ich steckte mitten in der Pubertät, war laut, extrem und trotz Zahnspange und viel zu kurzen Beinen recht hübsch, in der Schule und diversen Cliquen beliebt. Ich kannte keine Angst und keine Grenzen, ich wollte wissen, wie es sich anfühlt, mächtig und unabhängig zu sein und dafür von allen bewundert und gewollt zu werden.

In der Waldorfschule war ich der Exot – der Oreo unter den zuckerfreien Vollkorndinkel-Keksen im Schulkiosk. Und ich fand sie geil, meine Rolle des kommerziellen Rebells inmitten der Öko-Freaks. Der Lederranzen aus der ersten Klasse war längst einer pink-farbenen Tasche gewichen, ich trug auffälligen Modeschmuck und Statement-T-Shirts. Einmal schickte mich der Erdkundelehrer nach Hause, weil mein Top »zu kurz und provokant« war, weshalb ich am Folgetag extra in einem knielangen, übergroßen Schlafshirt kam und ihm zur Begrüßung sagte, er würde nach Zigaretten stinken.

Er dachte vermutlich dasselbe von mir, denn in der 8. Klasse war ich die Erste, die vor der Schule in die Büsche hinter dem Schul-hof sprang und sich eine Kippe anzündete, mit den coolen Älteren. Zum Rauchen war ich durch ein paar lässige Jungs auf den Spiel-plätzen in der Umgebung gekommen. Bald kamen Bier und Bacardi hinzu. Bereits mit 14 hatte ich meine ersten Filmrisse, Abstürze und den Respekt meiner Freunde und derer, die es noch unbedingt wer-den sollten.

Nur meine Eltern fanden mich und meine Aktionen gar nicht cool. Wir stritten mehr denn je; so heftig, dass ich die häuslichen Dramen dazu nutzte, selbst besonders dramatisch zu sein. Einmal, es war der erste Winter nach dem Glücksritzen, rannte ich im Streit ohne Mütze und Jacke in den Schnee hinaus. Es war schon dunkel, alle meine Kumpels aus der Nachbarschaft saßen schon in ihren beheizten Zimmern – und ich hockte in Sweatshirt und Leggings auf einer Parkbank unweit unserer Wohnung und bildete mir ein, die Glut meiner Zigaretten würde mir Wärme spenden. Als mir nach zwei oder drei Stunden einfiel, dass Menschen in Eiseskälte angeblich sogar ihre Zehen verlieren, und da sowieso wieder mal niemand gekommen war, um nach mir zu suchen, schlich ich mich durchfroren und tränennass zurück in unsere Wohnung. Vorbei an dem hässlichen Bild. Wieder einmal, ohne wahrgenommen geworden zu sein. Und wieder einmal blieb die Befriedigung aus.

Noch am gleichen Abend kam mir erstmals die Idee, meine Sucht nach menschlicher Wärme außerhalb meines Elternhauses zu befriedigen und mein Bedürfnis nach Liebe in fremden Armen zu stillen. Nachdem ich ja bereits alkohol- und discoerprobt war, und auch schon mindestens Freund Nummer 13 zählte, war ich bereit für mehr. Nein, ich *wollte* mehr. Mehr erwachsen, mehr Frau, mehr sexy sein. Ich wollte Sex. Gelesen hatte ich darüber schon genug, in all meinen *Bravos*. Eine Freundin, die bereits entjungfert war, hatte ich jedoch nicht. Der Gedanke, die Erste mit ihrem ersten Mal zu sein, gefiel mir genauso gut wie meine kühne Bereitschaft, es irgendwo und mit irgendwem zu tun.

Auf einem der Spielplätze hatte ich einen bereits volljährigen Jungen kennengelernt und er erinnerte mich mit seinem Pottschnitt ein wenig an Nick Carter von meinem Backstreet-Boys-Poster. Bald gingen wir miteinander und verbrachten unsere Zeit meist in der Wohnung seines älteren Bruders, da er selbst noch zu Hause wohnte, und ich sowieso. Wir fummelten aneinander herum, auf einem knittrigen Kunstledersofa und im Lichte des flackernden Fernsehers, zwei Wochen lang. In der dritten hatten wir Sex. Falls man das, was wir taten, überhaupt als Sex bezeichnen kann. Er zog sich etwas unbeholfen ein Kondom über, stach in mich hinein, ich hielt die Luft an, starrte in den Fernseher, vergaß mich vor lauter Steifheit zu bewegen – ich hätte vermutlich sowieso nicht gewusst, wie – und er stöhnte, vielleicht vier oder fünf Mal und als das stumpfe Rein-Raus nach insgesamt 14 oder 15 Atemzügen vorbei war, galt mein einziger Gedanke der Erleichterung über den Haken, den ich endlich hinter die Sache setzen konnte. Der zweite Gedanke war, wem ich es als Erstes erzählen könnte.

Klare Sache, es musste Maya sein! Meine erste beste Freundin – auch wenn sie sich langsam von mir entfernte, nachdem ihr Vater vor einigen Wochen bei einem tragischen Unfall ums Leben gekommen war. Sicher, sie hatte schlimmere Probleme als ich, doch als ich ihr sagen wollte, dass ich gerade meine Jungfräulichkeit verloren hatte, kam mir das nicht in den Sinn. Nicht in diesem Moment. Ich war dumm und egoistisch und nicht in der Verfassung, rational und emotional zu erkennen, wie unsensibel ich vorging. Das schlechte Gewissen, nicht an ihre Trauer gedacht zu haben, kam zu spät.

Es waren keine zehn Minuten vergangen, seit ich meinen frisch entjungferten Körper wieder bedeckt und ihn mit erhobenem Haupt und etwas schmerzender Scheide zur U-Bahn-Haltestelle gebracht hatte. Ich holte mein Handy aus der Jackentasche und tippte eine SMS an Maya mit dem Inhalt, ich hätte soeben meinen ersten Sex gehabt. Smiley, ein paar Ausrufezeichen. Ich ging davon aus, dass sie sich mit mir freuen und ein bisschen Beifall klatschen würde. Doch Maya antwortete nicht, und ich weiß bis heute nicht, wie sie darüber gedacht hat. Ich habe sie nie danach gefragt und mit den Jahren haben wir uns aus den Augen verloren.

Der Typ, mit dem ich »geschlafen« hatte, bekam hingegen von mir keine Antwort. Nicht auf seine erste SMS mit »Das war schön« noch am gleichen Abend und nicht nach dem zehnten »Was ist los?« in den Folgetagen. Ich mied ihn. Ich wollte ihn einfach nicht mehr, nicht sehen und schon gar nicht spüren. Zu sehr ekelte ich mich plötzlich vor seinem Stöhnen, seinem Penis, dem Rest seines Körpers und wie er einfach so in mich eingedrungen war. Das war zwar das, was ich anfangs gewollt hatte, doch nicht mehr, nachdem ich es bekommen hatte. Ich bereute es zwar nicht, schließlich war dieser Punkt abgehakt und das war mir wichtig. Doch gleichzeitig war ich enttäuscht, angewidert, abgeschreckt. Die Sache mit dem Sex hatte ich mir irgendwie schöner und erfüllender vorgestellt.

Rückblickend betrachtet war ich damals vermutlich einfach nicht bereit für diese plötzliche und unüberlegte Nähe zu einem anderen Menschen. Ich hatte mir Nähe und Liebe immer gewünscht, doch auf der Suche danach hatte ich vor allem gelernt, mir selbst am nächsten zu sein und niemanden zu nah an mich heranzulassen, um mich und meine sorgfältig aufgebaute Welt aus Lügen zu schützen. Um niemanden hineinschauen zu lassen und dabei zu riskieren, dass er meine Lügen enthüllen und das Original furchtbar hässlich finden könnte. Und mich dann verließe.

Auch dass ich mit Anna erstmals eine feste Konstante in meinem Leben und eine Quelle der Liebe und Wärme gewonnen hatte, reichte nicht aus, um meine Blockade zu überwinden, die mich daran hinderte, mich zu öffnen und emotional sowie körperlich auf Menschen einzulassen. Ganz ohne Angst, sie zu verlieren, oder dass sie sich wegen meines Charakters und wegen all der Lügen und Masken von mir abwenden würden. Selbst von Anna begann ich mich allmählich zu entfernen. Ich erzählte ihr immer weniger von mir und meinen Erlebnissen, obwohl sie diejenige war, die mich für meine Gedanken und Taten nie verurteilt hatte.

Papa und Anna führten nun bereits seit vier Jahren eine wunderbar herzliche, frische Beziehung, und Lilia und ich fanden es toll, wie verliebt und kitschig sie zusammen waren – so wie wir unsere Eltern nie hatten erleben dürfen. Als Papa ihr einen Heiratsantrag machte und sie Ja sagte, war unsere Freude darüber groß und echt, denn auch für Lilia und mich war ihre Liebesgeschichte ein Stück weit unsere eigene. Schließlich hatten wir mit Anna eine neue, liebevolle Mama hinzugewonnen. Unsere leibliche Mutter hingegen zeigte deutlich, was sie von der Heirat hielt – und erschien zu der Hochzeit von Papa und Anna demonstrativ ganz in Weiß.

Das verlogene Patchwork-Projekt kollabierte, der Schein einer glücklichen Familie konnte nach außen nicht mehr gewahrt werden. Die Fassade unseres »Hauses der Lüge« bröckelte und ebenso meine Geduld. Zu dem Zeitpunkt war ich fünfzehn Jahre alt, aufständisch, bockig, permanent gelangweilt und chronisch angepisst. Von meinem Vater, seiner Strenge, seinen Erwartungen, meinen

Verpflichtungen, den ständigen Streitereien zu Hause und dass ich nicht tun durfte, was ich wollte. Ausgehen, so lange ich wollte, zum Beispiel, und das wollte ich sehr früh. Mit den Freunden abhängen, die ich mir selbst ausgesucht hatte. Auch über Nacht. Mit ihnen bis nach Anbruch der Dunkelheit auf dem Spielplatz abhängen, auf dem man längst nicht mehr so spielte wie früher als Kinder. Und ich wollte nicht mehr zum Cello-, Querflöten- und Klavierunterricht, nicht mehr fremdgesteuert und bevormundet werden. Ich vermute, man nennt es einfach Pubertät, doch für mich war es eine unerträgliche Lebenskrise – aus der ich unbedingt schnell ausbrechen und die ich für immer hinter mir lassen musste.

KAPITEL 7

DIE MÄDELS-WG

Frühling 2001. »*Komm, lass uns doch ausziehen, wir machen eine Mädels-WG!*«*, schlägt Mama mit einem breiten Grinsen und erwartungsvoll aufgerissenen Augen vor, und ich male mir sofort aus, wie das wohl aussehen würde, das Leben mit uns Mädels alleine. Ganz ohne Papa, den Drill-Instructor, wie ich ihn immer nenne. Ja, diese Vorstellung gefällt mir! Kein ätzender Klavierunterricht mehr, nur noch coolen Hobbys wie dem Feldhockey mit den vielen hippen Mädels nachgehen, ausgehen und mich mit Leuten treffen, die ich wirklich dufte finde … Mama würde im Gegensatz zu Papa vermutlich auch nicht merken, dass ich rauche, weil sie es ja selbst tut. Gut, fernsehen wäre wohl tabu, aber darüber ließe sich bestimmt verhandeln. Ich stelle schnell fest, dass der Auszug aus Papas Haus eine richtig gute Sache wäre, und rufe begeistert:* »*Bin dabei, Mama!*«*

Nur wenige Tage später stehe ich mit ihr in einem großen, lichtdurchfluteten Penthouse in der Mülheimer Innenstadt. Ich bin sprachlos. Mama ist die Erste, die etwas sagt. »*Naaa, was sagst du? Toll, oder?*«* Ich hüpfe vor Freude auf und ab und zeige ihr gleich das Zimmer, das ich mir ausgesucht habe. Meine Euphorie ist mindestens genauso groß wie die Vorfreude auf die neuen Jugendzimmermöbel, die sie mir kaufen möchte. Mindestens genauso groß ist auch meine Hoffnung, dass es mir hier besser gehen wird als im Haus der Lüge. Ohne Papa.*

Was mich an der Idee des Auszugs besonders reizte, war die Vorstellung, der Kontrolle meines Vaters zu entkommen. Zumal meine Mutter betonte, mir ab sofort lieber eine Freundin sein zu wollen, als eine Mutter. Das erschien mir definitiv cooler und ich erhoffte mir weitere neue Freiheiten. Lilia hingegen entschied sich, bei Papa und Anna zu bleiben. Also zogen nur Mama und ich in diese Traumwohnung – ein Luxus, den sich meine Mutter gar nicht leisten konnte, wie ich erst viel später erfuhr. Ich sah zu dem Zeitpunkt keine Probleme, nur den Befreiungsschlag, war berauscht, ich dachte, alles würde jetzt besser werden, und ich sagte nach dem Einzug in unsere WG zu Mama, dass ich mich so schrecklich freute, und beteuerte: »Wenn wir uns streiten, dann müssen wir einfach darüber lachen, weil wir doch wissen, dass es nicht so gemeint ist.«

Wir stritten wie gewohnt, doch wir lachten nie darüber. Auch die erhoffte Ruhe kehrte nicht ein und Freundinnen wurden wir auch nicht. Ja, ich musste nicht mehr Klavier üben und durfte stattdessen Hockey spielen, ich war viel allein und in dem Sinne frei, aber nur weil Mama selten zu Hause war oder sich zurückzog. Wenn sie da war, gerieten wir ständig wegen Kleinigkeiten einander. Wir hatten uns unser Zusammenleben in der Mädels-WG ganz anders vorgestellt und ich brauchte eine ganze Weile, um zu verstehen, wieso dieses vielversprechende Projekt so schiefgegangen war: In Mamas idealer Vorstellung sollten wir in dieser WG nicht zu zweit leben, sondern zu dritt – zusammen mit Lilia. Das war das Problem, das sie permanent beschäftigte.

Doch meine Schwester ließ sich nicht umstimmen, wohnte weiterhin in Papas Haus und entwickelte sich dort auf den ersten Blick ganz normal. Sie war fleißig, in der Schule wie an der Geige und im Haushalt. Nur etwas schüchtern und zurückgezogen, weshalb sie nur wenige Freunde hatte und noch seltener einen festen Freund. Doch einer schaffte es, erst ihr Herz zu erobern, und es dann zu brechen. Lilia war am Boden zerstört und zog für eine Woche zu uns, um sich in den Armen meiner Mutter auszuweinen, die sichtlich froh war, ihre zweite Tochter wieder für sich gewonnen zu haben – zumindest für diese eine Woche, für diese Erfahrung und das Gefühl, sie in dieser Zeit nicht mit dem mittlerweile so verhassten Vater ihrer Kinder teilen zu müssen. Mama ließ Lilia nicht aus den Augen und nie unberührt, sie gab ihr alles, was sie wollte, und ich sah immer nur, wie die beiden zusammen im Bett lagen und die Tragödie wegkuschelten. Ich stand daneben und konnte an diesem Ort keinen Platz für mich finden.

Ich mochte das nicht. Ich mochte meine Schwester sehr und sie tat mir furchtbar leid, aber ich mochte die ganze Situation nicht. Lilia hatte doch ihr eigenes Zuhause, und das hier war meins! Zum ersten Mal war ich eifersüchtig auf meine Schwester, weil sie mir sowohl mit ihrer Abwesenheit als auch mit ihrer Anwesenheit die kostbare Aufmerksamkeit meiner Mama raubte. Ich schämte mich häufig für diese Gefühle, da meine Schwester nie meine Konkurrentin war und mir nie etwas Böses wollte, doch ich fühlte mich in meiner neuen, so vielversprechenden Welt bedroht. Seit Lilia bei uns wohnte, kam es mir vor, als sei ich Luft für Mama, die nun verbissen darum kämpfte, dass sie ebenfalls in die Mädels-WG zog. Sie ging so weit, dass sie meine Schwester sogar heimlich bei der Stadt ummeldete und diese später eine öffentliche Aussage machen und bestätigen musste, dass sie bei unsrem Vater bleiben wollte. Das hatte Lilia wieder und wieder beteuert: Dass es ihre eigene Entscheidung war, bei Papa und Anna, die mittlerweile ein Kind von ihm erwartete, zu leben.

Mama konnte das einfach nicht akzeptieren. Sie war so sehr auf den Kampf um Lilia und gegen Papa fokussiert, dass mir schien, als hätte sie mich völlig vergessen – obwohl ich mich doch *für* meine Mutter und *gegen* meinen Vater entschieden hatte! Mich ließ das Gefühl nicht los, dass ich ihr ohne die andere Tochter nicht genug war und nur den halben Sieg bedeutete im Krieg gegen jenen Mann, der zum größten Feind erkoren worden war.

Meine Schwester und ich hatten immer in einem Team gespielt, doch in diesem Kampf standen wir an verschiedenen Fronten und wurden ungewollt wie Schachfiguren hin- und hergeschoben. »Schau Lilia, wie gut es uns hier geht! Bei deinem Vater kannst du dich doch gar nicht richtig entfalten. Anna macht dich zur Hausfrau, dabei hast du so viele Talente, könntest zum Beispiel Sängerin werden! Und schau, wie gut es Yavi hier geht! Hier, ohne ihren Vater!« Ich hörte ständig, wie sie auf meine Schwester einredete und mich dabei instrumentalisierte, und wie Lilia sie bat, ihre Entscheidung endlich zu akzeptieren und sie in Ruhe zu lassen. Ich fühlte, dass Mamas Glück unvollständig war, solange Lilia nicht bei uns wohnte, und dass sie mich behandelte, als sei ich schuld. Oft ignorierte sie mich, schickte mich weg, war genervt, schlecht gelaunt, unantastbar, verschlossen. Nur der billige Wein stand immer offen auf ihrem Tisch.

Durch den Krieg meiner Eltern veränderte sich zum Glück nicht die gute Beziehung zu meiner Schwester. Ich sah sie zwar immer seltener, aber immer noch unglaublich gern, und auch meine Eifersucht hatte sich inzwischen gelegt, seit sie wieder zu Papa zurückgegangen war. Was sich jedoch änderte, war mein Bild von meiner Mutter, die zu einer Person wurde, die ich mied, mit der ich ungern Zeit verbrachte, weil sie von nichts anderem mehr sprach, als von ihrem »bösen Exmann«, seiner »hinterhältigen Frau« und ihrer »armen Lilia«.

Die WG, in die ich all meine Hoffnung gesteckt hatte, wurde für mich zu einer verhassten Terrorzelle, in der schon der nächste Angriff geplant wurde. Gegen Papa, für Lilia. Wo gestritten wurde, mit mir, heftig und ständig. Wo Türen geknallt und Räume verschlossen und für mich unzugänglich wurden. Manchmal sah ich meine Mutter tagelang nicht. Ich hörte sie hin und wieder beim Trinken und

Lachen mit Freunden, meist irgendwelchen Leuten vom Theater, die sie in ihr großes Wohnzimmer mit Panoramafensterfront eingeladen hatte. Doch ich hörte sie selten mit mir lachen, und wenn ich aß, dann meist allein. Tiefkühlpizza, Süßigkeiten und von all dem immer und immer mehr.

Wenn ich hörte, wie sich der Schlüssel in der Haustür umdrehte, ging ich schnell in mein Zimmer, um ihr nicht zu begegnen. Wenn ich wieder herauskam, standen häufig Müllsäcke vor meiner Zimmertür, womit sie mir demonstrativ mitteilen wollte, dass ich den Müll hinunterzubringen hatte. Manchmal stapelte sich dort auch dreckiges Geschirr, das ich nicht gespült hatte. Ich durfte nicht fernsehen. Radio hören wäre okay gewesen, aber bitte nicht 1Live, das wäre ja Kulturdreck. Es war unwichtig, was ich wollte.

Wenn Mama nicht da war, sah ich fern und hörte gleichzeitig Radio, weil ich es so wollte und weil sie es verboten hätte. Sie hätte auch nicht gewollt, dass ich rauche – also tat ich genau das mit allergrößtem Vergnügen. Heimlich auf der Terrasse oder wenn ich das Haus verließ, was ich fast immer tat, wenn sie da war. Ich bekam ein wenig Taschengeld, aber nicht genug, um mir Zigaretten leisten zu können. Mit 16 Jahren rauchte ich eine Schachtel am Tag. Also arbeitete ich nach der Schule und an Wochenenden in Eiscafés oder Callcentern, wo ich als »Frau Engel« SKL-Lose verkaufte, und ich klaute Mama regelmäßig 2 Euro aus ihrem Portemonnaie, um mein Zigarettenbudget aufzustocken. Ein schlechtes Gewissen hatte ich nie. Ich fand, das war das Mindeste, was sie für mich tun konnte. Und ich fand, es geschah ihr recht. So, wie sie mich behandelte: eiskalt.

Emotional entfernte ich mich von ihr nicht nur, weil ich mich so sehr vernachlässigt und ungeliebt fühlte, sie ihre gesamte Energie in den Kampf um ihre »verlorene« Tochter steckte und ihren Frust über die Niederlagen an mir ablud. Es war auch nicht nur der Alkoholismus, vor dem ich Angst und Ekel empfand und der sich wie ein unüberwindbares Monster zwischen uns stellte. Auch nicht nur der Müll und nicht das Geschirr vor meiner Zimmertür oder weil sie fand, dass ich zu oberflächlich war, weil ich mich so gern schminkte und frisierte und hübsch anzog, oder weil ich die falschen Freunde hatte, die falschen Interessen, überhaupt scheinbar falsch war. Zugegeben, ihre Kritik an meiner Persönlichkeit war niederschmetternd und tat unglaublich weh. Aber dass mein Urvertrauen letztlich endgültig zerbrach, hatte einen anderen Grund.

Mama hatte Geheimnisse, und sie schloss sie fest in sich ein, hielt sie von mir fern. Sie sprach nicht mit mir über das, was sie wirklich beschäftigte, und konstruierte stattdessen eine falsche Welt. Dass sie Sorgen hatte, sah ich aber nicht nur an ihren tiefen Falten, dem müden Gesicht, ihren Launen und den vielen leeren Weinflaschen. Ich sah es eines Tages glasklar, als ich erfuhr, dass sie hinter meinem Rücken Geld von mir genommen hatte. Sehr viel Geld.

Ich erfuhr es erst mit 17 Jahren, als ich zufällig mit meinem Lieblingsopa darüber sprach, was ich denn mit »all dem Geld«, das er seit meiner Geburt für mich angelegt hatte, nach dem Abitur tun würde. Ich wusste nicht, wovon er redete, und er fragte explizit nach dem dicken Sparbuch und den vielen kleineren, aber dennoch großzügigen Beträgen, die er meiner Mutter für mich mitgegeben hatte. Geld, das ich nie gesehen hatte. Da wusste ich: Ich weiß über diesen Menschen, mit dem ich in einer WG lebte, offensichtlich noch weniger, als ich immer dachte.

Es schmerzte heftig, dass meine Mutter nicht danach gefragt hatte, ob sie sich das Geld borgen dürfte. Für Lebensmittel, für meine Hobbys, für die Miete, die viel zu hoch war, für eine Luxuswohnung, die sie unbedingt wollte. Oder brauchte – als Köder, um ihre Kinder mithilfe einer hübschen Scheinwelt davon zu überzeugen, bei ihr zu bleiben und sie zu lieben. Vielleicht aber auch, weil sie sich selbst ein prächtiges Zuhause wünschte, in dem sie allein regieren, aber auch endlich glücklich sein konnte, nachdem auch sie so vieles durchgemacht hatte. Ich hätte all das verstanden; ich hatte nur keine Chance dazu, weil meine Mutter nie mit mir darüber gesprochen hatte. Jetzt war es zu spät.

Was die Sache noch schlimmer machte und letztlich zum emotionalen Super-GAU führte, war: Sie leugnete es damals in der direkten Konfrontation. Sie leugnete, dass es jemals ein Sparbuch gegeben hatte. Diese und jene Gabe meines Opas. Von einer Rückgabe des vielen Geldes oder von einer Entschuldigung ganz zu schweigen. Überhaupt war nie wieder die Rede davon, dass sie nicht nur »mein« Geld, sondern auch das meiner Schwester und letztlich das ihres eigenen Vaters verprasst hatte, um damit ein Leben zu finanzieren, das sie sich eigentlich nicht leisten konnte. Erst viele Jahre später gab sie diese »Unterschlagung« zu und versicherte, das Geld zurückzahlen zu wollen. Sie hat diese Summe zwar niemals zurückgegeben, gab mir aber später in den ersten Jahren meines Studiums jeden Monat ein bisschen Taschengeld.

Ich weiß, dass sie sich schämte. Ich weiß es, weil wir uns in dieser Hinsicht sehr ähnlich sind. Zu seinen Fehlern und Lügen zu stehen tut verdammt weh, besonders wenn davon die eigene Familie betroffen ist und man eigentlich ein Vorbild für seine Töchter sein möchte. Ich ahnte, dass meine Mutter das Geld aus Verzweiflung und aus Not und ihrem viel zu hohen Lebensstandard aus Sehnsucht nach Anerkennung, Liebe und Applaus genommen hatte. Doch all das änderte nichts daran, dass sich ihre Taten für mich wie Betrug anfühlten. Dass mich seit diesem traumatischen Vertrauensbruch nichts mehr mit ihr verband als diese verdammte Wohnung und der Nachname auf dem Klingelschild.

Meine Illusion von einer liebevollen, intakten Familie, wie ich sie mir immer gewünscht hatte, und die Erinnerung an eine Mama, die ich als Kind so sehr geliebt und verehrt hatte, die so liebevoll und besonders und schön sein konnte, waren zusammen mit dem Geld dahin. Ich weinte nicht um das Geld, sondern um meine Hoffnung auf Frieden, Liebe und gegenseitige Akzeptanz. Diese Hoffnung, die nun endgültig gestorben war. Meine Mutter, die ich also solche kaum noch bezeichnen konnte, war für mich ebenfalls gestorben, weil ich mich so enttäuscht, hintergangen, verletzt, abgelehnt und ausgegrenzt fühlte. Ich wollte eigentlich nur noch weg! Da sich aber auch Papa in der Zwischenzeit von mir distanziert hatte – er warf mir vor, ihn verlassen und verletzt zu haben –, war eine Rückkehr zu ihm keine Option. Also blieb ich gezwungenermaßen bei meiner Mutter. Wir sprachen auch hin und wieder miteinander, manchmal sogar so, als wäre nichts gewesen, in stiller Hoffnung auf ein Vergessen. Doch sie ging an einem Ufer, ich am anderen. Getrennt, aber gemeinsam den Bach hinunter. Und mit jedem Schritt entfernten wir uns als Mutter und Tochter immer weiter voneinander. Bis ich schließlich Scheu vor körperlicher Nähe zu ihr empfand. Vor einem Kuss, selbst einer einfachen Berührung. Ich scheute ihre Haut wie das dreckige Fell eines streuenden Hundes. Eine Umarmung gab es nur zu Anlässen, an denen sich Menschen nun mal umarmen. Zum Geburtstag, zur Begrüßung, bei einem Abschied, der mir von all diesen Anlässen der liebste war. Wenn sie mir zu nahe oder in mein Zimmer oder später in meine eigene Wohnung kam, dann war es wie der ungewollte Besuch eines Eindringlings. Ich mochte nicht, wie sie sich bewegte, dass sie meine Sitzgelegenheiten zum Sitzen nutzte oder die Kaffeemaschine zum Kaffeemachen, und wenn sie sprach, wünschte ich, sie würde schweigen. Die Abneigung gegen meine Mutter, die all die Jahre mein Erscheinungsbild und meinen Charakter abgelehnt und zu manipulieren versucht hatte, weil ich nicht ihren strengen Idealen entsprach, und die mich vor allem im Stich gelassen, belogen und ihren groben Fehler auch noch geleugnet hatte, war so stark, dass ich schnell vergaß, wie sich echte Liebe überhaupt anfühlt. Doch meine tiefe Sehnsucht danach blieb.

KAPITEL 8

FALSCHE LIEBE, FALSCHE LEIDEN

Ich sitze auf meinem Bett, es ist fast Mitternacht. Neben mir brennt die kleine Nachttischlampe und in mir der Wunsch, eine zu rauchen. Doch Mama ist zu Hause, sie sitzt zwei Türen weiter an ihrem kleinen Schreibtisch. Ich glaube, sie schreibt, aber was sie genau tut, weiß ich nie. Wir haben uns wieder mal gestritten und es ging wieder mal darum, wie frech und böse ich sei und dass man sich nie auf mich verlassen könne. Ich will hier raus, alles in dieser Wohnung widert mich an!

Ich schreibe eine SMS an meinen Freund Felix: »Mama hat mich rausgeschmissen und mir geht's furchtbar dreckig, darf ich zu dir kommen?« Und schon kurze Zeit später packe ich meine Handtasche, schleiche mich hinaus und treffe Felix auf halber Strecke. Er nimmt mich mit in sein Zuhause, wo mich seine Mutter kurz tröstend in den Arm nimmt und Felix danach in seinen. Wir liegen in seinem Bett und er möchte wissen, was passiert sei. Ich erfinde eine dramatische Story, verdrücke eine Träne und beende das Gespräch mit: »Ich hasse sie!«

Es tut gut, dass sich Felix für mich interessiert, ich bei ihm bleiben und dort eine Zigarette rauchen kann. Und es tut gut zu wissen, dass Mama keinen blassen Schimmer hat, wo ich bin – ich habe

Felix nie erwähnt, er war nie wichtig genug – und sich womöglich
Sorgen und Vorwürfe macht.

Nach Hause gehe ich erst am nächsten Nachmittag, pünktlich
und unauffällig zum offiziellen Schulende, nachdem ich den gan-
zen Tag in Felix' Bett verbracht habe. Mama sitzt wieder an ihrem
Schreibtisch, als ich daheim ankomme. Ihr ist nichts aufgefallen.
Absolut nichts.

Was ich seit meinem fünfzehnten Lebensjahr statt der erhofften
Liebe fühlte, war unendliche Einsamkeit. Meine Freundschaften
waren oberflächlich, meine ersten Beziehungen auch, die Affären
sowieso. Meine Mutter war eine Fremde für mich. Lilia sah ich nur
selten. Und Papa? Ihn habe ich verloren, als ich auszog. Das brach
Papa das Herz, weswegen er sich kurz darauf von mir mit einem
schmerzhaften Abschiedsbrief abwandte und mir darin die Schuld
an unserer zerbrochenen Familie gab. Ich hätte mich damit endgültig für meine Mutter und damit gegen ihn entschieden, schrieb er,
und um seine Familie vor weiteren Schmerzen zu schützen, müsse
er sich von mir trennen. Ich hätte zu viel Leid und Hass über diese
Familie gebracht.

Der fehlende Kontakt zu meinem Papa, den ich noch immer liebte und vermisste, wie auch der fehlende Kontakt zu meiner Mutter
in den eigenen vier Wänden, waren extrem belastend. Weder Mama
noch Papa waren mir nah, sodass ich mich ihnen nicht anvertrauen
konnte – mit den Sorgen und Gedanken, die mich beschäftigten.
Wie zum Beispiel, dass sich Matilda neuerdings lieber mit einer
anderen Freundin traf und ich Angst hatte, auch sie zu verlieren.
Ich befürchtete jedoch, meine Eltern würden mir ohnehin nicht zuhören oder mich nicht ernst nehmen. Und wenn doch, würden sie
mir womöglich sagen, ich sei selbst Schuld an allem. Ich beschloss,
dass ich meine Familie in meinem Leben gar nicht bräuchte. Ich
würde einfach nur mein Ding machen und ein Leben führen, das

sich von dem meiner Eltern möglichst stark unterschied. Vor allen Dingen sollte es *besser* sein und mich zu einem besseren Menschen machen, als sie es waren. Einem Menschen, den man bewundert, den man schön findet, dem man zujubelt und anerkennend auf die Schultern klopft.

Ich wählte dafür den Weg eines Mädchens, das sich über Jungs definiert und an ihrer Beliebtheit ihren Wert bemisst. Nach dem gefloppten ersten Mal hatte ich schnell einen neuen Freund, dann noch einen und wieder einen. Ich genoss, dass ich sie mir alle aussuchen und austauschen konnte, wann immer ich wollte. Der Nächste wartete ja schon. Und sie alle warteten darauf, mich vögeln zu können, doch das durfte lange Zeit keiner mehr. Überhaupt durften sie nicht viel, denn es fiel mir schwer, echte Gefühle und Nähe zuzulassen – seelische wie körperliche. Zu lange schon war mein Körper eine Quelle des Schmerzes, nicht der Liebe.

Ich weiß nicht genau, seit wann es so war, ob schon seit der Scheidung meiner Eltern oder dem Glücksritzen oder den lauten, sinnlosen Kämpfen zu Hause oder doch erst seit dem fürchterlichen ersten Mal. Damals konnte ich mir jedenfalls nicht erklären, warum ich mir Liebe wünschte und die Jungs gleichzeitig auf Distanz hielt. Es war einfach so. Heute weiß ich, dass es bloßer Selbstschutz war. Weil ich mir eingeredet hatte, dass mir Menschen, die mir besonders nahe sind, besonders stark wehtun können, weil sie mich irgendwann ablehnen und verlassen werden. Wenn es mir also gelänge, sie nur bis zu einem bestimmten, oberflächlichen Punkt an mich heranzulassen, wäre ich im Falle eines Falles emotional abgesichert. Diese Ängste hielten mich gefangen und von echter Liebe fern. Sie machten es mir schwer, meine Hand in die eines anderen Menschen zu legen. Umarmt zu werden. Oder geküsst. Und vor allem hinderten sie mich daran, über meine Gefühle zu sprechen und dadurch jemanden an mich heranzulassen. Ich machte dicht. Schließlich bekam ich doch auch so ein bisschen von dem, was ich so sehr brauchte: Aufmerksamkeit, Bewunderung und die Zuneigung der Männer, die selten mehr bekamen, als mein Ja zu der Frage: »Willst du mit mir gehen?«

Mein Selbstbewusstsein und Übermut stiegen mit der Anzahl der Männer. Ich erlangte eine befriedigende Erfüllung, fühlte mich groß und stark und unantastbar, denn ich bekam, was und wen ich wollte. Doch noch immer fürchtete ich die Abweisung durch andere Menschen. Dieses Defizit zog mich immer weiter hinein in meine verlogenen Machenschaften, die mir immer leichter fielen. Manchmal war ich wie ferngesteuert, durch das, was ich meine »persönliche Notlage« nannte. Ich handelte in meinem damaligen Verständnis in Notwehr, wenn ich skrupellos manipulierte, um am Ende den Sieg davonzutragen. Zum Beispiel wenn ein Junge, den ich wollte, mir nach einiger Zeit zu entgleiten drohte.

Da war einer – ich mochte ihn wirklich –, der nicht recht wusste, ob er mich oder seine Ex liebte. Ich bemerkte, dass er sich von mir entfernte, und mich überkam eine so große Verlustangst, dass ich krampfhaft überlegte, wie ich ihn an mich binden könnte. Der springende Punkt war, dass nicht *ich* entschieden hatte, ihn zu verlassen, sondern er nun *mich* auf Distanz hielt – und das hatte ich in meinen bisherigen Beziehungen nicht erlebt. Es machte mich fertig und es machte mich wild. Ich änderte sofort meine Strategie und begann ihm immer das zu geben, was er wollte. Sogar Sex, wann und wo immer ihm danach war. Ich kam, wenn er rief. Wieder ein Tauschgeschäft, bei dem ich dieses Mal mit meinem Körper in den Deal investierte und meine wahren Gefühle dabei ausschaltete. Und ich investierte noch mehr: Ich begegnete dem Jungen nie ohne Make-up und achtete akribisch auf meine Wortwahl, meine Kleidung, mein gesamtes Auftreten. Ich nahm ab, obwohl ich schlank genug war. Dennoch sah er mich nicht so an, wie ich es mir durch meinen Ganzkörpereinsatz erhofft hatte, und auch nie mehr so, wie er es am Anfang getan hatte, als seine Exfreundin noch nicht zwischen uns stand.

Daher griff ich nun zu einer bewährten Kampfstrategie, die ich schon in meiner Kindheit angewandt hatte, um mir die Aufmerksamkeit meiner Eltern zu erschleichen: die Inszenierung von Leid, Krankheit und Schwäche. Schon als ich neun oder zehn Jahre alt war, klagte ich ab und zu einfach über imaginäre Bauchschmerzen und hoffte, meine Eltern würden mir eine Wärmflasche machen, sich mit mir ins Bett kuscheln und mir vorlesen. Nun, in der Pubertät, überlegte ich mir krassere Methoden, denn Wärmflaschen und Vorlesen waren out, und im Bett wollte ich schließlich einen Jungen und nicht meine Eltern.

In der Angst, mein Freund könnte mich für seine Ex verlassen, täuschte ich regelmäßig eine Ohnmacht vor und behauptete, die Ärzte wüssten nicht, welch schlimme Krankheit ich hätte. Ich ließ mich von einem Moment auf den anderen einfach fallen. Manchmal konnte ich sogar einen Sturz mit einbauen, wenn zum Beispiel eine Treppenstufe am »Unfallort« war. Ich wurde dann »ohnmächtig« auf Händen zu einem sicheren Ort gebracht, meist in ein Bett, in dem ich bleiben durfte, bis es mir wieder besser ging. Ich wollte nun nicht mehr nur die Aufmerksamkeit meiner Eltern, sondern auch die eines Mannes – ganz allein für mich.

Das galt für diesen einen Jungen wie auch für viele andere, die nach ihm folgten. Sie alle wurden von mir auf diese Weise gesteuert. Es funktionierte, wenn auch nur für kurze Zeit. Sie sorgten sich, kümmerten sich, blieben manchmal zwei Wochen oder zwei Monate – aus welchen Gründen auch immer, vielleicht aus Mitleid oder wegen ihres schlechten Gewissens. Doch ich hoffte immer, sie täten es auch aus Liebe, zumindest ein bisschen.

Das Vortäuschen von körperlichem Leid und Schmerz funktionierte in meinen Liebesbeziehungen so gut, dass ich diese Form der Manipulation auch hin und wieder bei meiner Mutter versuchte. Ich *musste* es tun, es war wie ein Zwang. Ich begann, noch schlimmere Schmerzen und Krankheiten zu erfinden als bisher. Eines Ta-

ges fuhr sie daher sogar mit mir ins Krankenhaus und ich musste
eine ganze Woche bleiben, weil die Ärzte herausfinden wollten, was
mit mir nicht stimmte. Was sie fanden? Natürlich nichts. Ich war ja
kerngesund. Ich musste beim nächsten Mal besser, glaubwürdiger
werden!

Diese Entschlossenheit führte zu meinem persönlichen Highlight
beim nächsten »Krankheitsfall«: Mir wurde der gesunde Blinddarm herausgenommen, weil ich genau wusste, wann ich während
der Voruntersuchung bitterlich weinen und herzzerreißend schrei-
en und mich krampfartig krümmen müsste. Ich hatte die genaue
Stelle im Bauch vorher recherchiert und eine Freundin gefragt, die
bereits einen entzündeten Blinddarm gehabt hatte. Als der Arzt auf
dieser Stelle herumdrückte, zog ich eine beeindruckende Show ab
und – zack! – lag ich auf dem OP-Tisch und danach eine ganze
Woche im Krankenhausbett, von dem sich meine Mutter nur entfernte, um mir Zeitschriften und Kekse zu holen. Da war sie wieder, die Mama, die auf mich aufpasste und mir mit ihrer Liebe das
wirksamste Medikament überhaupt verabreichte – wie damals bei
meiner Lungenentzündung. In der Schmerz-Show hatte ich mein
neues Glücksritzen gefunden.

Kapitel 9

UNTER DIE HAUT

Ich sitze in der Unibibliothek mit Kopfhörern in meinen Ohren. Mein Lieblingslied kommt und ich habe plötzlich das dringende Bedürfnis, etwas an mir und meinem verkorksten Leben zu verändern – und zwar sofort! Mir ist klar, ich brauche unbedingt diesen Song als ewigen Reminder auf meinem Körper. »Und zwar noch heute! Bitte!«, flehe ich den Tätowierer an, der eigentlich gerade seinen Laden in der Düsseldorfer Altstadt schließen will, und schlage die Hände wie zu einem Gebet zusammen. Um ihn zu überzeugen, setze ich hinzu: »Keine Sorge, ich weiß, was ich tue – ist schon mein viertes Tattoo.« Lachend fordert er mich auf, mich zu setzen.

Ich nenne ihm den Song und die Wunschzeile, er googelt kurz und druckt die Noten als Vorlage aus. Es vergehen keine zehn Minuten bis zu der Frage, ob ich es wirklich wolle, und meiner Antwort: »Unbedingt!« – nur zwei Sekunden, bevor die Nadel in die dünne Haut auf meinem Handgelenk eindringt. Wir sprechen nicht miteinander, zu hören ist nur das summende Geräusch des Tätowiergeräts und in meinem Kopf erklingt mein Lieblingssong.

Ich beobachte, wie die Nadel eine schwarze Spur hinterlässt, die mit jedem weiteren Millimeter zu einer kleinen Note wird. Und noch einer. Bis sie eine Melodie bildet, meinen ewigen Reminder: »She acts like summer and walks like rain. Reminds me that there's time to change.« Mein Gesicht lacht, doch dahinter stauen sich Trä-

*nen. Veränderung – ja, das wäre schön. Ich bedanke mich für den
schönen Schmerz und fahre mit den schwarzen Linien und einem
hübschen Verband zurück in die Unibibliothek.*

Die Inszenierung von Krankheiten war nicht sonderlich alltags-
tauglich, und auch meiner Fantasie waren Grenzen gesetzt. Ich war
getrieben von der Suche nach dauerhafter, vorurteilsfreier Liebe,
nach Bewunderung, nach Anteilnahme, und dafür fahndete ich
nach einem neuen Extrem, das mir helfen würde, mich für andere
endlich sichtbar zu machen. Und wohin auch immer ich ging, mün-
deten meine Wege meist in der Suche nach neuen Schmerzerfahrun-
gen. Es ließ mich nicht los. Vermutlich, weil ich für mich Schmerz
auch immer eine Glückserfahrung war, wenn auch nur temporär. Er
zog für einen Moment die Augen anderer an, weshalb ich ihn nicht
nur als nützlich, sondern auch als wohltuend empfand.

Blutabnahmen und Impfungen waren okay, noch besser war
aber das Piercen. In meinen Bauchnabel zum Beispiel, dann in die
Brustwarze. Weil mir meine Eltern nie ein Brustwarzen-Piercing erlaubt hätten – ich war ja noch minderjährig –, nahm ich selbst eine
dicke Nadel, die ich in der Hauswarenabteilung eines Kaufhauses
gekauft und zu Hause mit Alkohol desinfiziert hatte, und stach sie
in meine linke Brustwarze. Es war ein gut erträglicher Schmerz,
sodass ich am liebsten auch die andere Brustwarze direkt gepierct
hätte, hätte ich ein zweites Piercing zur Hand gehabt. Eine Story
von zwei selbst gepiercten Brüsten wäre doch besser als die Story
von nur einer! Doch als sich die Wunde nach einigen Tagen entzün-
dete und wirklich höllisch schmerzte und der Arzt kopfschüttelnd
das Selfmade-Piercing entfernte, damit die Wunde endlich heilen
konnte, ließ ich von der rechten Brust ab und pierce sie nicht. Nur
noch das Ohr, zwei oder drei Mal. Aber was war das schon? Nicht
schlimmer als ein lästiger Insektenstich. Doch der Preis war immer
fair: Ich hatte Geschichten zu erzählen, die von der kleinen Yavi, die

mutig und stark genug war, sich selbst zu stechen. Bewundernswert, nicht wahr?

Eine weitere Möglichkeit, Schmerz kontrolliert und legal zu erleben, war eine Tätowierung. Meine Eltern sagten, ich könne mir das abschminken, solange ich nicht volljährig war. Mein erstes Tattoo ließ ich mir also pünktlich an meinem 18. Geburtstag stechen, und das Motiv, das ich – innerlich aufgeregt, äußerlich mega cool – innerhalb von fünf Minuten aus dem Buch auf dem Couchtisch des kleinen Tattoo-Ladens heraussuchte, stand sinnbildlich für meine Willkür und Impulsivität: Es war ein stinklangweiliges, bedeutungsloses Tribal, wie es vermutlich schon unzähligen anderen Mädels tätowiert worden war. Aber mir ging es ja damals nicht um das Motiv. Mir ging es um den Schmerz, den ich brauchte, um ihn gegen Applaus und Aufmerksamkeit zu tauschen. Ich ließ mir also das Tribal auf den Beckenknochen tätowieren – denn ich hatte gelesen, da sei es besonders schmerzhaft, aber auch besonders angesagt und ich fuhr ja immer möglichst auf allen modischen Wellen mit, um eine von den »Coolen« zu sein.

Als die klitzekleinen Nadeln in meiner Haut vibrierten und ihr schwarzes Gift versprühten, als es mal kitzelte, mal brannte, lag ich einfach nur da, schaute zur Decke, und wünschte, ich könnte ewig liegen bleiben. Wie damals beim Ritzen lösten sich alle Anspannungen aus meinem Körper. Und ich genoss nicht nur, dass ich offenbar stark genug war, diese Schmerzen auszuhalten, sondern auch dass man mir von außen keine Schwäche ansah. Wieder wirkte ich auf meine Außenwelt größer, als ich wirklich war.

Noch bevor die letzte schwarze Linie gestochen war, glaubte ich, meinen Körper im Laufe des Lebens komplett mit Tattoos bedecken zu wollen. Ich könnte dadurch nicht nur immer wieder diesem erschreckend faszinierenden Schmerz begegnen, sondern mich in Zukunft durch die gewählten Motive ausdrücken. Meine Geschichte, meine Gedanken, meine Schmerzen, meine Narben nach außen tragen – wie die roten Linien, nur ästhetischer, dauerhafter, kryptischer, denn zu viel wollte ich ja nicht über mich verraten. Doch das, was man sehen würde, würde ausreichen, um angeschaut und für den Mut, so viele Tattoo-Schmerzen ertragen zu haben, bewundert zu werden.

Doch für eine ganze Zeit sollte mein Leben schmerzfrei bleiben. Keine weiteren Tattoos, keine nennenswerten Männer. Keine Höhen, aber auch leider keine Tiefen, so glatt wie ein seichtes Gewässer, auf dem es niemals Wellen gibt. Schließlich war ich in der 13. Klasse und der hübsche, realitätsferne Pastellfarben-Zauber der Waldorfschule war mit den ersten Vorabi-Klausuren verflogen. Auf einmal war ich nicht mehr die durchs Leben tanzende, in flauschigen Schafswollbüscheln gebettete Waldorfschülerin, sondern eine stinknormale Abiturientin, die den gleichen Shit ablegen musste, wie alle anderen Abiturienten in der Bundesrepublik Deutschland auch. Und plötzlich musste ich lernen, so richtig mit Büchern und Notizen und Abfragen und auch Mathe, welches ich bislang so ernst genommen hatte wie einen Serientod auf RTL. Es langweilte und überforderte mich zugleich und ich nutzte jede Gelegenheit, meinen Schreibtisch zu verlassen und irgendwo anders zu sein. Dass ich nicht mal mehr genau weiß, wo, mit wem ich mich zu dieser Zeit traf, mit wem ich am besten befreundet war und ob ich mit irgendwem Sex hatte, ist nur der Beweis meiner Gleichgültigkeit zu dieser Zeit. Mir war fast schon egal, wie oft ich mit meiner Mutter stritt, ob und wie ich das Abitur bestehen und was ich danach tun würde. Ich hatte keine Interessen mehr, keine Träume, keine Ängste.

Als ich dann im Sommer 2006 mein durchschnittlich gutes Abiturzeugnis in den Händen hielt begriff ich jedoch, dass es meine Chance auf einen Neuanfang bedeutete: Ich konnte mir eine Uni in einer anderen Stadt aussuchen, aus der verhassten Mädels-WG ausziehen und unserem Familienkrieg entkommen. Mich lösen und irgendwo neu erfinden. Also skizzierte ich in Gedanken potenzielle Auswege aus dem Leben, das ich nicht mehr zu lenken wusste und aus dem ich unbedingt raus musste. Irgendwie. Man könnte es Flucht nennen oder alternative Route, doch ganz sicher ist, dass die Entscheidung, die ich in diesem Sommer traf, die richtige war – vorerst.

Teil 2

FAKE

KAPITEL 10

MEIN KOMPLETTES MAKE-OVER

Ich sehe ihn in dem Moment, als er zur Tür hereinkommt. Es ist laut und dunkel und plötzlich doch ganz still in meinem Kopf. Ich war nie besonders romantisch, aber in diesem kurzen Augenblick meine ich, die große Liebe gefunden zu haben.

Ich stehe seit gerade einmal zwanzig Minuten mit einem Haufen neuer Freundinnen auf meiner allerersten Studentenparty an der Uni Düsseldorf und unser Plan ist, eine verdammt gute Single- und Studentenzeit zu erleben. Mit allem Drum und Dran – und ganz bestimmt länger als nur zwanzig Minuten.

Dieser durchtrainierte, große, umwerfende Typ ist absolut nicht Teil des Plans, doch ich kann nicht anders, als ihn anzustarren und mir zu überlegen, wie ich ihn in ein Gespräch verwickeln könnte. Ein bisschen Tricksen ist doch erlaubt, oder? Und schon lasse ich langsam meine Jacke, die ich über meinem Unterarm hängen habe, herabgleiten, auf den Boden fallen und hoffe, der Typ ist nicht nur wahnsinnig gutaussehend, sondern auch wohlerzogen.

Er war nicht nur wohlerzogen – er hob meine Jacke sofort auf, klopfte sie ab und lud mich zu einem Drink ein –, sondern auch aus gutem Hause, klug, extrem sportlich, ging auf ein renommiertes Gymnasium und schrieb Bestnoten. Ein Prachtkerl, wie er im Männermagazin steht. Nennen wir ihn Jan. Jan war das komplette Gegenteil von mir. Während an ihm alles makellos war, war ich gerade erst aus dem dreckigen Ruhrpott ins schnöselige Düsseldorf gezogen, um hier Germanistik und Kunstgeschichte zu studieren. Mein Abitur hatte ich zwischen wilden Partys und ein paar Affären mittelmäßig über die Bühne gebracht und nahm das Erwachsenenleben nicht wirklich ernst. Ich stammte aus chaotischen, zerrütteten Familienverhältnissen und war bislang in eher fragwürdigen Freundeskreisen unterwegs. Ich war zwar auch ein bisschen sportlich, aber lieber betrunken und hielt grundsätzlich eine Kippe in der Hand.

Jan und ich waren in vielerlei Hinsicht ein so ungleiches Paar, dass es mir penetrante Minderwertigkeitsgefühle einbrachte und ich daher mit allen Mitteln versuchte, meine Defizite auszumerzen. Mich zu etwas Besserem zu machen. Meine Transformation begann in der Küche meiner allerersten eigenen Wohnung, einem klitzekleinen Ein-Zimmer-Apartment. Bevor ich Jan getroffen hatte, hatte ich mich hauptsächlich von Instantnudelgerichten ernährt, die ich auf der kleinen Herdplatte in meiner Kochnische aufwärmte. Doch nun begann ich, meine Ernährung komplett umzustellen, um meinen gesunden, sportlichen Freund zu beeindrucken. Ich kaufte Obst und Gemüse, sogar grünes, obwohl ich bis dato nichts Grünes gegessen hatte – mal abgesehen von sauren Schlangen, Kratzeis oder Gewürzgurken. Statt Brot aß ich Reiswaffeln, statt Pudding Naturjoghurt und ich trank mehr Wasser als Alkohol. Ich hörte sogar nach vielen Jahren leidenschaftlicher Kippenkultur mit dem Rauchen auf, zu sehr schämte ich mich für meinen Mundgeruch, wenn mich der schöne Jan küsste. Als Nächstes begann ich, meinen Kleidungsstil zu verändern, um auch optisch besser zu Jan zu passen und ihm zu gefallen. Ich kaufte möglichst stylische Kleidung mit mehr Prominenz, mehr Wert, und alles, was ich bisher im Kleiderschrank hatte, konnte ich nicht schnell genug entsorgen. Flache

Schuhe ersetzte ich durch mindestens zehn Zentimeter hohe Hacken, denn neben dem stattlichen Jan wirkte ich mit meinen 1,50 m noch viel kleiner und schämte mich für diesen Größenunterschied.

Ich investierte eine Menge Geld in materielle Güter, um meine Minderwertigkeitskomplexe zu überdecken. In diesem Zuge wurde ich zur Schnäppchenjägerin auf Ebay, immer auf der Suche nach angesagten Markentaschen, die ich sie mir sonst überhaupt nicht hätte leisten können. Doch ein Make-over hatte oberste Priorität. Schließlich trug Jan modernes Designerzeug und ich musste an seiner Seite blendend aussehen. Ich wollte ihn am liebsten für immer an meiner Seite haben, sodass sein Glanz für immer auf mich abstrahlte. Durch ihn wurde ich beachtet, gesehen, geschätzt. Und wenn ich beliebt war, würde auch Jan mich lieben. Vielleicht sogar für immer.

In welchen Kreisen ich mich mit Jan bewegte, fiel mir gleich an dem Abend auf, als er mich seinem Freundeskreis bei einer seiner Vorabi-Partys zum ersten Mal vorstellte. Ich hatte schon eine Vorahnung, was mich dort erwarten würde, daher verbrachte ich Stunden vor dem Spiegel und probierte verschiedenste Outfits und Frisuren, um mich ja nicht zu blamieren. Ich hatte Angst, dass die anderen über mich, meine kurzen Beine und meine Klamotten lästern würden.

Nervös umklammerte meine verschwitzte Hand die seine, als wir die Location betraten. Ich platzte vor Stolz – und ich platzte vor Neid. Denn schon sah ich sie, die makellosen Mädels aus seiner Jahrgangsstufe, mit ihren langen, schlanken Beinen in den perfekt sitzenden Markenjeans und wie sie ihre dünnen Arme rhythmisch zu den Beats durch die Luft schwangen, dabei lachten, sodass ihre weißen Zähne im Scheinwerferlicht aufblitzten wie die Augen einer Katze in der Nacht, wie sie ihre glänzenden, langen Haare nach hinten warfen, als wollten sie unbedingt gefragt werden, wie viel sie in ihre Starfriseurbesuche und Luxuspflegelinien investierten.

Ich hätte sie am liebsten nach dem Geheimnis ihrer flachen Bäuche gefragt. Ich war immer »normal« – hatte nie Übergewicht, aber ich war auch nie dünn. Nicht dünn genug, um in dieser neuen Liga mitzuspielen, so viel war sicher. Doch ich fragte sie nicht, ich fragte sie überhaupt nichts, weil ich den ganzen Abend damit verbrachte, still auf einem Barhocker zu sitzen, einen Gin Tonic nach dem anderen zu schlürfen und mich möglichst wenig zu bewegen. Um keine falsche Bewegung zu machen. Nicht aufzufallen. Nicht mit meinen kurzen Beinen, meinem schlecht blondierten Haar, meinen Klamotten, die noch immer viel billiger waren als die von Jan und seinen Freunden, meiner normalen Figur und dem normalen Bauch, der im Sitzen ganz normale Fältchen schlug.

Noch in dieser Nacht lag ich schlaflos im Bett, dachte nach und mir wurde klar, dass ich mehr ändern musste als nur meinen Style und meine Ernährung. Schon am nächsten Tag begann ich ein neues Kapitel: Sport. Ich kaufte mir ein Sportoutfit – ein teures natürlich – und begann zu laufen. Einfach drauflos, völlig planlos. Ich meine: Ein Fuß vor den anderen, kann ja nicht so schwer sein, oder? Und diese schwere Atmung, das Stechen in der Brust und in den Seiten, der Knieschmerz … all das würde aufhören, wenn ich gut im Training war, richtig?

Tatsächlich vergingen diese anfänglichen Symptome. Mein Wille und Wunsch, die perfekte Vorzeigefreundin zu werden, waren meine Booster, schließlich gab es ja kaum Kalorien, die mir die nötige Energie hätten geben können. Kohlenhydrate? Längst gestrichen. Ich ernährte mich hauptsächlich von Rohkost, Joghurt und Kohlsuppe. Die Waage applaudierte, ebenso wie die schöne, reiche Freundin von Jans bestem Freund: »Wow, bist du dünn geworden! Wie machst du das nur?« Ihre Worte erstickten jegliches Hungergefühl im Keim und ich lernte, appetitlos zu leben und den Gang auf die Waage zur täglichen Routine zu machen. Nach nur wenigen Monaten mit dem schönen Jan befand sich mein Gewicht bei weit unter 50 kg. Ich fühlte mich endlich schlank genug, um mit meinem Freund in den Strandurlaub zu fahren. Ich trug Bikinis und wir schossen viele Fotos, auf denen ich mich fast so schön fand wie meinen Jan.

Ich glaubte, mein Leben sei nun perfekt. Ich sei perfekt. Ich war nicht nur schöner und ernährte mich besser, sondern hatte auch endlich gelernt, diszipliniert, fleißig und ehrgeizig zu sein. Ich lernte viel für mein Studium und konnte mit den Noten, die Jan mittlerweile an einer Eliteuni schrieb, locker mithalten. Und ich arbeitete sogar nebenbei. Schon nach dem ersten Semester hatte ich Nebenjobs angenommen und in den Semesterferien gern noch weitere, um mir meinen hohen Lebensstandard leisten zu können: die teuren Bio-Lebensmittel, die mir suggerierten, noch schlanker und gesünder zu werden; die Markenklamotten, die die feinen Risse in meiner unsicheren Seele verdeckten; die Reisen, mit denen ich alle Probleme und gehassten Menschen hinter mir ließ; die Restaurants, in denen ich mit Jan als Traumpaar in der Öffentlichkeit auftreten konnte; die Kosmetiksalons, in die man als hübsche Frau zu gehen hatte; die Beauty-Produkte, die man als hübsche Frau nun mal brauchte; und die Geschenke, die ich Jan machte, um ihm meine Liebe und die Qualität unserer Beziehung zu beweisen. All das kostete eine Menge Knete.

Nach außen waren wir das perfekte Paar. Doch die Wahrheit ist: Jan betrog mich nach eineinhalb Jahren Beziehung mit einem Mädel, das weder schön noch besonders schlank oder gar sportlich, klug oder reich war. Wochenlang. Auch in dem Bett, in dem ich mit ihm schlief. In meiner kleinen Schneekugel rieselte kein Schnee mehr, als ich damals durch Zufall von seiner Affäre erfuhr. Ich litt sehr, und ich litt noch mehr, wenn Jan es sehen konnte. Ich machte daraus ein herzzerreißendes Drama, damit mein Schmerz auch für Jan spürbar wurde. Damit er um meine Rückkehr bettelte. Er tat es – und wir blieben noch weitere eineinhalb Jahre zusammen.

KAPITEL 11

DER ANFANG VOM ENDE

»*Ihr PAP-Befund ist auffällig*«, *sagt der Frauenarzt mit ernstem Blick über seinen Brillenrand.* »*Wir müssen eine Biopsie vornehmen und prüfen, woher die starke Zellveränderung stammt. Und zwar noch heute!*«

Ich stelle keine Fragen, ziehe mich wie ferngesteuert aus. Es schmerzt, als er das Gewebe aus meinem Unterleib kratzt und dabei erklärt, dass ich mir keine Sorgen machen müsse. Krebs sei heilbar, wenn man ihn früh genug entdecke.

Seine Worte hämmern heftig gegen meine Schädeldecke. Ich weiß nicht mehr, wie lange das Gespräch dauerte, vielleicht 3 Minuten, vielleicht aber auch 30. Tags zuvor hatte er mich angerufen und gebeten, baldmöglichst in seine Praxis zu kommen. Und weil Jan gerade neben mir saß, als der Anruf kam, blieb er über Nacht und begleitete mich am nächsten Morgen in die Praxis.

Nach der Untersuchung sitzen Jan und ich auf einer Bank im Park vor der Praxis. Jeder für sich, schweigend, aber Hand in Hand. Ich schaue auf den Ententeich und bemerke Jans Blicke, wie sie mich durchbohren und zum Reden zu bringen versuchen. Doch ich rede nicht. Frage mich, wie es nun weitergehen wird. Bin ich jetzt offiziell krank? Werde ich krank? Könnte ich daran sterben? Und was ist mit Jan? Wird er bei mir bleiben und mich unterstützen, mich noch lieben? Meine Gedanken rotieren, doch es bleiben so

viele Fragezeichen in meinem Kopf wie kranke Zellen in meinem
Körper. Mir ist zum Heulen zumute. Doch ich weine erst später, als
Jan nicht mehr da ist.

Und ich weinte auch, als ich einige Tage später die Diagnose erfuhr:
HPV Typ 16. Ich spürte in diesem Moment eine gewaltige Angst,
obwohl ich auf eine Diagnose wie diese vorbereitet war. Denn noch
bevor man mir sagte, dass ich einen der beiden wirklich gefährlichen humanen Papillomaviren, aus denen Krebs entstehen kann,
in mir trug, beschäftigte ich mich mit der Thematik im Internet.
Ich las, HPV führe nur bei einer von zehn Frauen zu einer auffälligen Zellveränderung oder sogar zu einem bösartigen Gebärmutter-
halskrebs, weswegen ich meine Überlebenschancen recht hoch ein-
schätzte. Ich zwang mich, rational und kontrolliert an das Thema
heranzugehen, um nicht durchzudrehen und um zu verstehen, was
gerade passierte. Ohne die Internetrecherche hätte ich vermutlich
noch lange nichts verstanden, denn die Worte meines Arztes dran-
gen kaum zu mir durch. Ich konnte mich einfach nicht konzentrieren, als er mir beim nächsten Termin den Stand der Dinge erklärte
und meinen Körper in Zusammenhang mit Krebs brachte.
    Übers Internet erfuhr ich auch, dass HPV hauptsächlich beim
Sex übertragen wird. Jan war bis dato erst der zweite Mann, mit
dem ich ohne Kondom geschlafen hatte und der erste war schon
seit vier Jahren passé. Ich sprach es nie aus, doch ich gab Jan die
Schuld. Vielleicht war er schon lange der Träger des Virus, vielleicht
jedoch erst seit seiner Affäre, die gerade einmal ein Jahr zurück-
lag. Seither hatten wir an unserer Beziehung gearbeitet, weil wir
sie beide unbedingt wollten, doch unsere gemeinsame Zeit bestand
hauptsächlich aus Streit und Versöhnung in sehr kurzen Interval-
len. Wir drifteten immer weiter auseinander. Dass uns mittlerweile
eine zweistündige Zugfahrt trennte, da Jan zum Studieren in eine
andere Stadt gezogen war, machte die Sache nicht gerade leichter.

Noch schwieriger wurde es dann mit der Diagnose, die ich unwillkürlich mit ihm in Verbindung brachte, es aber nicht aussprach, um ihn nicht zu verärgern oder zu verschrecken. Und ihn zu verlassen, weil er mich mit einem potenziell tödlichen Krebsvirus infiziert haben könnte? Unsinn, ich liebte ihn doch!

Statt also in Schuldzuweisungen und Selbstmitleid zu verfallen, versuchte ich der Diagnose, an der ich sowieso nichts ändern konnte, einen Sinn zu geben. Ich interpretierte sie deshalb als einen neuen Schmerz, den ich wieder als Mittel zum Zweck einsetzen konnte. Für mehr Aufmerksamkeit, mehr Zuneigung, mehr Mitleid. Meine Mitmenschen würden sich ganz sicher wahninnig um mich sorgen und für mich da sein, sobald sie wüssten, dass ich sterben könnte. Und tatsächlich: Nachdem ich meiner Familie von meiner Krankheit erzählt hatte, war sie wieder die, die ich von meinem Krankenbett in der Kindheit kannte. Und so sah ich in dem Virus eine neue Chance auf lebenslanges Familien-, aber auch Liebesglück, denn auch Jan würde mich ganz sicher nicht mehr betrügen oder gar verlassen! Allmählich wurde aus der anfänglichen Angst vor einer tödlichen Krankheit ein besänftigendes Gefühl der Geborgenheit.

Mein PAP verschlechterte sich von anfänglich IIID auf IVa, eine Krebsvorstufe. Ich wurde operiert und das auffällige Gewebe vollständig aus meinem Gebärmutterhals entfernt. Damit war die Sache ausgestanden. Dennoch hatte sie einen bitteren Nachgeschmack, denn Jan, der bei mir hätte sein müssen, um meine Hand zu halten und mir zu sagen, gemeinsam würden wir es schaffen, der den Schmerz zusammen mit mir hätte ertragen sollen, war nicht da. Nicht kurz vor, nicht während und nicht nach meiner Operation. Wo er war? Im Skiurlaub mit seinen Kumpels. »Würde ich ungern stornieren, da zu viele Kosten«, hatte er gesagt und mich mit seinen wunderschönen Augen so mitleidig angesehen, dass ich nickte und sagte, ich würde verstehen, ich würde klarkommen und mich auf seine Rückkehr freuen.

Stattdessen kam ein anderer Mann, um in dieser schwierigen Zeit für mich da zu sein: mein Papa. Schon seitdem ich nach
Düsseldorf gezogen war, hatte er sich wieder für eine bessere Va-
ter-Tochter-Beziehung engagiert. Er half mir, wo er nur konnte, und
wenn ich wollte, konnte ich ihn immer anrufen. Als ich ihn fragte,
ob er mich zu der OP begleiten könnte, ließ er sofort alles stehen
und liegen. So als hätte er nur darauf gewartet, gefragt und in mein
Leben eingelassen zu werden.

Am Morgen der OP holte er mich in meiner Düsseldorfer Wohnung ab und brachte mich in die Klinik. Er war da, als ich aus
der Narkose erwachte und blieb bei mir, bis ich entlassen wurde.
Das Schönste war: Er nahm mich danach mit in sein Zuhause, das
ich mit 15 Jahren so selbstverständlich verlassen hatte wie ein Rei-
sender ein schlechtes Hotel. Das mit einem Mal wieder ein Ort
der Wärme, Zuflucht und Sicherheit war und in dem ich mich unglaublich wohlfühlte. Anna und Lilia deckten täglich den kleinen
Nachttisch neben meinem Bett, sorgten dafür, dass ich immer eine
Wasserflasche, frisches Obst, meine Lieblingsbonbons und etwas
zum Lesen hatte. Sie saßen stundenlang neben mir, wir lachten und
erzählten, und abends legte sich Lilia zu mir, sodass wir gemeinsam
einschlafen konnten. Auch mein Vater war plötzlich wieder der liebe Papa aus meinen schönen Kindheitserinnerungen.

Eine Woche lang verbrachte ich die Nächte in Papas Gästezim-
mer und die Tage auf seinem Ledersofa – dem provisorischen, aber
dennoch schönen Krankenlager –, und jeden Abend nach der Arbeit
setzte er sich zu mir, streichelte meinen Kopf, klopfte ermutigend
auf meinen Oberschenkel und schaute mit mir Filme. Manchmal
gab es auch eine Standpauke wegen meiner »beschissenen Männerwahl«. Jan war bei ihm unten durch, weil er mich im Stich gelassen hatte, was mich irgendwie ärgerte. Schließlich hoffte ich immer
noch auf ein Happy End mit meinem Freund, der zwar nicht da
war, den ich aber nicht verlieren wollte. Doch gleichzeitig genoss

ich die schützenden Zelte, die Papa für mich in seinem Zuhause aufgebaut hatte und mich spüren ließ, dass ich dort immer willkommen war. Mehr als das: Dass es auch *mein* Zuhause war, wenn ich nur wollte. Ein Gefühl, das ich seit meiner frühesten Kindheit nicht mehr kannte.

Als mir Jan nach seinem Urlaub von Papas Ledersofa hochhalf und wir zurück nach Düsseldorf fuhren, war es, als sei ich nicht da und er nicht bei mir. Ein Teil von mir hatte Jan vermisst und wollte bei ihm bleiben, doch der größere Teil schaute zurück und wünschte sich zu meinem Papa. Ich weinte, weil ich spürte, dass sich in dieser Woche alles geändert hatte. Dass ich mich verändert hatte. Es war das »End«, aber ohne »Happy«. Jan hatte im Schatten meines Vaters seine Schönheit, seine magische Aura, seinen Schutzmantel verloren und ich mein letztes bisschen Vertrauen in ihn. Den Glauben an unsere Beziehung. Ich wusste, er würde mir nie ein solches Zuhause geben, wie es mir mein Vater in dieser Woche gegeben hatte.

Wir trennten uns nach einigen Monaten, als wir den Mut hatten, die Tatsachen laut auszusprechen. Doch bis zum Schluss sagte ich Jan nicht, was ich wirklich fühlte und was mich innerlich von ihm trennte. Wie sehr mir seine Abwesenheit während der OP wehgetan hatte. Wie viel wichtiger mir die Liebe meines Vaters in der Zeit geworden war und wie unrein mir gleichzeitig seine Liebe erschien. Dass ich mich auf dem Sofa meines Vaters heimischer fühlte als in seinen Armen und in Papas Augen schöner als in seinen oder in denen seiner schönen Freunde, wenn ich teure Klamotten trug und noch etwas weniger Körperfett.

Jan wusste bis zum Schluss auch nicht, dass seine »perfekte« Exfreundin eine verdammte Lügnerin war, die keinen Bock mehr auf Lügen hatte. Nicht für einen Mann, der die permanente Perfektion nicht mehr verdiente. Eine Frau, die niemals diese schnöselige Düsseldorferin war, die sich bloß verzweifelt Markenkleidung leisten wollte, die für seine Anerkennung auf Nahrung verzichtete, hungerte, um radikal abzunehmen, die ihn brauchte, um ihn vorzeigen zu können, weil er so schön war, der sie aufwertete, weil sie glaubte, der Gesellschaft in ihrer puren, echten Gestalt nicht zu genügen.

Ich war nicht perfekt, wir waren nicht perfekt. Die Perfektion dieser Beziehung war nur inszeniert und im Grunde eine Tarnung auf der völlig orientierungslosen Suche nach Worten wie: »Du bist schön, so wie du bist« oder »Ich bewundere dich für das, was du kannst.« Es war die Suche nach Liebe, einem Zuhause und Akzeptanz. Jan war nur eine spannende, tückische, einflussreiche Station auf dieser Reise.

Anfang 2010 ging ich für drei Monate nach Kapstadt, um im Rahmen eines Praktikums für eine Reiseagentur ein Marketingkonzept zu entwerfen. In Wirklichkeit ging ich, um allem zu entfliehen: der Banalität meines Lebens, den fehlenden Konstanten, der Trennung von Jan, dem Katz-und-Maus-Spiel mit neuen Männern und nicht zuletzt meiner Familie, die sich eigentlich nicht verändert hatte: Papa und Anna noch immer glücklich verheiratet, Mama noch immer allein, in irgendeiner Wohnung von den vielen, die sie plötzlich bezog und aus denen sie genauso schnell wieder auszog, wenn sie zu teuer oder zu langweilig wurden. Wenn wir uns sahen, was ziemlich selten der Fall war, sah ich auch die vielen leeren Weinflaschen, und ich hasste diese Altglassammlung genauso wie ich sie bei Papa gehasst habe, bevor er mit dem Trinken aufgehört hat.

KAPITEL 12

DER STÄNDIGE KAMPF MIT DEM HUNGER

Am Tag meines Abflugs nach Kapstadt kommen Anna und mein Vater nach Düsseldorf, um sich von mir zu verabschieden. Anna hat ihre berühmten American Cookies mit Smarties gebacken, die ich schon als Kind so liebte, und gibt sie mir für den langen Flug mit. Ich umarme sie mit einem breiten Lächeln, greife dann sofort in die Tüte, schnappe mir einen Keks, beiße hinein – doch Papa greift ein. »Glaubst du nicht, du solltest das lieber lassen?«, fragt er in vorwurfsvollen Ton. Ich zucke zusammen, lege den angebissenen Keks zurück in die Tüte und lasse sie sinken. Ich fühle mich ertappt, bloßgestellt, gleichzeitig unfair behandelt.

Aber eigentlich überrascht mich sein Spruch nicht. Papa war schließlich schon immer der Meinung, wir seien etwas zu dick, Lilia und ich. Ich versuchte deshalb, in seiner Anwesenheit wenig bis gar nichts zu essen und am besten noch etwas abzunehmen zwischen einem Treffen und dem nächsten. Und niemals Kekse oder andere verbotene Dinge anzurühren, wenn er zuschaute.

Doch an diesem besonderen Tag habe ich wirklich Hunger und Appetit und würde den Keks unheimlich gern essen. Stattdessen gehe ich wortlos zur Toilette, wo ich vor Scham und Wut und Traurigkeit und Enttäuschung weine. Ich möchte kotzen, diesen halben Keks

*rauswürgen, doch ich schaffe es nicht. Und so sitze ich verzweifelt
und hungrig und mit einem quälenden Gefühl von Einsamkeit auf
dem Klodeckel und beschließe, keine Kekse mehr anzurühren.*

Bei der Trennung von Jan war ich 23 und hielt mich damals für besonders reif. Ich glaubte, an dieser Beziehung gewachsen zu sein, dabei
war ich in Wahrheit nur völlig verstört, verängstigt, vereinsamt und
irrte wie ein verwundetes Rehkitz zwischen wilden Partys, willigen
Männern und Konzepten für einen möglichst perfekten Körper umher.

Das strikte Kalorienzählen war neben ein paar Designerteilen
eines der wenigen Souvenirs, die ich aus der Jan-Dynastie mitge-
bracht hatte und wie einen Schatz hütete. Ich hatte keinen blassen
Schimmer von gesunder, ausgewogener Ernährung, ich las nur Bücher und Artikel mit Titeln wie »Wie nehme ich schnell ab?«, wobei ich hauptsächlich auf Crash-Katastrophen wie die Ananas-Diät
oder radikale Saftkuren stieß. Sie alle klangen so simpel und ich versuchte, möglichst viele Tage nichts zu essen – und wenn ich gerade
nicht hungerte, dann nahm ich nur Lebensmittel mit einer möglichst
geringen Kaloriendichte zu mir. Die oberste Regel war, unter 800
Kalorien pro Tag zu bleiben. Daher aß ich hauptsächlich Obst, Gemüse, Suppen, Reiswaffeln, etwas fettarmen Fisch, etwas mageres
Fleisch, manchmal Knäckebrot und absolut niemals Fett. Müdigkeit, Konzentrationsschwäche, Stimmungsschwankungen und Kopfschmerzen kamen, doch das Körperfett schwand, weshalb der Deal
in meinen Augen fair war. Der tägliche Kontrollblick in den Spiegel
war das beste Trostpflaster für meinen Seelen- und Magenschmerz.

Mein größtes Problem dabei war, dass mir das Hungern wirklich
schwerfiel, weil ich einfach viel zu gern aß. Und nicht nur deshalb: Essen hatte mit der Zeit eine weitere Funktion, als nur die lebenswich-
tigen Funktionen meines Körpers zu erhalten. Nach den vielen Monaten des Hungerns und Abnehmens war Essen nämlich Freund und
Feind zugleich geworden: ein verhasstes Mittel zum Trost, ein gelieb-

tes zur Belohnung, ein befriedigendes zur kurzzeitigen Heilung. Ich aß also, wenn ich mich einsam fühlte, aus Langeweile, wenn ich zu müde war und mein Körper nach Energie schrie, wenn ich gestresst war und nicht wusste, wie ich diesen Stress kompensieren sollte. Ich aß, weil ich merkte, dass ich meinen Seelenschmerz mit Kalorien »behandeln« konnte. Die Wissenschaft nennt es »emotionales Essen«, wenn man isst, um die Leere in der Seele zu füllen, nicht die im Magen.

Ich konnte tagsüber hungern, wenn alle anderen zusahen – aber noch viel besser konnte ich in kürzester Zeit jede Menge Eiscreme verdrücken, mit Schokokeksen, M&Ms und Nutella obendrauf, ich konnte danach eine Tafel Schokolade hinterherschieben und eine Lakritztüte aufreißen, bevor ich am Ende eine Pizza futterte und mit Cola light hinunterspülte. Vorausgesetzt, ich war allein. Wenn ich zum Beispiel im Schlabberlook ungeschminkt auf meinem Sofa vor dem Fernseher lag. Meist abends, manchmal aber auch Sonntagmorgens. Immer dann, wenn ich eine Ladung Serotonin brauchte. Wenn ich mich hässlich fand und ungeliebt, zu schwach war, um die Rolle einer schlanken, attraktiven Frau zu spielen, wenn ich zu traurig war, um mein Glück in anderen, dauerhaften Dingen zu suchen. Ja, dann kamen die Fressattacken.

Ich hungerte öffentlich, und fraß heimlich. Nahezu mein Leben lang. Es war ein quälender Teufelskreis: Je mehr ich heimlich aß, desto härter bestrafte ich mich am Tag darauf. Mit noch strengeren Diäten. Und je strenger die Diät war, desto stärker wurde der Heißhunger. So stark, dass ich in einem Moment der Schwäche einknickte und über Essen herfiel, um den leeren Magen und vor allem die leere Seele zu füllen. Nur um danach erneut zu hungern und Sport zu treiben, um die Tausenden Zusatzkalorien wieder abzuarbeiten, um meinen Körper zu maßregeln. Aus Scham und schlechtem Gewissen und vielleicht auch in der Hoffnung, den Teufelskreis auf diese Weise irgendwann durchbrechen und für immer dünn bleiben zu können. Stattdessen wurde er noch teuflischer, je mehr ich versuchte, meinen Körper durch Diäten zu verändern.

Heute weiß ich, dass dieses emotionale Essen und die gelegentlichen Fressattacken, das sogenannte Binge Eating, sowohl die Revolte meines Körpers gegen die Strapazen als auch eine Form der Stress- und Einsamkeitsbewältigung waren. Ein Ventil, das mir das Gefühl der Entspannung, der Heilung, der Lebensfreude und des Austauschs mit mir selbst gab. Schließlich war ich die Einzige, die von meinem gestörten Essverhalten wusste. Ich habe nie darüber oder über andere Probleme und Sorgen gesprochen. Nicht mit Mama und Papa, nicht mit Lilia, nicht mit Anna, nicht mit Jan, nicht mit Freunden, die kamen und gingen. Im Gegenteil: Ich hatte meine Gedanken fest in mir eingeschlossen, verdrängt, ignoriert, mit Eiscreme abgekühlt, mit Schokolade überzogen, zusätzlich mit schmerzendem Sport und schmerzender Selbstbestrafung auf eigene Faust zu therapieren versucht. Dieses Vorhaben war von Vornherein zum Scheitern verurteilt.

Ich war meinem Vater nicht böse für diesen Spruch am Flughafen, ich war nur wütend, weil er – wie ich damals dachte – Recht hatte. Ich hatte nämlich trotz meiner Diäten zugenommen. Bestimmt sechs Kilo in nur zwei Monaten. Der Jo-Jo-Effekt hatte bei all den Nulldiäten voll zugeschlagen. Ich aß zwar im Alltag minimale Mengen und nur kalorienarme Lebensmittel und trieb dazu wahnsinnig viel Sport, doch die Momente, in denen ich unkontrolliert Unmengen von Fastfood und Süßigkeiten verschlang, vernichteten alle Diät- und Trainingserfolge. Statt abzunehmen, nahm ich zu. Ich hasste mich für meine fehlende Disziplin und Willensstärke und dafür, eine dumme Gefangene meines Körpers zu sein.

Bevor ich in den Flieger nach Kapstadt stieg, schmiss ich die Kekse weg – sie schmeckten viel zu sehr nach Kritik. Und ich plante, in drei Monaten schlank zurückzukommen und meinem Vater zu imponieren. Doch dieser Plan sollte nicht aufgehen: In Kapstadt wurde ich mitgerissen von der hemmungslosen Lebenslust der Menschen, die ich dort traf. Ich aß mit ihnen, ich trank mit ihnen, ich feierte mit ihnen, ich schlief mit ihnen.

Kapitel 13

FREI ODER GEFESSELT?

Es ist einer dieser südafrikanischen You-Only-Live-Once-Momente, mit drei Freunden bei einem Roadtrip auf der berühmten Gardenroute. Musik und Stimmung sind gut und dann ist da dieses Schild mit dem Hinweis auf den höchsten Brücken-Bungee-Spot der Welt. Wir finden, dass wir uns das nicht entgehen lassen dürfen, denn wir sind jung, gut drauf, mutig und nur einmal hier. Ich lenke unser Mietauto von der Straße auf den Parkplatz, sage und zeige aber nicht, dass ich wirklich Schiss habe. Soll ich da wirklich herunterspringen? Mich dabei in Lebensgefahr begeben? Gleichzeitig zieht mich diese 220 Meter hohe Gefahr magisch an – und noch etwas mehr das Publikum, das oben am Abhang steht und bewundernd applaudiert, als in dem Moment ein Springer gen Abgrund saust.

Die Coolness meiner Entscheidung, es zu tun, würde ich zu gern auch auf mein Inneres übertragen, doch als ich barfuß über dem gigantischen Abgrund stehe und mein Zittern mit ein paar zappeligen Moves zu den lauten House-Beats überspiele, dabei von der Crew und dem Publikum angefeuert werde, will ich einfach nur wieder weg. Ein Zurück gibt es aber nicht. Wenn ich jetzt abbreche, habe ich sie komplett verkackt – die Chance auf die ultimative Story, auf die echte Freiheit und das schmerzende Gefühl der Todesangst. No way!

»Ooooone …, Twoooo …, Threeeeeee!!!« Ich springe – und sie ist ab der ersten Sekunde dabei, diese lähmende Angst. Es ist, als hielte sie mich an meinen Knöcheln, bereit, sie jederzeit loszulassen und darüber zu entscheiden, ob ich sterbe oder lebe. Als ich kopfüber einige Meter über dem kleinen Bach hin- und her geschleudert werde, habe ich das Gefühl, dass meine verschwitzten Füße ganz langsam aus den Bandagen rutschen und ich versteife meine Zehen, drückte sie aufrecht gegen den Rand des Schaumstoffs, weine und hoffe, sie holen mich nun ganz schnell hoch.

Und dann dieser Adrenalinkick! Als ich wieder sicheren Boden unter den Füßen habe, weicht die Angst augenblicklich endloser Genugtuung. Ich fühle mich so unglaublich lebendig! Und ich bin so stolz, etwas getan zu haben, was viele nicht tun würden, was ich weitererzählen kann, um damit anzugeben, mich dadurch zu profilieren, wertvoller und besser zu fühlen. Dazu kommt das befriedigende Gefühl, über meine Grenzen hinaus- und ein Risiko eingegangen zu sein, die Angst buchstäblich in den Knochen gespürt zu haben. Bis es wirklich wehtut, in allen Finger- und Zehenspitzen, im Kopf, im Brustkorb, wo mein Herz noch immer hysterisch schlägt.

In Kapstadt fühlte mich frei wie ein wildes Tier in der Steppe Südafrikas. Hier, in einer alten viktorianischen Villa, die ich mir mit zwei deutschen Praktikanten teilte, in der wir ständig Besuch hatten, meist von anderen Deutschen, manchmal auch von großen Spinnen. Hier, an der Promenade in Sea Point, einem der sichersten Viertel Kapstadts, in dem wir am liebsten morgens bei noch kühlen 20 °C und der aufgehenden Sonne joggten oder am Abend Salami-Käse-Baguettes auf der Parkbank aßen. Etwas weiter südlich lag Camp Bay, wo wir die Nachmittage am Strand verbrachten, zwischen dem eiskalten, tosenden Ozean und den malerischen, steilen Bergen – eine atemberaubende, imposante Szenerie, die ich so nirgends auf der Welt gesehen hatte.

Wir fuhren häufig mit dem Mietauto die Küste entlang und hörten dabei Hip-Hop, ließen unsere Arme aus dem offenen Fenster hängen und die Hände im Fahrtwind zum Beat aus den Boxen mitschwingen, sangen laut mit und lachten. Eine surreale Ekstase, die wie eine Droge wirkte, deren Wirkung niemals aufhörte, solange der Motor lief. Ich fühlte mich frei – eigentlich paradox, wenn man bedenkt, wie wir hier lebten und arbeiteten: Hinter dicken Mauern und hohen Zäunen, neben weißen Nachbarn, mit den besten Alarmanlagen und der strikten Sicherheitsanweisung, niemals mit öffentlichen Bussen zu fahren oder allein durch die Straßen zu laufen. Wir hörten schlimme Geschichten und einmal ereignete sich tatsächlich ein Raubüberfall direkt vor unserem Fenster, an das wir nicht herantraten, aus Angst, man würde auf uns schießen. Wenn nicht an dem Abend, dann vielleicht am nächsten.

In meiner neuen südafrikanischen Freiheit gab es keinen Raum fürs Kalorienzählen, perfekte Körperideale oder Kritik. Niemand schien sich darum zu kümmern, niemand schien sich für das Äußere der anderen oder das eigene zu interessieren und niemand bestrafte seinen Körper für die hemmungslose Lust am Leben. Ich tat es ihnen gleich und war dadurch in der Lage, etwas ganz Neues und Wunderbares zu erkennen: Dass hier jeder schön war, wenn die dunkelgelbe, warme Sonne sein lächelndes Gesicht küsste, wenn man sich bewegte wie eine stolze Gazelle, auch wenn die Silhouette eigentlich gar nicht grazil war, wenn man tanzte, feierte, lebte und liebte, so als sei die Erde eine große Discokugel, aus deren Glanz und Licht man nur niemals austreten dürfte, um für immer glücklich und glitzernd zu sein.

Und weil ich so glücklich und so frei und im kritikfreien Südafrika so unbeobachtet war, aß ich erstmals seit langer Zeit das, worauf ich Lust hatte, kippte jeden Abend bei irgendwelchen Partys oder bei Weinproben literweise Alkohol in mich hinein. Ich nahm mit, was ging – so wie den höchsten Brücken-Bungee-Sprung der

Welt. Als ich mich an diesem Tag, kurz nach meinem Sprung und immer noch vollgepumpt mit Adrenalin, wieder hinter das Steuer unseres Mietwagens setzte, hörte ich die aufgeregten Stimmen meiner Freunde nur ganz entfernt. Viel lauter: mein Blutrauschen, das Herzpochen, das Adrenalinkarussell. Ich hatte Mühe, den Fuß vom Gas zu nehmen, ich fuhr schneller und schneller, und je schneller ich fuhr, desto besser fühlte ich mich, desto mehr vergaß ich alles, was war, alles, wovor ich jemals Angst gehabt hatte. Es war, als könnte mir jetzt nichts mehr passieren, als hätte ich nicht nur das Steuer des Wagens, sondern das meines gesamten Lebens in den Händen, als sei ich mächtiger als das Schicksal selbst.

Als wir in einem Surfcamp ankamen, wo wir die Nacht verbringen wollten, ging ich an die Bar und betrank mich, wie jeden Abend in Südafrika, und nur wenige Stunden später schaute ich mit einem blond gelockten, braungebrannten australischen Surfer in den Sternenhimmel, sprach mit ihm über Sport und schlief mit ihm in seinem Zelt. Wilder Sex passte einfach zu diesem wilden Abenteuer, in dem ich mich gerade mit Leib und Seele befand. Als er mich am nächsten Morgen nach meiner Nummer fragte, schaute ich ihn nur lächelnd an, drehte mich um und ging, ohne ein weiteres Wort. Das Adrenalin war aufgebraucht wie die Tinte eines Füllers, das Kapitel zu Ende geschrieben und im nächsten gab es für diesen Menschen keinen Platz mehr. Viel zu heiß war ich auf neue Storys, viel zu frei, um mich wieder festbinden zu lassen. Von Nähe, Gefühlen, Versprechen.

Zurück in Kapstadt ging ich als Erstes in ein Internetcafé, um meine E-Mails zu lesen. Im Postfach entdeckte ich eine Nachricht meines Vaters, im Anhang ein Word-Dokument. Hätte ich vorher gewusst, was er mir darin schrieb, hätte ich den Text ausgedruckt und in unserer viktorianischen Villa gelesen. Um allein weinen zu können, nicht unter der Beobachtung der anderen Menschen hinter den alten Bildschirmen.

Der dreiseitige Brief war unübersichtlich und voller Rechtschreibfehler, als hätte er ihn in Eile verfasst. Ich ignorierte es, war viel zu neugierig und aufgeregt, da Papa mir zuvor noch nie einen Brief geschrieben hatte. Er begann damit, dass er das Bedürfnis habe, mir mehr von sich zu erzählen – jetzt, wo ich so lange weg sei und er merke, dass ich ihm sehr fehle und er außerdem wisse, dass er noch vor seinem Tod, der jederzeit eintreten könnte, endlich die Wahrheit sagen müsse. Auch um mich für das Leben zu stärken. Er erzählte mir erstmals von seiner Kindheit, in der er mehr gelitten als gespielt hatte. Von den körperlichen Schmerzen durch grausame häusliche Gewalt, aber auch den seelischen durch die frühe Trennung seiner Eltern und die Tyrannei seiner geisteskranken Mutter, die ihn nie wollte. Davon, wie er nach Liebe und Zuneigung suchte und den Ersatz im Alkohol und in Drogen fand, jahrelang, mit üblen Folgen. Wie er üble Menschen traf, und schließlich auch die richtigen – vor allem Anna. Wie er durch sie nicht nur die Liebe zu einem anderen Menschen, sondern zu sich selbst gefunden hatte. Und am Ende des Briefs standen die Zeilen, mit denen er auch meine volle Liebe und mein Vertrauen zurückgewann und dank derer ich ihm augenblicklich alles verzieh: Er entschuldigte sich dafür, nicht immer für mich da gewesen zu sein. Er wisse, dass er viele schlimme Fehler begangen habe. Er versprach, es von nun an besser machen und mir die Liebe schenken zu wollen, die mir zustand.

Es waren die ehrlichsten, persönlichsten, emotionalsten Worte, die mein Vater jemals an mich gerichtet hat. Mit seiner Offenheit sprengte er ganze Eisblöcke zwischen uns weg und lud mich in sein Iglu ein, das plötzlich die Wärme einer finnischen Sauna hatte und die beruhigende Vertrautheit eines richtigen Elternhauses. Wir befanden uns auf zwei unterschiedlichen Kontinenten, doch gleichzeitig trennte uns kein einziger Millimeter mehr, ich spürte ihn näher als die Computermaus unter meinen Händen, aus denen der

Schweiß fast so schnell tropfte wie die Tränen aus meinen Augen. Die kaum glauben konnten, was sie sahen: Liebe, getragen durch die Ehrlichkeit einiger weniger Worte, die längst überfällig waren, aber ungefragt kamen.

Mit diesem Tag veränderte sich mein südafrikanischer Rausch. Ich war noch immer von Glück erfüllt, doch es war nicht mehr das uneingeschränkte Glück von Freiheit, sondern vielmehr das der unbändigen Vorfreude auf das deutsche Zuhause. Dort, wo mein Papa wartete, der mich tatsächlich liebte. Der mir mit seinem Brief gezeigt hatte, dass die unschöne Wahrheit manchmal besser ist als eine schöne Lüge, dass Ehrlichkeit gewinnt, auch wenn es bedeutet, schlimme Fehler eingestehen zu müssen.

Mit Papas Geständnis und mit der neuen Erfahrung in Südafrika, so sein zu können, wie ich war, gewann ich neuen Lebensmut, fühlte mich beflügelt, obgleich auch noch nicht für immer befreit. Es waren noch einige Wochen bis zur Abreise und in dieser Zeit kämpfte ich innerlich gegen die Sehnsucht nach Papa, aber auch gegen eine seltsame Einsamkeit und manchmal auch gegen die Angst vor der Rückkehr in den Alltag. Denn nicht nur Papa wartete in Deutschland, sondern auch mein altes Leben. Und in diesem: Pflichten, die Blicke der Mitmenschen, die Zahlen auf der Waage, die obligatorischen Fitnesskurse, in denen mich vermutlich alle anderen Mädels schockiert anstarren und sich zuflüstern würden: »Sie ist ja so dick geworden!«

Hier, am anderen Ende der Welt, hatte ich an all das nicht eine Sekunde lang gedacht – mein deutsches Leben war mir längst so fern wie das strikte Kalorienziehen. In Südafrika hatte ich mich entgegen meiner anfänglichen Vorsätze kein einziges Mal gewogen, keinen einzigen Schoko-Milchshake ausgeschlagen, kein Glas Wein. Einfach nur, weil hier jeder tat, was er wollte. Wenn keiner Lust hatte, ging auch ich nicht joggen und blieb im Bett – wenn ich nicht dringend in die Agentur musste, gerne auch mal den ganzen Tag.

Es war vermutlich die ansteckende Lebensfreude der Menschen um mich herum, der unverfälschte Genuss der beeindruckenden Natur, in der niemand in High Heels und Size-Zero-Designerjeans wandern ging. Doch es war sicherlich auch eine gewisse Müdigkeit und Resignation, die ich durch die vielen Diäten in Deutschland erfahren hatte und für die ich eigentlich keine Kraft mehr fand. In Südafrika machten mein Körper und mein Geist eine Pause – und niemand sah mich entrüstet oder skeptisch an, während ich so ungeniert pausierte.

In Afrika lebte ich wie in einem lauschigen Unterschlupft, war unbeobachtet und dadurch autonom, und ich nahm mir vor, ein Stück dieser lässigen Kultur mit nach Hause zu nehmen. Mich von dem zwanghaften Bedürfnis, von anderen bewundert zu werden und mich dafür sogar entstellen zu wollen, endgültig zu lösen. Zu essen, was ich wollte und wann ich wollte. Lieber dick zu sein als unglücklich. Lieber allein zu sein als mit fremden Männern, um Oberflächlichkeit und Gleichgültigkeit aus meinem Leben zu verbannen. Und ich nahm mir vor allem vor, die Finger von lebensgefährlichen Adrenalinkicks zu lassen. Denn im Vergleich zu Papas (Liebes-)Geständnis wirkte der Bungee-Sprung mit einem Mal so wahnsinnig nichtig, ja sogar absurd. Das, was mich wirklich in rauschende Höhenflüge versetzt hatte – und das länger als nur für einen Tag und eine Nacht –, war das nach so vielen Jahren reparierte Vater-Tochter-Verhältnis. Die Liebe meines Vaters, die ich nun Schwarz auf Weiß hatte, die ich endlich nicht mehr anzweifeln musste.

Doch als ich in den Flieger stieg und einen letzten Blick auf die südafrikanische Erde warf, meldete sich leise, aber unüberhörbar die altbekannte Stimme des Selbstzweifels in mir: »Kapstadt liegt nun hinter dir. Würde es dir wirklich schaden, dich wieder ein kleines bisschen zu kontrollieren? Etwas besser zu essen? Vor allem wieder Sport zu machen? Sport ist gesund! Ein gesunder Lifestyle ist gesund! Das eine oder andere Kilo weniger auch. Und überleg doch mal: Was werden deine Freunde von dir denken, wenn sie dich so sehen – und was wird vor allem Papa sagen?«

KAPITEL 14

DER FITNESSWAHN

Ich bin wie immer die einzige Frau im Freihantelbereich, stehe zwischen stöhnenden, schwitzenden Männern, von denen die meisten groß und schwer sind, einige jedoch schwächer als ich. Mein Bizeps und meine Schultern sind besonders ausgeprägt und kommen in dem vorteilhaften Licht am Spiegel und meinem weißen Tanktop extrem gut zur Geltung. Ich kann sehen, wie ich beobachtet werde, genieße die musternden Blicke, die ich mit keiner anderen Frau teilen muss.

Ich weiß, dass mich einige Männer mittlerweile »zu männlich« finden, doch ich weiß auch, dass mich andere bewundern – das bekomme ich schließlich oft genug zu hören. Und ich brauche diese Bestätigung genauso wie das Gefühl, eine kalte Hantel aus dem Rack zu heben, sie mit meinen kleinen Fingern fest zu umgreifen und hochzureißen wie ein bulliger Holzfäller seine Axt. Doch ich bin klein und zierlich und weil mir keiner diese Kraft zutraut, versuche ich besonders heftig und eindrucksvoll zu trainieren, um es allen zu zeigen.

Ich schaue mir auch selbst gern in dem großen Spiegel zu. Wie sich meine Muskeln simultan zu der Hantelführung und den lauten Hip-Hop-Beats aus meinen In-Ears harmonisch bewegen, wie sie sich anspannen, brennen, zittern. Wie ich die Gewichte ablege, die Krafteinwirkung noch immer spüre und den Pump bis in den Mus-

kelansatz. Wie ich kurz verschnaufe, mich auf den nächsten Satz vorbereite, bei dem ich noch einmal alles geben kann.

Mit dem Tag meiner Rückkehr nach Düsseldorf waren Papa und ich endlich vereint, auch emotional. Wir trafen uns häufiger als je zuvor – in meiner Wohnung oder in Papas Haus. Ich genoss die Nähe meiner Familie und auch, dass es mir anfangs tatsächlich gelang, das südafrikanische Carpe Diem weiterzuführen. Denn sowohl Papa als auch meine Freunde ließen meine Figur unkommentiert, was sicherlich dazu beitrug, dass ich die ersten Wochen nach meiner Rückkehr locker anging. Dennoch: Meine innere Stimme wurde immer lauter, bis ich nachgab und mein einstudiertes Ernährungsverhalten aus strengen Diäten und heimlichen Fressattacken wiederaufnahm. Mein Fokus auf den Gewichtsverlust verschärfte sich, als ich mir Fotos aus Südafrika ansah und mich vor meiner erstmals rundlichen Figur zu ekeln begann. So sehr, dass ich es noch nicht mal mehr schaffte, mich nackt im Spiegel zu betrachten, ohne dabei zu weinen.

Ich erkannte mich einfach nicht wieder – und was ich da sah, gefiel mir überhaupt nicht. Zumal ich wusste: Was ich im Spiegel sah, sahen auch die anderen, auch wenn sie nichts sagten und mich nicht laut kritisierten. Ich konnte mir schon denken, was sie von mir hielten. Deshalb stand für mich nun fest, dass ich mich viel zu lange hatte hängen und gehen lassen, dass sich dieses sorglose, aber saloppe Leben auf meinen Hüften verewigt hatte und ich jetzt dringend die Spuren meiner Schwächen ausradieren musste – und das möglichst schnell. Ich verschärfte daher nicht nur meine Diätpläne, sondern auch meine sportliche Betätigung, da meine Ambitionen und der Wunsch nach einem anderen Äußeren ins Unermessliche gestiegen waren, auch weil ich wieder immer häufiger dem Binge Eating verfiel. Mit mehr Sport wollte ich die vermehrte Kalorienaufnahme in den Griff bekommen, meine Fressattacken ausgleichen und am Ende endlich wieder schlank sein.

Während ich vor meiner Auszeit in Kapstadt nur Fitnesskurse an der Universität besucht hatte und wie eine Irre gejoggt war, meldete ich mich jetzt in einem richtigen Fitnessstudio an, das zudem so weit von meiner Wohnung entfernt lag, dass ich mit dem Fahrrad hinfahren und schon auf dem Weg dorthin einige Kalorien verbrennen konnte. Sport fing mich auf, wenn ich fiel, hauptsächlich nach Tiefschlägen wie einer Fressattacke. Sport lenkte auch ab – von der Arbeit, der Uni, unbezahlten Rechnungen, ungelösten Konflikten – und wurde deshalb ein fester Bestandteil meines Alltags, eine geliebte Konstante, eine verlässliche Energiequelle. Der Sport wurde mein Weg, mich neu zu finden, in der Hoffnung, dass ich das, was ich finden würde, endlich lieben könnte.

Ich lebte immer noch in meiner kleinen Wohnung in Uni-Nähe, traf mich mit Freundinnen zum Essen oder Trinken oder Feiern – aber niemals zu tieferem Austausch – und blieb im Studium fleißig. Ich hatte keine andere Wahl, ich musste schnell und erfolgreich abschließen, denn ich finanzierte mich selbst. Ich arbeitete nebenbei als Verkäuferin in einem Schmuckladen, dann im Headoffice eines internationalen Modeunternehmens, in einer PR-Agentur, später in Redaktionen. Ich arbeitete, um Miete, Essen, Ausgehen und Fitnessstudio zu bezahlen, und ich arbeitete noch ein bisschen mehr, um mir weiterhin meinen Luxus leisten zu können: Markenklamotten, von denen immer mehr für den Sport gedacht waren. In diesen verbrachte ich den Großteil meiner Zeit, hatte immer welche im Fitnessstudio-Spind, sodass ich direkt vor und nach der Uni zum Training konnte. Ich bewegte mich ausschließlich zu Fuß und mit dem Fahrrad – und ich bewegte mich schnell.

Schnelligkeit wurde zu einem inneren, zwanghaften Wettbewerb. Ein Termin jagte den nächsten, ein Projekt das andere, dazwischen keine oder nur kurze Pausen, durchgeplante Tage, Wochen, Monate. Denn: Schnell zu sein bedeutet in Bewegung zu sein und Bewegung ist das Gegenteil von Stillstand – und Stillstand heißt

Verlieren. Ich durfte nicht verlieren. Würde ich es wohl heute schaffen, alle Grünphasen auf dem Weg ins Fitnessstudio mitzunehmen? Oder den Rekord von 14 Minuten bis zum Ziel zu unterbieten? Ich liebte es, wenn dabei der Schweiß an mir herunterrann und mich so wissen ließ, wie sehr mein Körper arbeitete.

Das perverse Duo aus Schmerz und Aufmerksamkeit, das schon viel zu lange abgetaucht war, fand ich letztlich im Sport. Dafür trainierte ich morgens auf nüchternen Magen, meist auf dem Laufband, bis der Schienbeinschmerz, den ich seit meinen ersten Joggingrunden während der Jan-Dynastie kannte, zurückkam. Oder ganz neu: der Knieschmerz. Nach der Uni oder Arbeit ging ich ins Krafttraining, das ich gerade erst für mich entdeckt hatte. Ich bemerkte einen Vorteil gegenüber meinem bisherigen Fitnesstraining oder dem Laufen: Der Schmerz ließ sich noch viel stärker steuern – mit mehr Gewicht, mehr Umfang, mehr Kreativität in der Übungsauswahl. Der Schmerz blieb oft noch tagelang, bis sich der Muskel erholen und anpassen konnte. Wenn ich noch stärker trainierte, würde der Schmerz noch schmerzlicher werden.

Ein wunderbares System und Mittel zum Zweck, das mir von meinen neuen Fitnessstudio-Freunden vorgestellt wurde. Allen voran von Sean, einem großen, dunkelhäutigen, zwanzig Jahre älteren Trainer, dessen weißes Zahnpastalächeln fast genauso breit war wie sein Kreuz. Ich mochte ihn vom ersten Augenblick an, weil er lustig und locker war, einen sympathischen amerikanischen Akzent hatte, mit dem alles, was er sagte, irgendwie unbeschwert klang. Wenn ich da war, war auch er sofort an meiner Seite. Erst ein » Wie geht's?«, dann ein langes Gespräch über Gott und die Welt. Und irgendwann auch über ganz persönliche Dinge, die ihn beschäftigten. Sean hatte Geldsorgen und war gerade frisch geschieden. Ich hörte ihm zu, wenn er sagte, momentan sei alles »so hard«, und dass er einfach nicht mehr wisse, wie er klarkommen solle. Im Gegenzug vertraute auch ich mich ihm an, erzählte ihm von einigen meiner wirren Gedanken über den Druck auf der Arbeit und an der Uni, dass sich meine Mutter so selten blicken ließ, dass ich gern trainierter und schlanker wäre. Und ich vertraute ihm auch meinen Körper an. Ich wollte, dass er das Beste aus mir herausholte. Also zeigte er mir neue Übungen und die richtige Ausführung an den Geräten oder mit dem eigenen Körpergewicht. Es war die beste Motivation, wenn er »Go, go, go!« schrie und mich erst dann aufhören ließ, wenn ich schweißgebadet zusammenbrach. Dann half er mir lachend wieder auf die Beine, die mich oft kaum noch in die Umkleide tragen konnten. Ich litt und ich jubelte und teilte meine Euphorie mit Sean, meinem stillen Mentor und mittlerweile einem sehr guten Freund, der meinen Körper verstand und meinen Geist mochte.

Nach einem Jahr waren Sean und ich eng zusammengewachsen und trainierten immer noch gemeinsam, doch irgendwann war mir diese Form des Trainings nicht mehr genug. Ich war sehr interessiert, als ein anderer Trainer EMS ins Fitnessstudio brachte: Elektrostimulation zum Aufbau von Muskulatur, damals eine Innovation und für die meisten eher abschreckend. Dabei fließt Strom durch die Muskeln, mithilfe feuchter, stromleitender Kleidung, und die Muskeln können zwanzig Mal schneller und heftiger kontrahieren als beim herkömmlichen Krafttraining. Ich fand die bloße Vorstellung unfassbar anziehend und ließ mich schon bald an die Maschine anschließen. Ich erinnere mich noch gut an den stechenden Schmerz beim EMS-Training, ähnlich unzähliger Tattoonadeln in der Haut, und wie ich mit gesamter Körperanspannung gegen sie ankämpfen musste, um nicht umzufallen wie ein angeschossenes Wildschwein. Es war eine neue Challenge! Wenn der Strom über den Regler immer weiter hochgedreht wurde, wenn der ganze Körper verkrampfte, wenn kaum ein Atemzug mehr möglich war, wenn der Kopf zu platzen drohte ... bis nach zwanzig Minuten der schaurig-schöne Zauber vorbei war und ich schweißgebadet regungslos auf dem Boden lag. Keinen klaren Gedanken mehr fassend. Lachend. Erleichtert. Stolz.

Das Ergebnis des intensiven Kraft- und EMS-Trainings war ein schlanker, definierter Körper. Viel besser und schöner als zu Jans Zeiten. Ich begann mir langsam wieder zu gefallen, auch wenn ich noch einige Baustellen sah: am Bauch, an den Oberarmen, an den Innenschenkeln. Doch ich war stolz auf das, was ich mit Sean, dem EMS-Training, meiner Disziplin und meiner Muskelkraft erreicht hatte. Wenn ich nun in den Spiegel schaute, meinen Körper in immer knapperen Outfits auf der Trainingsfläche zeigte, waren Ekel und Scham wie weggeblasen. Ich konnte mit dem, was ich darstellte, und mit dem, was ich konnte, endlich wieder angeben – was für eine Genugtuung! Die noch größer wurde, als ich schließlich auch die ersten sportbedingten Verletzungen davontrug wie ein erschöpfter, aber stolzer Marathonläufer seinen Pokal.

Nach einigen Wochen EMS-Training bemerkte ich eine Wölbung in meiner oberen Bauchdecke. Ich hielt sie zunächst für einen Muskel, den ich noch nicht kannte, doch er verhielt sich ungewöhnlich. Er wölbte sich mal mehr, mal weniger, er war nicht hart genug für einen Muskel, eigentlich sogar so weich, dass ich ihn eindrücken und mit den Fingern bewegen konnte. Ich ignorierte diese merkwürdige Wölbung monatelang, und ich vergaß sie sogar, solange ich nicht nackt vor dem Spiegel stand. Was dieser »Muskel« wirklich war, würde ich erst viel später herausfinden – als es schon fast zu spät war.

In der Zwischenzeit litt ich weiterhin an der chronischen Knochenhautentzündung im Schienbein, doch da ich mittlerweile täglich Ibuprofen zu meinem nach wie vor sehr kalorienarmen Frühstück schluckte, ließ sie sich aushalten. Ebenso die Knieschmerzen, die laut meinem Orthopäden durch eine falsche, zu starke Belastung beim Laufen entstanden waren. Er verschrieb mir noch mehr Schmerztabletten und Kniebandagen, die ich nur allzu gern trug –

schließlich war sie ein für alle sichtbarer Hinweis auf meine Sportlichkeit und sorgten für Gesprächsstoff. Es folgten Herzrhythmusstörungen, für die ich Tropfen bekam, immer wieder Tests wegen des Verdachts auf Herzmuskelentzündungen, dazu Zerrungen, Verspannungen, Schulterschmerzen, Übelkeit, Kopfschmerzen, Sehstörungen, Schwächeanfälle. Echte Symptome, die ich nicht erfand, aber genauso zelebrierte und ausnutzte wie meine vorgetäuschten Leiden in der Kindheit.

Irgendwann waren meine Schmerzen und Krankheiten nicht nur rein physischer Natur. Auch mein Kopf sendete alarmierende Signale: Resignation, Traurigkeit, Lustlosigkeit, Verzweiflung. Ohne es zu wissen, war ich im ernsthaften Übertraining. Überlastet. Übermüdet. Überfordert.

KAPITEL 15

MEINE KRANKE SELBSTLÜGE

Frühsommer 2010. Ich denke an meine Periode, die schon fast zwei Wochen auf sich warten lässt, und gehe die Möglichkeiten durch: Ist es, weil ich die Pille vor einem halben Jahr abgesetzt habe und mein Körper gerade erst kapiert, dass er die Östrogene nun wieder selbst herstellen muss? Schlechte Haut habe ich ja auch erst vor Kurzem bekommen und mein Frauenarzt sagt, das hängt mit dem Absetzen der Pille zusammen.

Ja, das muss es sein … einfach eine hormonelle Umstellung. Eine Schwangerschaft ist ausgeschlossen – sofern auf Kondome wirklich Verlass ist. Ich habe bei meinen flüchtigen Männerbekanntschaften schließlich immer verhütet und zu Sex ist es ohnehin nur in Ausnahmefällen gekommen. Und Kinder? Kommen mir momentan gar nicht in die Tüte! Ich bin erst 23, öfter im Fitnessstudio als auf Partnersuche und der einzige Mann, der mir nahesteht, ist Sean, und das mehr als großer Bruder denn als potenzieller Ehemann und Vater. Ein Kinderwunsch liegt mir so fern wie die Lust, mir einen Ehering an den Finger stecken zu lassen.

Ich komme zu dem Entschluss, abzuwarten. Es wird sich schon alles einpendeln.

Das Pendel stand still. Meine Periode kam nicht, nicht im nächsten Monat, auch nicht im darauffolgenden. Nicht in den nächsten zwölf

Monaten. Ob ich mir Sorgen machte? Ja, manchmal. Doch nicht zu
reagieren, die Augen aus Angst vor einer unangenehmen Wahrheit
zu verschließen, war typisch für mich. Im Gespräch mit Freundinnen tat ich hingegen so, als wäre ich total entspannt, lachte darüber
und erzählte, wie praktisch es doch sei, keine Tampons mehr kaufen oder sich in den unpassendsten Momenten sorgen zu müssen,
dass die Blutung mal früher als gedacht einsetzen könnte. Dass auch
mein Frauenarzt entspannt reagierte, bestätigte mich in meinem
Nichtstun. Als ich ihm irgendwann meine Sorgen mitteilte, winkte
er ab und sagte: »Ach, das ist ganz normal für eine Frau in Ihrem
Alter. Und nach so vielen Jahren der Pilleneinnahme braucht der
Körper manchmal etwas länger, um sich wieder an die Umstellung
zu gewöhnen. Sie sagten, Sie haben keinen akuten Kinderwunsch,
richtig? Na dann machen wir jetzt sowieso erst mal nichts.«
   Ich dachte kurz an meine ehemalige Freundin Lara, die zu unserer
Schulzeit magersüchtig war und ihre Tage irgendwann nicht mehr bekam, auch nicht nachdem sie genesen war und wieder mehr auf den
Hüften hatte. Aber ich sah keinerlei Ähnlichkeit zwischen uns, ich
war schließlich nicht dünn, geschweige denn magersüchtig. Ich war
sehr schlank, aber muskulös, super fit. Meine Definition von gesund.
   Ich ließ das Thema ruhen. Hätte ich mich damals informiert, hätte
ich die gefährlichen Vorgänge in meinem Körper vielleicht gestoppt,
indem ich meinen Sport- und Diätenkonsum infrage gestellt hätte. Ich
hätte vielleicht verstanden, was ich mir mit meiner kontinuierlichen
Ignoranz antat, was mein Lebensstil mit meiner Gesundheit machte.
Ich hätte vielleicht verstanden, dass nicht nur Magersüchtige gefährdet sind, sondern auch ambitionierte Sportler wie ich. Heute weiß
ich, dass beide Gruppen einen niedrigen Körperfettanteil haben und
dass Östrogen, das wichtigste Sexualhormon des weiblichen Körpers,
nun mal in den Fettzellen produziert wird. Ergo: Frauen brauchen
Fettzellen. Ich hätte womöglich auch verstanden, dass eine inkons-
tante Ernährungsweise – also der stetige Wechsel zwischen radika-

len Diäten und sehr hoher Kalorienzufuhr – die Schilddrüse extrem belastet, dadurch auch dem Hormonhaushalt und dem Stoffwechsel schadet. Und vielleicht wäre mir auch klar geworden, dass der Körper auf Stress- oder Gefahrensituationen reagiert, indem er die Körperfunktionen an die Umstände anpasst, um zu überleben. Daher werden Frauen, die unter Stress stehen oder gar in einer Gefahrensituation leben, sehr viel seltener schwanger – da sie kaum dazu imstande wären, ein gesundes Kind auszutragen. Wir Frauen brauchen demnach nicht nur Fettzellen, eine gesunde Schilddrüse sowie einen guten Stoffwechsel, sondern auch mentalen Frieden. Nicht nur damit die Menstruation funktioniert, sondern damit der Hormonhaushalt im Gleichgewicht ist. Ist er es nicht, können wir sehr krank werden, körperlich wie geistig. Depressionen sind eine häufige Konsequenz.

Haben wir zu wenige Fettzellen – mit anderen Worten: sind wir aufgrund niedrigkalorischer Mangelernährung zu dünn –, können wir unsere Organe schädigen, etwa die Nieren. Funktioniert die Niere nicht, unter anderem durch ernährungsbedingten Kaliummangel, kann es zu Wassereinlagerungen im Gewebe und Herzrhythmusstörungen kommen. Essen wir zu wenig Eiweiß, weil wir lieber nur Salat und Obst zu uns nehmen, um Kalorien einzusparen, fehlen uns wichtige Transportproteine im Blut, der Körper wird in der Folge schlechter mit Nährstoffen versorgt und es kommt im schlimmsten Fall zu Ödemen und klassischer Blutarmut. Auch bekannt: Hypoglykämie, eine klassische Unterzuckerung, die eine häufige Nebenerscheinung von Low-Carb-Diäten ist. Der Körper bekommt wegen fehlender Kohlenhydrate und Nährstoffe keine Glucose und kann zum Beispiel das Hirn nur schlecht versorgen. Konzentrationsschwierigkeiten, Müdigkeit, Leistungsabfall und schlechte Laune sind vorprogrammiert.

Und dann wäre da noch Unfruchtbarkeit, ebenfalls eine potenzielle Folge von Mangelernährung. Ein mögliches Warnsignal ist das Ausbleiben der Periode, wobei das nicht gleich bedeutet, dass man krank oder unfruchtbar wird – manchmal liegt dem bloß eine temporäre hormonelle Umstellung zugrunde. Doch wenn die Periode dauerhaft ausbleibt, ist es ein klares Anzeichen dafür, dass etwas ganz und gar nicht gut läuft. Wenn dann keine Behandlung erfolgt, können die Keimdrüsen gestört werden, was letztlich zu Unfruchtbarkeit führt.

Doch ich war zu diesem Zeitpunkt viel zu sehr mit meinem Körper, meinem Aussehen sowie meiner Nahrung und exzessivem Sport beschäftigt, als dass ich mich um meinen degenerierenden, hilflosen Körper kümmern konnte. Konsequent ignorierte ich die Menstruationsstörungen, die Herzrhythmusstörungen, das Herzrasen, das übermäßige Schwitzen, Hitzewallungen, den sehr niedrigen Blutdruck bis hin zu Schwindelanfällen, meine erhöhten Blutfett- und auffälligen Schilddrüsenwerte, den chronischen Kopfschmerz mit teilweise heftigen Migräneanfällen. Ich ignorierte auch meine depressiven Stimmungen, die Angst vor Stress, Konflikten und Alltagsproblemen, die für mich und andere unerträgliche Gereiztheit, den ständigen Heißhunger, die Ödeme an meinen Beinen, die Wassereinlagerungen, die Abgeschlagenheit, die Müdigkeit, die Konzentrationsschwierigkeiten, die Schlaflosigkeit, die trockenen Augen bis hin zu einem chronischen, nervösen Zucken im linken Auge, das mir bis heute geblieben ist. Ich ignorierte selbst die auf den ersten Blick sichtbaren Anzeichen meines optischen Verfalls: die unreine, deutlich gealterte, fahle Haut, mein völlig kaputtes, ausfallendes Haar, die brüchigen Fingernägel, an denen ich nervös zu knabbern begann. Und ich gewöhnte mich sogar an die permanenten Schmerzen in jedem Teil meines Körpers, auch an die Schmerzen beim Sex, die irgendwann einsetzten, weil die Schleimhaut zu dünn und zu trocken geworden war. Nicht nur die Intimität wurde dadurch gestört, sondern schließlich auch die Libido, bis die Lust an Sex völlig abklang. Und schließlich die am Leben.

Doch ich verstand zu dem Zeitpunkt nichts. Rein gar nichts.

KAPITEL 16

DER TOD, MEIN FREUND UND FEIND

Januar 2011. Ich sitze im Auto meines Arbeitskollegen aus der Moderedaktion, in der ich seit einigen Monaten als studentische Aushilfe arbeite. Mein Handy brummt, eine neue SMS. Sie ist von Sean, der wissen will, ob ich Zeit hätte, ihn zu treffen oder zumindest kurz mit ihm zu telefonieren. »Sorry, voll im Stress – bin doch auf dem Weg zur Fashion Week. Melde mich bald!«, schreibe ich zurück. »Okay«, antwortet er und ich lege das Handy weg, um das Gespräch mit meinem Arbeitskollegen fortzusetzen.

Eine Woche nach seinem »Okay« ist Sean tot. Selbstmord. Ich trauere lange und irgendwie trauere ich gerne. Es gefällt mir, wie mich der Verlust schmerzt. Wie ich Sean vermissen, um ihn weinen, mich stupide betrinken und in Selbstmitleid und Einsamkeit versinken kann. Ich zelebriere meine Trauer regelrecht: Oft setze ich mich mit einem Glas Wein oder einem großen Becher Eiscreme hin und denke so lange an Sean, bis ich weinen muss. Anschließend betrachte ich mein tränenüberströmtes Gesicht mit dem total verschmierten Make-up im Spiegel – und dann weine ich noch mehr. Ich will nicht, dass es aufhört.

Es ist meine erste Erfahrung mit dem Tod und mit der Trauer um einen geliebten Menschen. Ganz neue Gefühle, die ich wie ein x-beliebiges Genussmittel konsumiere. Leid, das guttut, das ich fürchte und gleichzeitig intensiv spüren möchte. Ich wünsche mir, ich könnte der ganzen Welt erzählen, dass ich jemanden verloren habe und dass es meine Schuld ist. Ich wünsche mir, dass mich jemand in die Arme nimmt und mir sagt, dass alles gut wird. Doch es ist keiner da, der das tut.

Ich hatte zuvor niemanden verloren, der mir nahestand. Und nun war es ausgerechnet Sean. Derjenige, der mein Einstieg in mein geliebtes Krafttraining war. In meinen besseren Körper. Sean, mein Mentor, mein Motivator, mein Freund, großer Bruder und stiller Verehrer. Der mich zum Kaffee einlud, umarmte, neckte. Mir kleine Geschenke mitbrachte. Mir von seinem Leben erzählte. Der immer lachte und irgendwie nie. Der mir irgendwann anvertraute, es ginge ihm nicht gut. Dass er Tabletten nehmen müsse – wegen Depressionen. Das Leben habe ihn müde gemacht. Sean, der mir viel mehr erzählte, als ich eigentlich wissen wollte. Dass er Gefühle für mich hatte, zum Beispiel. Auch, dass er gern mit mir zusammen wäre.

Von Seans Tod und wie sein kleiner Sohn ihn in der Wohnung gefunden hatte, erfuhr ich am Tag meiner Rückkehr aus Berlin im Fitnessstudio, als ich wie gewohnt zum Training kam. Ich sagte nichts, die Nachricht lag wie ein Klebeband auf meinen Lippen. Wortlos ging ich auf das Laufband, an dem Sean immer gestanden und mit mir geredet hatte, mir immer gesagt hatte, ich solle aufhören, wie irre zu laufen, ich müsse nur richtiges Krafttraining machen, um Erfolge zu sehen. Ich blieb an diesem Tag zwei Stunden beim Training und ich kam seitdem jeden Tag, um hart zu trainieren, so wie Sean es mir gezeigt hatte, so wie es mein Plan vorschrieb. Ich blieb stark und ich funktionierte – so perfekt, dass die Realität erst zwei Wochen nach der Beerdigung durchdrang und mit ihr die ersten Tränen. Und die brennende, schmerzende, unaufhörliche Sehnsucht nach Sean.

Niemand wusste von Sean und mir und welche unvereinbaren Erwartungen zwischen uns gestanden hatten: seine an eine feste Beziehung, meine an einen sportlichen Seelenverwandten. Man wusste von unserer Freundschaft, doch ich hatte niemandem von dem »anderen Uns« erzählt. Ich hatte auch niemandem erzählt, dass ich an dem Gedanken zerbrach, ihn in einem Moment des kompletten Zusammenbruchs allein gelassen zu haben. Wegen eines Jobs! Eines so oberflächlichen, unwichtigen Jobs! Dass ich mir die Schuld gab, obwohl meine Ratio sagte: »Depression ist eine Krankheit. Und niemand ist schuld, wenn sich jemand, der an Depressionen leidet, entscheidet, aus dem Leben zu treten.« Ich sagte auch niemandem, wie sehr ich mir wünschte, meine letzte Nachricht an ihn wäre eine andere gewesen. Wie ich mir wünschte, seine wäre eine andere gewesen.

Nahezu zeitgleich kam ein Jobangebot aus Peking über Xing: ein Lehrauftrag an einer Wirtschaftsuniversität für VWL und Deutsch; Start in drei Wochen, Ende in acht Monaten. Ich wunderte mich zunächst, dass man ausgerechnet mich wollte – eine Studentin ohne pädagogische Erfahrung. Doch dann sagte ich instinktiv zu, voller Neugierde und Lust auf ein neues Abenteuer und auch voller Hoffnung, dass es in China keinen Tod gäbe, dafür das ewige Glück.

Als ich in den Flieger stieg, ohne auch nur ein Wort Chinesisch zu sprechen, hatte ich noch keine Ahnung, dass mein Aufenthalt im Reich der Mitte wohl eines der aufregendsten Kapitel meines Lebens aufschlagen sollte.

KAPITEL 17

DAS CHINESISCHE (SCHAUER-)MÄRCHEN

Sommer 2011. Wir sitzen im Kokomo, unserer Stamm-Rooftop-Bar in Peking. Voll und heiß ist es hier. Von dem Dach schaut man auf Pekings Nachtlichter wie ein König von seinem Thron und vergisst schnell, dass das Terrain ein chinesisches ist. Gut geht's uns hier, extrem gut. Weshalb wir uns mindestens einmal wöchentlich treffen, um Gin Tonic zu trinken und gemeinsam gut drauf zu sein.

Heute wollen wir außerdem auf meinen 25. Geburtstag anstoßen. Neben mir sitzen einige meiner neuen Freunde – doch einer fehlt: Nick. Er schrieb mir per SMS, er wisse nicht, ob er es überhaupt schaffen würde zu kommen. Er müsse noch arbeiten. Je später es wird, desto nervöser schaue ich zur Treppe. Dann schlägt die Uhr Mitternacht. Nick ist nicht da. Es ist der traurigste Geburtstag seit Langem.

Nick meldet sich erst am nächsten Tag und fragt, ob wir uns treffen könnten, in ein paar Tagen. Es macht mich wahnsinnig, so lange zu warten, doch als er mich mit dem Taxi abholt und wir in Pekings Art District fahren, zählt für mich nur, dass wir endlich wieder zusammen sind.

Eigentlich befand ich mich noch immer im Germanistik-Masterstudium im achten Semester. Und eigentlich lief es gar nicht schlecht –

verglichen mit meinem Privatleben. Das einer jungen Frau, die für die Außenwelt lächelte, innerlich jedoch weinte, um einen Verstorbenen trauerte, gleichzeitig Partys feierte, die Alkoholkalorien weghungerte, den Stress mit Zuckerguss verzierte, den Schmerz im Sport suchte, zelebrierte, erstickte.

Dass ich als Studentin einen Lehrauftrag bekam, und das auch noch aus China, ehrte mich und baute mich auf. Es lockte mich aus meiner Stagnation und Unzufriedenheit heraus und es packte mich der Ehrgeiz. Ich wollte nicht nur weg, sondern es auch richtig gut machen und allen beweisen, dass ich eine solche Herausforderung meistern konnte. Als ich meine Koffer packte, mich von Freunden und der Familie verabschiedete und abreiste, hatte ich keine Angst, nur Bock auf alles, was kommen würde.

Ich bezog eine klitzekleine Lehrerwohnung in einem grauen Hochhaus hinter dem sechsten Stadtring. Was das bedeutete, begriff ich erst nach meiner ersten zweistündigen U-Bahn-Fahrt in die Innenstadt. Die Dimensionen dieser völlig irren Megacity waren absolut surreal und nur wenn sich dichter Smog über die Stadt legte und ich nicht weiter als bis zum Strommast vor meinem Fenster schauen konnte, schrumpfte der überwältigende Radius dieser Millionenstadt auf Dorfgröße und ich ging nicht komplett unter. Noch am ersten Tag kostete ich Rinderzunge und Froschbeine in einem der überfüllten, rauchigen Restaurants voller hungriger Chinesen, die mich gierig anstarrten und lauter schmatzten als lachten. Ich merkte sofort: Hier war ich fremd. Und fremd zu sein bedeutet, sich gänzlich neu (er-)finden zu können. Das Abenteuer konnte beginnen!

Unter der Woche stand ich am Pult der Pekinger Uni und lehrte chinesische Studenten in meinem Alter VWL. Ich fühlte mich verdammt reif und verdammt klug. Auch wenn ich manchmal selbst nicht recht wusste, was da so genau im VWL-Lehrbuch stand oder was ich hier überhaupt tat, denn VWL hatte ich an der Uni nur als Wahlfach belegt und war dort minimal engagiert gewesen. Aber hier wusste ich mich und den Stoff zu verkaufen, ich fühlte mich mächtig, mein Selbstbewusstsein stieg und ich präsentierte es am Wochenende beim Treffen mit meinen neuen westlichen Freunden, die als Expats nach Peking gekommen waren.

Unter ihnen war jemand, der sich von den anderen abhob. Nicht nur wegen seiner schönen halb-asiatischen Augen oder weil er so herrlich Gitarre spielen und singen und mindestens genauso gut reden und zuhören konnte. Er war einfach anders und seine Wirkung auf mich enorm: Ich vergaß, wie sehr ich die Distanz zu anderen Menschen hütete, um nicht verletzt zu werden. Um keine Fragen beantworten zu müssen, auf die ich doch selbst keine Antworten wusste. Sein Name war Nick und er wurde zu meinem Pekinger Dreh- und Angelpunkt. Ich wurde so rasend schnell abhängig von ihm wie von dem zwanghaften, heftigen Wunsch, von ihm geliebt zu werden.

Ich nahm mir eine Zweitwohnung mitten in der City, furchtbar teuer, aber nah genug an Nick, der als Berater in einem westlichen Consulting-Unternehmen arbeitete. Zusammenzuziehen wäre keine Option gewesen, denn was wir hatten, war offiziell keine Beziehung – vielmehr eine Mischung aus Freundschaft und Affäre. Denn Nick hatte eigentlich eine feste Freundin, die in Deutschland geblieben war und nur ab und an zu Besuch kam. Ich dachte oft an diese Frau und wie falsch das war, was wir taten, doch ich konnte mich Nicks Anziehungskraft einfach nicht entziehen. In stiller Hoffnung – und eigentlich auch Überzeugung –, er würde sie irgendwann für mich verlassen. Wir verbrachten sehr viel Zeit miteinander, wir berührten uns ständig, sagten uns schöne Dinge und ich dachte, ich hätte am anderen Ende der Welt endlich einen Mann gefunden, mit dem ich schließlich doch noch eine große Liebe erleben würde.

Den größten Einfluss hatte Nick auf mich durch seine Art, die inneren Werte über die äußeren zu stellen. Ich fand es wunderschön, wie schön viele Dinge für ihn waren, die andere vielleicht als hässlich empfinden würden. Oder als uninteressant. Die Geschichten fremder Menschen, die Spuren ihrer dunklen Geheimnisse auf ihren faltigen Händen und in ihren Gesichtszügen, denen man nur folgen müsste, um mehr zu erfahren. Seine Weltanschauung sollte zu meiner werden, so sehr war ich davon beeindruckt, wie menschlich ein Mensch sein konnte. Ganz anders als die meisten, die ich zuvor kennengelernt hatte, und ganz anders als ich selbst. Ich versuchte mir diese Eigenschaften – die Tiefe, das Interesse, die Selbstlosigkeit und den Mut zur Hässlichkeit – von ihm abzugucken und anzueignen, weil ich seinen Charakter so ehrenhaft und bewundernswert fand, er zu meinem Vor- und Leitbild wurde, mir Stärke und Mut gab, etwas zu verändern. Und mit »etwas« meine ich auch das Bild von mir und meinem Körper, welchen ich nach wie vor nicht gänzlich akzeptieren und schon gar nicht lieben konnte.

Nach wie vor kämpfte ich mit der Diskrepanz zwischen dem hemmungslosen Fressen, wenn niemand zusah, und der Zurückhaltung, wenn ich in Gesellschaft war, sowie dem Hungern als Strafe für verlorene Kontrolle. Ich war so frustriert, so resigniert, dass ich noch mehr aß. Vor allem wenn ich in meinem kleinen Ein-Zimmer-Apartment saß und mich fragte, wer ich eigentlich war und was ich wirklich wollte. Doch anstatt mich ernsthaft mit mir selbst auseinanderzusetzen, kaufte ich mir Essen und aß es, bis mir kotzübel wurde. Die perfekte Selbstverarschung. Denn obwohl ich wusste, was ich tat – nämlich die Psyche statt des Magens zu füttern, um einen falschen Hunger zu stillen –, war ich nicht in der Lage, es zu ändern. Es wundert mich nicht, dass emotionales Essen als eine der größten Ursachen für Übergewicht in unserer Gesellschaft gilt.

Ich glich diese Dissonanz zwischen dem neuen übermäßigen Selbstbewusstsein – gewonnen durch meinen Job und die Entfernung von meinem Zuhause – und dem alten zerstörerischen Selbsthass nicht mit Sport aus, was irgendwie ziemlich logisch gewesen wäre. Denn in der Woche hatte ich keine Gelegenheit dazu – mein kleines Zimmer gab nicht mal Platz für einen Ausfallschritt her - und am Wochenende wollte ich Alkohol trinken, Spaß haben und vor allem meine gesamte freie Zeit mit Nick und den anderen verbringen. Nein, ich glich die Dissonanz stattdessen mit dem Kauf von Kleidung aus. Jeden Freitag, wenn der Unterricht endete, fuhr ich zum Shopping in die Malls und kaufte Outfits für das Wochenende. Ich versuchte mich besonders sexy und modisch zu kleiden und wenn ich die Outfits betrunken trug, fühlte ich mich tatsächlich schön und beachtet. Und noch mehr, wenn mich Nick darin mit zu sich nach Hause nahm. Nicht für Sex, sondern um gemeinsam nicht einsam zu sein. Die mehr geistige als erotische Verbindung zwischen uns erleichterte mich, denn so musste ich mich nicht ausziehen und die teure Kleidung bedeckte den Körper, für den ich mich schämte, aber nicht meine Seele, die ich langsam und vorsichtig offenlegte.

Als Nick und ich beschlossen, nach meinem abgeschlossenen Lehrauftrag gemeinsam durch Asien zu reisen, war ich voller Glück und gleichzeitig voller Panik, denn es war ja klar, dass ich mich im Bikini zeigen musste. Ich plante daher, vor unserem Trip für einige Wochen nach Deutschland zu fliegen, wo ich eine harte Crash-Diät und ein hartes Sportprogramm durchziehen wollte, um fix ein paar Kilos abzunehmen. In Deutschland angekommen ging ich jedoch zunächst zum Arzt, um nun doch diese Wölbung auf meiner Bauchdecke untersuchen zu lassen, die ich erfolgreich über viele Monate ignoriert hatte. In China hatte sie ernsthaft zu schmerzen begonnen und war mittlerweile unübersehbar. Der Arzt diagnostizierte eine Hernie im Oberbauch – ähnlich wie ein Leistenbruch, aber viel seltener. Er vermutete, dass ich mir den Bauchwandbruch durch das intensive EMS-Training zugezogen haben könnte. Doch statt Entsetzen überkam mich ein triumphierendes Gefühl von Stolz. Ja, das harte Training war nicht spurlos an mir vorbeigegangen, ich hatte immer wieder irgendwelche Symptome von Übertraining und Überlastung, aber diese Hernie – sie war sichtbar. Präsentierbar. Eine unübersehbare »Trophäe« meiner Kräfte, meines Fleißes und meines Könnens! Wenn ich das jemandem erzählen würde, würde er mich ganz sicher für den Mut, bis zur Schmerzgrenze zu trainieren, bewundern.

Der Arzt riet mir dringend davon ab, zu trainieren oder gar zurück nach China zu reisen, da die bereits austretenden Gedärme eingeklemmt werden und zum Tod führen könnten. Ich müsse mich so schnell wie möglich einer Operation unterziehen. Unmöglich – war mein erster Gedanke. Es kam überhaupt nicht infrage, meine letzten Monate in China und die Reise mit Nick zu verschieben. Also stieg ich nach sechs Wochen, in denen ich zwar weitgehend auf das Training, jedoch nicht auf eine radikale Bikinidiät verzichtet hatte, in den Flieger. Die Operation konnte sicher noch zwei Monate warten.

Mit einem Koffer voller neuer Klamotten und einem etwas schlankeren Körper flog ich zurück nach Peking und traf am Flughafen Nick. Unsere Reise ging erst nach Boracay, dann nach Tokyo. Ich hatte mir Magie ausgemalt, doch es war alles andere als magisch. Nick hatte schlechte Laune, war gereizt, distanziert. Wir verstanden uns einfach nicht mehr und ich wusste nicht, wieso. Nicht, wieso er sich von mir wegdrehte, wenn wir abends im Bett lagen und nicht, wieso er kein einziges Mal mehr meine Hand hielt. Mit jedem Tag der Reise war ich desillusionierter, trauriger und einsamer, und plötzlich wünschte ich mir wieder wegzurennen. Die Arbeit, das Studium, meine wenigen guten Freunde, meine Familie und sogar die Geburt des ersten Kindes meiner Schwester Lilia – alles war mir bis vor Kurzem so banal und so unwichtig erschienen, wenn ich mit Nick zusammen war, er mich berührte und mir das Gefühl von Vollkommenheit gab. Doch all das »Banale« war plötzlich alles, was ich wollte. Ich zählte die Stunden bis zum Abflug, und als der Flieger im November 2011 – nach neun Monaten in Asien – wieder deutschen Boden berührte, weinte ich vor Erleichterung.

Ich weinte noch viele Wochen. Vor Sehnsucht, vor Traurigkeit – und weil Nick mir schließlich geschrieben hatte, warum er auf unsere Reise so reserviert gewesen war: Er hatte sich endgültig entschieden, seine Freundin nicht für mich zu verlassen. Für mich brach eine Welt zusammen, an deren Echtheit und Ewigkeit ich so sehr geglaubt hatte. An die Liebe, von der ich glaubte, sie am anderen Ende der Welt endlich gefunden zu haben. Die Seifenblase war geplatzt, was blieb, waren mein gebrochenes Herz, mein vollkommen zerstörtes Vertrauen in andere Menschen sowie die Überzeugung, dass Oberflächlichkeit doch der sicherere Weg ist und Tiefgründigkeit, Ehrlichkeit und Offenheit zerstörerisch sind.

Ich weinte aber auch wegen der Realität in Deutschland, die mich nach meiner Rückkehr mit Kälte, Regen, Einsamkeit und Geldproblemen erschlug. Ich hatte mich während meines fernöstlichen Märchens nämlich nicht nur von Freunden und Familienmitgliedern distanziert, sondern noch viel größeren Mist gebaut.

KAPITEL 18

DIE BRUCHLANDUNG

»*Fuck! Wie zur Hölle konnte das denn passieren?*«, *fragt meine beste Freundin Maria, mit der ich mich auf einen schnellen Kaffee in der Stadt treffe.*

»Du, ich weiß nicht genau … Es muss entweder im Hotel oder an dem Automaten direkt am Strand gewesen sein«, sage ich, nachdem ich ihr erzählt habe, mehrere Tausend Euro seien bei dem Philippinen-Trip mit Nick von meinem Konto gestohlen worden. »Vielleicht war's die Putzfrau – ich lasse mein Zeug ja oft hirnlos irgendwo rumliegen. Kennst mich doch. Aber der Automat war auch nicht gerade vertrauenswürdig. Könnte manipuliert gewesen sein oder so …«

»Schrecklich!«, ruft Maria, und schaut mich ganz mitleidig an. »Aber die Bank zahlt das doch zurück, oder? Man ist doch gegen so was versichert?!«

»Tja, in meinem Fall wohl nicht«, behaupte ich. »Die Bank sagt, es gebe keine Hinweise, dass ich das Geld nicht selbst genommen habe. Die wollen keinen Cent bezahlen.«

»Krass! Und jetzt?«, Maria ist sichtlich schockiert.

»Arbeiten, Geld verdienen und zwar schnell, was sonst?«, sage ich mit einem lauten Stöhnen und verdrehe die Augen. »Deshalb bin ich erst mal busy, kann sein, dass ich für eine ganze Weile off bin …«

»Ich überweise dir was! Wie viel brauchst du?«, Maria greift meinen Arm, als würde sie mich mit Gewalt zur Zustimmung zwingen wollen.

»Ach Blödsinn, ich komm klar!«, winke ich mit tapferer Miene ab.

Die Situation wird unerträglich. Ich bin heilfroh, als das Gespräch endlich vorbei ist. Meiner treuen, lieben, hilfsbereiten Freundin in die Augen zu schauen, während ich ihr glatt ins Gesicht lüge, ist verdammt hart. Irgendetwas in mir möchte ihr die Wahrheit sagen, doch eine andere Stimme sagt: »Was ist, wenn die ganze Story auffliegt und dein Vater erfährt, dass es gar keinen Kontohack gab?« Ich beschließe also, mit der Lüge zu leben. Ich sage mir, es sei ein Notfall und deshalb okay – diese Notlüge wird mich schließlich vor Kritik, Verachtung und meiner eigenen Scham beschützen.

Als ich aus Asien zurückkehrte, war ich pleite, und zwar so richtig. Ich war mit sehr viel Geld in mein China-Abenteuer gestartet, denn ich hatte von meinem Lieblingsopa geerbt, noch bevor er gestorben war. Die Summe erschien mir damals so hoch, dass ich mir niemals hätte vorstellen können, dass sie zu klein zum Überleben werden würde. Doch ich war in Asien längst ins Minus gerutscht, wie ich beim ersten Blick auf meinen Kontostand nach vielen Monaten mit panisch pochendem Herzen feststellte. Der wöchentliche Kaufrausch in Peking, die große Zweitwohnung, die vielen Partys und Restaurantbesuche, eine große Reise durch ganz China, nach Kuala Lumpur, Borneo, Japan, auf die Philippinen, ein Tauchkurs und viele weitere teure Späße hatten meine kompletten Ersparnisse aufgefressen.

Nun wusste ich nicht, wie ich Miete, Essen, Fitnessstudio und alle anderen Rechnungen bezahlen sollte, und ging zum ersten Mal beschämt zu meinem Vater in der Hoffnung, er würde mir nur dieses eine Mal etwas Geld leihen. Mama konnte ich nicht fragen, sie hatte ja selbst nichts. Weil ich aber so große Angst vor Papas Reaktion hatte – mein Vater war alles andere als tolerant, wenn es um Dummheiten ging –, erfand ich eine Geschichte. Eine Geschichte, die ich für immer existieren ließ, weil eine Lüge schneller gepflanzt und akzeptiert ist als die Wahrheit, und weil sie die peinliche Wahrheit hinter einer soliden Fassade maskiert.

Ich erzählte meinem Vater – und im Laufe der Zeit noch vielen anderen Menschen und sogar Freunden –, dass meine Kreditkarte auf den Philippinen missbraucht worden war und mehrere Tausend Euro von meinem Konto abgebucht worden waren. Ich inszenierte mich als Opfer von kriminellen Betrügern und hoffte auf rettende Arme, doch mein Vater schaute mich nur emotionslos an und sagte: »Dann schau zu, wie du da wieder rauskommst. Wenn ich dir helfe, lernst du nie, dich selbst aus der Scheiße zu ziehen!« Ich hatte es befürchtet. Papa hatte schon immer betont, wie wichtig es sei, Niederlagen zu erleben und sie als wichtige Lektionen für das Leben zu nehmen. Und trotzdem: Noch nie hatte ich mich so abgewiesen gefühlt. Und so beschissen. Doch nachdem ich einige Tage heulend und fressend allein zu Hause gesessen hatte, zwang ich mich zum Weitermachen. Ja, ich würde mich selbst aus der Scheiße ziehen! Und es meinem Vater beweisen, ihm zeigen, dass ich es schaffen konnte – ganz allein.

Ich arbeitete in der Folge mehr denn je. Ich hatte noch einige Auftraggeber – Nachrichtenmedien, Magazine, Agenturen – aus der Zeit vor China und dem Lehrauftrag, die ich neben dem Germanistikstudium als freie Journalistin regelmäßig mit Texten versorgte. Ich kontaktierte sie, bat um neue Aufträge. Und ich kontaktierte die Kontakte meiner Kontakte in der Hoffnung, mich bald vor Aufträgen nicht retten zu können. Ich konzipierte gleichzeitig diverse Projekte und Ideen und bot sie diversen Medien an. Ready to eat. Und sie alle bissen tatsächlich an, was für mich hieß: sieben Tage die Woche am Schreibtisch, auch nachts. Ich wurde süchtig nach dem Kreislauf aus Auftrag, Schreiben, Deadline und Bezahlung. Süchtig nach dem Ehrgeiz, dem Tempo, der Unruhe, die mir keine Zeit zum Nachdenken gab. Süchtig nach der Unabhängigkeit und dem Erfolg. Ich verdiente nicht die Welt, aber die Zahlen auf meinem Konto wurden wieder Schwarz und ich konnte die Miete und meine Rechnungen bezahlen, sagen, es mal wieder allein geschafft zu haben.

Doch ich wurde unendlich müde, auch davon, die Story von meinem gehackten Konto weiterzuspinnen, mit Details bereichern und perfektionieren zu müssen, um glaubwürdig zu bleiben. Ich war schon viel zu tief in diese Lügengeschichte reingerutscht und traute mich einfach nicht, sie aufzulösen. Zu groß war das Schamgefühl, zu groß die Angst vor der Anklage. Ich nahm mir keine Zeit für Freunde und Familie, nur für meinen Schreibtisch und den Sport, der mich immer wieder aus der geistigen Arbeit herausriss und erdete. Ich ging zum Training, obwohl das Loch in meiner Bauchdecke noch immer nicht geschlossen war und bei jeder Bewegung schmerzte.

Mit der unabwendbaren OP der Hernie vier Wochen nach der Rückkehr aus China kam dann die erste Zwangspause und plötzlich auch ein Schmerz im Brustkorb. In der Lunge. Im Kopf. Ich war total schlapp, schob es aber auf meine lange Sportabstinenz. Die Niedergeschlagenheit erklärte ich mir mit der Tatsache, dass ich so viel arbeitete und mir eher den Kopf zerbrach, als mir nachts etwas Ruhe zu gönnen. Außerdem war es doch so dunkel draußen, so kalt … Mein Körper vermisste einfach nur die Sonne, redete ich mir ein. Also begann ich, Vitamin D3 zu schlucken.

Doch dann traf mich der nächste Schicksalsschlag. Meine Oma verstarb, die verrückte Mutter meines Vaters. Für sie schrieb ich meine erste Grabrede. Ich wollte sie schreiben, obwohl ich körperlich und mental bereits am absoluten Tiefpunkt war. Ich wollte es aber zum einen wegen meines schlechten Gewissens, sie so lange nicht besucht zu haben. Zum anderen, um meine Trauer wieder ein kleines bisschen zu zelebrieren und meinen Schmerz über den Verlust zum Ausdruck zu bringen, ihn im ganzen Körper zu spüren, während ich den Brief erst schrieb und dann vorlas – an diesem kalten Regentag im Spätherbst, als sich die Familie kreisförmig an ihrem offenen Grab versammelt hatte. Und ich mit einem linierten DIN-A4-Zettel in der kalten rechten Hand, Papa an meiner linken, und rechts von mir meine geliebte Oma in einem dunkelbraunen Sarg. Als ich die Zeilen von dem Zettel laut vorlas, weinte ich, es weinten alle, sogar Papa, der Oma nicht vermissen würde, weil sie sich nie versöhnt und ihre Schmerzen nie gemeinsam geheilt hatten.

An diesem Tag dachte ich voller Reue daran, dass ich Oma in den letzten Jahren im Stich gelassen hatte; diese bemerkenswerte, aber schwer verstörte Frau, von der ich mir so viel abgeschaut hatte. Eine Seelenverwandte, eine Vergessene. So wie Sean, den ich auch vergessen hatte, obwohl mich niemand so gut verstand wie er, obwohl mich niemand so sehr brauchte wie er. Und ich dachte auch an mich, die in diese Reihe der Depressiven genauso gut passte wie der Gedanke, dass auch ich eines Tages sterben würde – vermutlich ebenfalls einsam, vielleicht sogar jung. Und dann würden wir uns wiedersehen, Oma und Sean und ich.

Doch ich nahm mir vor, bis dahin das Leben so zu nehmen, wie es kommt, auch mit all seinen Festen. Silvester feierte ich deshalb mit ein paar Freunden in meiner Wohnung, und mit Alkohol, ein paar Schmerztabletten und Ablenkung ging es mir gut. Mein Kopf war frei. Frei von Gedanken, frei von Schmerzen.

KAPITEL 19

DER KÖRPERLICHE ZUSAMMENBRUCH

Neujahr 2012. Ich werde am frühen Vormittag wach, fühle mich alles andere als fit, habe höllische Kopfschmerzen. Oh nein, ein fieser Kater, denke ich und schlurfe ins Bad, um mir eine Kopfschmerztablette zu holen. Ich spritze mir kaltes Wasser ins Gesicht, schaue in den Spiegel – und mir wird augenblicklich ganz anders. Meine rechte Gesichtshälfte ist total angeschwollen, so dick wie eine Melone und so rot wie eine Tomate. Es tut unglaublich weh, wenn ich die Haut berühre. Ich weiß, ich muss ins Krankenhaus, und zwar sofort.

Dort steht nach diversen Untersuchungen fest: Mein Gesicht ist zum Sprachrohr meines gebeutelten, kranken Körpers geworden, der sich offenbar nicht anders zu helfen wusste, als über einen tief liegenden eitrigen Abszess in der Wange um Hilfe zu schreien. Von den Ärzten erfahre ich, dass meine Entzündungswerte extrem hoch sind und dass man mir nun helfen wird, zurück auf die Beine zu kommen.

Mein Immunsystem war komplett im Eimer. Ich hatte diverse Infekte verschleppt und den Selbstschutz sowie die Selbstheilungskraft meines Körpers ausgereizt, vielleicht schon in dem turbulenten Jahr in China. Diesem geschwächten Körper und der traurigen Seele hatte ich den Rest gegeben, indem ich nach der Rückkehr statt zu ruhen alle Anzeichen der Erschöpfung und Überforderung mit Schmerztabletten, Alkohol, Sport und pausenloser Arbeit unterdrückt hatte. Dafür musste ich nun büßen. Zwei Wochen blieb ich im Krankenhaus und meine dicke Wange wurde zweimal täglich aufgeschnitten, um den Eiter herauszusaugen. Ich bekam diverse Antibiotika, Infusionen, Flüssigkeit, Nahrung. Ich fühlte mich total hässlich und noch dazu furchtbar einsam, denn ich hatte niemandem von dem Krankenhausaufenthalt erzählt außer meiner Freundin Maria.

Maria war eine Schönheit, innen wie außen, die ich im Jahr 2009, kurz nach der Trennung von Jan, in einem Seminar an der Uni kennengelernt hatte. Wir fanden uns auf Anhieb total sympathisch und tranken ein paar Tage später ein Glas Wein in einer Bar und posteten seitdem die heißesten Hip-Hop-Songs oder aussagekräftige Songtext-Sequenzen auf unsere Facebook-Pinnwände, tanzten in der Mitte der Club-Tanzflächen und diskutierten über Jungs, über Nietzsche und über Nagellacke. Jeden Abend wünschten wir uns bei WhatsApp »Gute Nacht« und behielten diese Tradition für immer bei. Das war für mich verbindend genug. Ich mied Gespräche über meine Familie und mein Leben und meine Gedanken, denn für die Wahrheit war ich nicht bereit und ich wollte nicht riskieren, dass Maria sich von mir abwandte, wenn sie erfuhr, wer ich eigentlich war. Ich fühlte mich ihr nah, in ihrer Anwesenheit unglaublich wohl, obwohl sie lange Zeit kaum etwas über mich wusste.

Dass ich Maria also von meinem körperlichen Zusammenbruch erzählte, war ein Akt meiner freundschaftlichen Loyalität – neben Lilia war sie die Einzige, an die ich mich immer wenden konnte und die immer für mich da war. Es war aber auch ein Akt meines Vertrauens in sie und meines Bedürfnisses nach menschlicher, nach *ihrer* Nähe.

Lilia sagte ich nichts, weil ich befürchtete, sie würde es Papa erzählen. Dass ich weder ihn noch jemand anderen einweihte, war untypisch für mich, denn ich hatte zuvor jede sich bietende Situation genutzt, um Aufmerksamkeit zu bekommen, insbesondere wenn es um Krankheiten und Schmerzen ging. Doch jetzt war alles anders. Nach der Abweisung meines Vaters nach meiner Kreditkartenlüge war ich lieber allein als mit Menschen zusammen, die mich ablehnten. Meinen Vater anzurufen und ins Krankenhaus zu bitten kam überhaupt nicht in die Tüte! Denn dass ich hier lag, wäre nicht passiert, hätte er mir geholfen und mir eine kleine Finanzspritze gegeben. Da mir bis auf Maria niemand Hilfe oder Geld angeboten hatte, wollte ich außer ihr auch niemanden sehen. Ich fühlte mich ungeliebt, mehr als je zuvor.

In den zwei stillen, einsamen Wochen im Krankhaus grübelte ich: Wurde ich überhaupt schon mal wirklich geliebt? War ich überhaupt liebenswürdig? Jan hatte mich betrogen. Nick hatte sich gegen mich entschieden. Viele meiner Freunde hatten sich im Laufe meines China-Aufenthalts von mir abgewandt – vielleicht weil ich mich ebenfalls von ihnen distanziert hatte, vielleicht weil ich mich für etwas Besseres hielt und es nicht verbarg, vielleicht weil die meisten Freundschaften mit der Zeit nun mal zerbrechen? Ich wusste es nicht und eigentlich wollte ich es auch nicht wissen. Und meine Eltern … wenn sie mich wirklich liebten, würde ich das doch spüren, oder?

Ich dachte an all die Menschen in meinem Leben, die gekommen und gegangen waren, und an die, die ich nicht greifen und halten konnte, doch an einen Menschen dachte ich nicht: mich selbst. Ja, ich hatte verstanden, dass mein Körper völlig ausgebrannt war und gegen meinen selbstzerstörerischen Lebensstil der letzten Wochen rebellierte. Doch diesen Lebensstil zu hinterfragen und mir vorzunehmen, es zukünftig besser zu machen, kam mir nicht in den Sinn. Ich belog mich selbst, schob die Probleme von mir her oder wälzte sie auf andere ab. Ich suchte Fehler in allem, nur nicht bei mir, und setzte die Selbstzerstörung auf diese Weise fort.

Meine Gedanken kreisten immer weiter abwärts. Dunkler, pessimistischer, trauriger, unsicherer. Ich schlief abends nur schwer ein, schlief niemals durch, und wenn ich morgens wach wurde, war ich so müde wie vor dem Einschlafen. Ich blieb am liebsten liegen, ich hätte ohnehin keine Kraft gehabt, um aufzustehen. Geschweige denn mich anzuziehen, zu waschen, zu kämmen, mir im Spiegel zuzulächeln – oder jemand anderem, der mein Krankenzimmer betrat. Entweder meine Augen blieben verschlossen oder die Vorhänge in dem Zimmer, das mir noch kleiner erschien als die Hoffnung auf hellere Tage.

Als ich aus dem Krankenhaus entlassen wurde, wünschte ich mir, eine der Krankheiten würde zurückkommen, sodass ich wieder dorthin zurückkehren konnte. Ich hatte mich an diese kleine weiße Höhle gewöhnt und hatte Angst vor meinem Zuhause, in dem ich den Alltag wieder selbst in die Hand nehmen musste.

Wochenlang blieb ich im Bett und wartete darauf, dass mich jemand herausziehen würde. Dass irgendwas passieren würde, was mich aufstehen ließ. Doch es passierte nichts.

Luft. Stille. Dunkelheit.

KAPITEL 20

DUNKLE GEDANKEN

Durch die hellen Leinenvorhänge an meinem Fenster dringt Sonnenlicht in mein kleines Schlafzimmer. Die Fenster haben keine Rollos, ich kann den Raum nie gänzlich abdunkeln. Also schließe ich wieder die Augen, ohne zu wissen, wie spät es ist. Oder ob mich jemand angerufen hat. Ich glaube, mein Handy liegt in der Küche, dort, wo ich gestern irgendwann mal gesessen und Eiscreme gegessen habe. Dort, wo das dreckige Geschirr von letzter Woche steht, daneben eine aufgerissene Packung Reiswaffeln.

Hinter meinen geschlossenen Lidern sehe ich nichts als das Bild, das ich gesehen habe, bevor ich die Augen schloss: Die unnützen Vorhänge, durchdringendes Licht, das mich stört, am Rand eine Zimmerpalme, die schon ganz braun ist vor Durst. Es ist mir egal. Mein fettiges Haar liegt auf einem großen Kissen ohne Bezug. Ich habe ihn abgezogen und in den Flur geworfen, als er zu stinken begann. Ich stinke selbst. Mir ist schlecht.

Ich habe Kopfschmerzen. Ich sollte etwas trinken, doch dafür müsste ich in die Küche gehen. Aber ich will nur liegen, noch lieber schlafen, doch der verdammte Bach vor meinem Fenster hält mich wach. Wie mir dieses elende plätschernde Wasser auf die Nerven geht! Und die vorbeifahrenden Autos erst! Diese verfluchte Normalität da draußen! Seit Tagen habe ich meine Wohnung nicht verlassen, das Bett ebenfalls kaum, in dem ich die meiste Zeit liege – im gleichen T-Shirt, in derselben Leggings. Wenn ich auf die Toilette muss, lasse ich das Licht aus, um mich nicht im Spiegel sehen zu müssen. Wenn ich meinen Laptop aufklappe, um eine Serie zu gucken, klappe ich ihn wieder zu, weil sofort E-Mails aufpoppen. Die will ich aber nicht lesen. Und ich will sie nicht beantworten. Nicht heute, nicht morgen, nicht übermorgen. Erst wenn ich nicht mehr so müde bin. Erst wenn es mir besser geht. Wann fangen diese verdammten Tabletten endlich an zu wirken?

Ich schaffte es nicht mehr in die Uni, die ich nach China eigentlich noch zu Ende bringen wollte. Nur noch eine Modulabschlussprüfung und die Masterarbeit – eigentlich ganz easy, aber für mich in dieser Zeit schier undenkbar. Ich schaffte es nicht mal mehr zum Sport. Sehr wohl schaffte ich es aber, mir alle paar Tage Essen zu besorgen und meine Psyche mit Scheiß zu füttern. Denn Schokolade tut bekanntlich gut, richtig? Mein Anblick war so jämmerlich wie das Leben, das ich damals führte.

Eines Tages ging ich zu meinem Hausarzt, weil ich nicht wusste, wie ich diesen unerträglichen psychischen Schmerz in mir nur noch einen Tag länger ertragen sollte; weil ich nicht wusste, mit wem ich ehrlich darüber reden konnte, wem ich sagen könnte, dass ich am Ende meiner Kräfte war, aber so, dass er nicht zu viele Fragen stellte und dennoch hilfreiche Antworten wüsste. Ich versuchte die Tränen zurückzuhalten, doch dann weinte ich hemmungslos in den Armen eines fremden Mannes, der mir mit sanfter Stimme riet, zu einem Spezialisten zu gehen. Es sei nicht schlimm, sich Hilfe zu holen. Das würde selbst erwachsenen, gestandenen, erfolgreichen Männern passieren. Es sei sogar sehr wichtig, denn manchmal, ja, das habe er auch schon erlebt, komme man allein einfach nicht hoch. Ich verließ seine Praxis und rief die Nummer an, die er mir gegeben hatte, und bat bei der Dame am anderen Ende der Leitung um einen Termin.

Zwei Wochen später betrachtete ich die anderen Menschen im Wartezimmer des Psychiaters. Eine ältere Frau, ein heruntergekommener Mann – vielleicht ein Junkie? – und ein Mann, der nach nichts aussah. Und ich mittendrin. Als ich dem Psychiater gegenüberstand, wäre ich am liebsten wieder gegangen, denn ich kannte ihn aus meinem Fitnessstudio. Das gab mir zunächst das bedrohliche Gefühl, meine perfekte Rolle der selbstbewussten, starken, gesunden Sportlerin aufgeben zu müssen. Doch ich traute mich nicht, mich umzudrehen und zu gehen, und im nächsten Augenblick saß ich auf dem Polsterstuhl in seinem völlig chaotischen Zimmer voller Akten, Fotos und Papierstapeln, seinem lächelnden, warmherzigen, aber furchtbar dürren Brillengesicht gegenüber, und als er fragte, wie es mir ginge, sagte ich nicht »Gut«, wie ich es sonst immer tat. Ich sagte ihm, wie ich mich wirklich fühlte, es sprudelte nur so aus mir heraus: leer, ängstlich, überfordert, traurig, finster, todmüde. Unendlich beschissen. Ich sprach es aus. Ohne zu lügen. Denn hier, in diesem fremden Raum war kein Raum für Lügen, hier musste ich nicht so tun, als sei ich anders – gesund, schön oder erfolgreich. Er war Psychiater, ich nun seine Patientin. Und die Überweisung meines Hausarztes hatte doch schon längst verraten, dass ich ein nervliches Wrack war.

Ich zitterte trotzdem, als ich zugab, dass ich einfach nicht mehr weiterwusste, und mir kamen dabei wieder die Tränen, vermutlich in erster Linie vor Schreck über die Wahrheit und all die geheimen Dinge, die ich erstmals aussprach: Ich erzählte ihm von meiner Kindheit, dem Ritzen, meinen Eltern, meiner Oma, meinem Job, China, den Männern, den unwichtigen und den besonderen, und dass ich mich so gern wieder über etwas freuen würde. Er fragte mich, ob ich an Selbstmord dachte. Ich dachte »Ja«, sagte aber »Nein«, weil ich mal gelesen hatte, dass man bei einer falschen Antwort direkt in eine geschlossene Anstalt eingewiesen werden kann. Das war die einzige Lüge an diesem Tag, an diesem Ort, doch eine notwendige, wie ich fand. Denn ich war doch eigentlich kein Psycho, ich gehörte nicht in die Klapse!

Ich begriff in dieser Stunde mehr über mich und meinen Zustand als jemals zuvor, nur dadurch, dass ich es aussprach und es dadurch realer und greifbarer wurde. Ich begriff, dass ich mich selbst gegen die Wand gefahren hatte. Dass mich die panische Suche nach Anerkennung, Erfolg und Liebe so sehr eingenommen und getrieben hatte, dass ich nicht wahrnahm, wie das Tempo immer mehr zunahm und ich die Kontrolle über mein Leben verlor. Dass ich Anerkennung, Erfolg und Liebe gar nicht voneinander trennen konnte, dass sie sich in meinen Augen bedingten und deshalb einen Teufelskreis bildeten, aus dem ich nicht herauskam. Schließlich war mir bislang gar nicht bewusst gewesen, dass ich darin feststeckte. Ich begriff, dass ich nicht in der Lage war, zu ruhen und immer neue Aufgaben und Abenteuer plante, um ja keine Chance auf Applaus und Adrenalin zu verpassen. Nie hatte ich reflektiert, mich, andere Menschen und Situationen einfach akzeptiert, weswegen ich Fehler nicht tolerierte, sondern sie zwanghaft auszuradieren versuchte. Und ich begriff, dass in meinem jungen Leben zu viel passiert war, aber gleichzeitig zu wenig Ruhe und daher zu wenig Raum für Reflexion vorhanden gewesen war, sodass Körper und Geist nun völlig überfordert waren. Dass meine eigene Geschichte einen solchen Druck in mir aufgebaut hatte, sodass mein System schließlich komplett eingebrochen war.

Er fragte mich, ob ich Tabletten wollte. Fürs Schlafen, für positivere Gedanken. Viele Menschen würden sich so fühlen wie ich und kämen mit ein paar Pillen besser zurecht. Ich hatte mit einem solchen Angebot nicht gerechnet, bekam Angst und lehnte reflexartig ab. Ich würde es schon schaffen, sagte ich ihm.

Der Psychiater nannte mein Burnout nicht beim Namen, doch ich wusste genau, womit ich es zu tun hatte, als er mir sagte, ich sei völlig ausgebrannt und ausgepowert und festgefahren. Und ich wusste es erst recht, als er mir den Überweisungsschein für die psychotherapeutische Praxis in die Hand drückte. Darauf war zu lesen:»Depressive Zustände« mit der Bitte um eine Weiterbehandlung im Rahmen einer Trauma- und Verhaltenstherapie. Das war ich nun also: Ausgebrannt bis aufs blanke Knochengerüst und als »Depressive« offiziell abgestempelt. Ich verließ das Gebäude und schaute auf das direkt gegenüberliegende, in dem sich die von ihm empfohlene psychotherapeutische Praxis befand. Dort musste ich also hin.

Eine surreale Position, in der ich mich befand – zwischen der Praxis meines neuen Psychiaters und meiner zukünftigen Therapeuten und dazwischen eine viel befahrene Hauptstraße, die ich üblicherweise nur überquerte, um zu meinem Stammclub zu gelangen, in dem ich regelmäßig tanzte, trank, nie einsam, immer lächelnd. Und jetzt? Der »Sonnenschein«, wie mich die Menschen aus meinem Umfeld immer bezeichneten, hatte offiziell aufgehört zu scheinen und glich eher einer Mondfinsternis. Ich mochte mich noch weniger als zuvor und konnte es gleichzeitig kaum erwarten, mich und mein Leben endlich zu ändern.

Ich begann zunächst mit einer privaten therapeutischen Behandlung bei einem befreundeten Psychologen meines Vaters, da ich auf die andere Therapie noch einige Wochen warten musste. Nach einigen Wochen des mäßigen Erfolges mit der Katathym Imaginativen Psychotherapie entschied sich der Therapeut für die sogenannte Timeline-Methode, bei der der Patient auf einer imaginären Zeitlinie auf dem Boden steht und chronologisch in seine Vergangenheit zurückgeht, um dort nach den schmerzhaften Perioden zu suchen und sie wieder spürbar, begreifbar und schließlich behandelbar zu machen. Als ich das erste Mal auf dieser Zeitlinie stand, die Augen schloss und auf Anweisung des Therapeuten immer ein Stück weiter nach hinten ging, mir die Jahreszahlen und dazu die Ereignisse so gut es ging vor Augen führte, brachen die Bilder in meinem

Kopf über mich herein wie ein ungewollter Konfettiregen. Ich hatte Mühe, die vielen verschiedenen bunten Fetzen der letzten Jahre zu ordnen und einzusammeln und in eine sinnvolle Reihenfolge zu bringen. Sie ergaben zu Beginn keinen Sinn, kein Muster, auch keine Chronologie.

Mit jeder weiteren Therapiestunde ging ich auf dieser Timelime immer weiter zurück in meine Vergangenheit und mit einem Mal – angelangt im Jahr 2001, dem Jahr meines Auszugs bei Papa – erinnerte ich mich auf einmal an Bilder, die ich offenbar längst vergessen hatte. All die (Verlust-)Ängste, die Wut, die Aufbruchstimmung und die Gefühle kamen zusammen mit den Erinnerungen an die damaligen Ereignisse wieder. Ich erschrak und zitterte und weinte. Dennoch bewegte ich mich von Sitzung zu Sitzung immer weiter auf dem Boden der Praxis, der zu meiner persönlichen Zeitmaschine geworden war.

Diese Therapiemethode riss nicht nur alte Wunden auf, sie holte die Erinnerungen an meine Kindheit und Jugend überhaupt erst wieder zurück. Die Therapiestunden waren daher besonders aufwühlend und manchmal saß ich eine Stunde einfach nur flennend auf dem Boden, auf irgendeinem Abschnitt meiner Timeline, bei dem ich wegen der plötzlich wiederkehrenden Bilder zusammengebrochen war. Es waren zum Teil nur kleine Puzzlestücke, die am Ende jedoch diese gewaltige Flut an verstörenden Bildern ergaben. Von mir mit dreizehn, mit zehn, mit sieben, mit fünf Jahren. Mithilfe dieser Therapie fanden all diese Episoden wieder Einzug in meine mentalen Aufzeichnungen und ich begriff, dass ich mich bislang kaum an mein Leben zwischen dieser schmerzhaften frühesten Kindheitserinnerung und meinem fünfzehnten Lebensjahr erinnern konnte.

Bevor ich mit dem Therapeuten das Gesehene und das Erinnerte besprechen konnte, musste ich erst die Wiederkehr dieser Erinnerungen akzeptieren und mir eingestehen, dass meinen Depressionen und dem Burnout offenbar schwere Traumata in meiner Kindheit zugrunde lagen. Nach einigen Wochen wurde ich erstmals mit dem Begriff »Borderline« konfrontiert. Mein Therapeut äußerte diese Vermutung, nachdem er fast alles aus meiner Vergangenheit wusste und meine Verhaltensmuster zu einer gewaltigen Summe der bekannten Krankheitssymptome addierte: meine Angst vor dem Verlassenwerden und dem Alleinsein bei gleichzeitiger Angst vor Nähe; instabile, wechselnde Beziehungen, bei denen ich meine Partner zunächst idealisierte und hinterher abwertete; das Gefühl von Leere, welches ich mit immer neuen Abenteuern und Aufgaben zu ersticken versuchte; meine Neigung zu lauter, unkontrollierter, teilweise manipulativer Rebellion; Selbstverletzung bis hin zu Selbstgefährdung; das Binge Eating; der Kaufrausch als wiederkehrendes Element der Ablenkung; der ständige Wechsel zwischen einer phasenweise guten Stimmung und einer schlechten, mit einem meist rapiden Absturz in seelische Abgründe.

All das ergab plötzlich einen Sinn – in den Augen meines Therapeuten und auch in meinen. Borderline gab meiner Biografie endlich einen nachvollziehbaren Titel. Ich beschäftigte mich daraufhin auch außerhalb der Praxis mit dieser Krankheit und war mir nach der intensiven Recherche nicht mehr sicher, ob sie tatsächlich bei mir vorlag. Ja, die bekannten Symptome deckten sich komplett mit meinen und die Liste las sich wie mein eigenes Tagebuch. Dennoch weigerte ich mich, diese Diagnose zu akzeptieren. War ich wirklich so krass? Emotional so labil? So massiv traumatisiert? Eine akute, brodelnde Gefahr für mich und andere? Ich fand mich nicht in der Rolle einer Borderline-Patientin wieder, nannte dem Therapeuten meine Zweifel und er betonte, es sei seine Schlussfolgerung aus den Gesprächen und seinen Beobachtungen, doch um diese zu festigen oder zu widerlegen müssten wir weiter forschen und den Spuren nachgehen. Das taten wir auch, nahmen das Wort seither aber nicht mehr in den Mund.

Die Diagnose Borderline sowie die Erinnerung an meine Schlüsselerlebnisse waren extrem belastend und taten furchtbar weh, weshalb die ersten Wochen in der Psychotherapie zu noch größeren Depressionen führten. Doch ich verstand, wie wichtig es war, dranzubleiben und mich behandeln zu lassen, und so ging ich ab sofort zweimal wöchentlich zu den Sitzungen. Knotenpunkt dieser Bilderreisen und posttraumatischen Therapien war die Erkenntnis, dass ich immer unterbewusst unter dem verstörten Mutter-Tochter-Verhältnis gelitten hatte, weswegen das Hauptziel war, mich im Rahmen der Behandlung emotional von meiner Mutter abzunabeln und ihr dadurch irgendwann vorwurfslos und damit schmerzlos gegenüberzutreten zu können. Diese »Trennung« sollte dazu führen, dass ich im Alltag Blockaden und Ängste überwinden und mich auf Dauer von den Fesseln der Vergangenheit lösen konnte. Und tatsächlich half mir dieser Therapeut in unseren Gesprächen, mich ein Stück weit von meinen Ängsten, meiner Wut, meiner Enttäuschung und den finsteren Erinnerungen an meine Eltern – und primär an meine Mutter – zu distanzieren und die Dinge weitgehend so zu akzeptieren, wie sie waren. Ich fühlte mich durch die Vergegenwärtigung der Tatsachen und meinen Mut, sie zu verarbeiten, stabil genug, um meinen Alltag halbwegs gut zu bewerkstelligen und sogar ein wenig Kontakt mit Freunden aufzunehmen. Doch noch lange nicht, um irgendjemandem von den Inhalten dieser Therapie zu erzählen – vor allem nicht meinen Eltern.

Vermutlich hätte ich noch weiter mit diesem Therapeuten gearbeitet, wenn nicht dann schon die von meinem Psychiater verschriebene Therapie begonnen hätte und ich die private Therapie aus Kostengründen abbrach. Meiner neuen Therapeutin erzählte ich gleich in der ersten Sitzung von den Erkenntnissen und Erfolgen der ersten Therapien und auch von der Diagnose Borderline, die ich nach wie vor anzweifelte und sie deshalb bat, mit mir auf neue Spurensuche zu gehen, neue Ansätze, neue Möglichkeiten und

Erklärungen zu finden. Sie kommentierte weder die Diagnose noch meinen Wunsch, machte nur ein paar Notizen in ihrem Heft und sagte: »Wir lernen uns jetzt erst einmal kennen.« Zunächst wusste ich ihre kryptische Verhaltensweise nicht einzuordnen, doch schon nach zwei Sitzungen fühlte ich mich ernst genommen, geborgen und sicher, und da ich bereits therapeutische Erfahrungen hatte, fiel mir das Reden nicht mehr so schwer. Also redete und redete ich – sie hingegen redete nur selten. Ich bemerkte, dass ich von der Therapeutin keine Antworten erwarten konnte, sondern sie selbst finden musste. Mit ihrer Hilfe, aber mit meinen eigenen Worten. Mit dem Ziel, zu lernen, mich selbst und mein Glück nicht von anderen abhängig zu machen, zu verzeihen, zu vertrauen und zu erkennen, dass es immer weitergeht. Irgendwie.

Doch die vielen Erinnerungen, die dadurch hervorgerufenen Emotionen und die neu gewonnen Erkenntnisse – über mich, mein Leben, meine Fehler – überforderten mich plötzlich. Ich verlor an Kraft und Energie und Durchhaltevermögen, bis ich immer wieder mit dem Gedanken spielte, mich umzubringen. Ich hatte keine konkreten Vorstellungen und außerdem echt Schiss vor dem Tod. Aber ich wusste auch, dass ich mir immer häufiger wünschte, es wäre einfach vorbei. Vorbei das Jetzt und vorbei all die Erinnerungen, die nach so vielen Jahren der Dunkelheit so präsent und real waren und ich allmählich verstand, wo ich herkam, wo meine Depressionen herkamen. Ich fror innerlich, mein Körper reagierte auf die unerträgliche Kälte mit Tränen. Doch auch sie kamen nur noch selten – und immer dann, wenn ich nicht mit ihnen rechnete: an der Supermarktkasse, morgens beim Zähneputzen, beim Sport. Sonst war da einfach nur Kälte. Und in ihr, wie festgefroren, die altbekannte Angst.

Also ging ich noch einmal zu dem Psychiater mit dem dürren Gesicht. Bibbernd und ungeduldig bat ich ihn, mir diese Pillen »für besseren Schlaf und positivere Gedanken« zu verschreiben. Und ich

bekam sie. Am Abend saß ich vor den Tabletten – und zögerte. Der
Arzt hatte mich schließlich ausführlich auf einen Anpassungspro-
zess über mehrere Wochen hingewiesen. Ich würde mich eventuell
anfangs noch schlechter fühlen, noch trauriger, hungriger sein, aufgequollen, launisch, manisch. Doch ich glaubte einfach nicht mehr
daran, mir selbst helfen zu können, auch nicht mit den Therapien,
und so schmiss ich das Antidepressivum ein. Ich dachte an Sean
und wie wohl seine Tabletten geschmeckt hatten. Bereits am nächsten Tag schlugen die Nebenwirkungen ein, rücksichtslos. Sie quäl-
ten mehr meinen Kopf als meinen Körper. Ich schlief unverändert
schlecht, doch meine Stimmung war düsterer als je zuvor, im nächsten Augenblick überraschend heiter, um dann wieder in unendliche Tiefen hinabzustürzen. Der Alltag wurde wieder zu meinem
größten Feind und ich war erneut nicht in der Lage, zu arbeiten,
zu sporteln, hoch- und rauszukommen. Wieder verbrachte ich die
meiste Zeit damit, im Bett zu liegen. Doch diesmal wartete ich nicht
darauf, dass jemand kommen und mich retten würde, sondern darauf, dass mich die Antidepressiva wieder auf die Beine brachten.

Ich kommunizierte kaum mit der Außenwelt, schrieb jedoch
kurz mal mit Maria, dann etwas länger mit meiner guten Freundin
Sara, die über Silvester bei mir gewesen war, aber in der Schweiz
lebte. Sie überzeugte mich irgendwie, in einen Flieger zu steigen
und zu ihr kommen. Ablenkung täte mir gut, meinte sie, und sie
würde sich gut um mich kümmern. Einige Tage später saß ich also
am Flughafen und wartete auf den Flieger nach Zürich. Doch noch
in der Wartehalle bereute ich diesen Entschluss, als mich eine plötzliche und bislang ungekannte Panik ergriff und nicht mehr losließ.
Sie war einfach nicht abzustellen und nicht abzuschätzen; ich konnte nicht erklären, woher sie kam und was sie bedeutete. Ich rief
Sara an und schrie und weinte ins Handy, und gleichzeitig hoffte
ich, man könnte mich weder hören noch sehen. Mir war heiß, ich
zitterte, ich fühlte mich beobachtet und bedrängt, obwohl kaum

Menschen am Gate waren, ich wollte hier raus und weg, sah aber keinen Ausweg. Ich hatte unglaubliche Angst, wusste aber gar nicht, wovor. Meine Freundin versuchte mich zu beruhigen und begleitete mich mit ihrer Stimme in den Flieger, wo ich mit vor Anspannung schmerzendem Körper und zugekniffenen Augen saß. Mein T-Shirt war nass, mein Haar klebte am Nacken, mein Kiefer pochte, als wir Schweizer Boden berührten und die Panik abgeklungen war. Die Tage in der Schweiz ließ ich irgendwie über mich ergehen, mir fiel es schwer zu sprechen, geschweige denn zu lachen. Ich versuchte bei Saras Freizeitideen mitzumachen, war aber einfach nur froh, wenn ich wieder zurück ins Bett konnte. »Wann tun diese Tabletten endlich ihren verdammten Job?«, fragte ich mich immer wieder, als ich sie täglich pünktlich auf die Minute einnahm. Gar nicht, lautete die Antwort.

Nach fast zwei Monaten, in denen ich immer wieder kurz davor war, mir etwas anzutun, furchtbar mitgenommen aussah und mich, aufgequollen wie ein Schwamm, immer weiter von allem und jedem entfernte, setzte ich die Tabletten von einem Tag auf den anderen ab. Ich hatte kurz zuvor meinen Psychiater angerufen und ihm von meinem Vorhaben erzählt. Er riet mir zu einer sukzessiven Reduzierung der Dosis, um keinen Komplettzusammenbruch zu riskieren. Doch mein Instinkt sagte mir: »Tu es jetzt! Kann es schlimmer kommen, als ständig Todessehnsucht zu haben?«

Ich warf das Antidepressivum weg und machte sofort einen Termin mit meiner Therapeutin, die mich von diesem Augenblick an intensiver begleitete und zu der ich von Sitzung zu Sitzung noch größeres Vertrauen aufbaute. Sie half mir, mich selbst und mein Verhalten etwas besser zu verstehen: den Burnout, den ich mit gerade mal 25 Jahren erlebt hatte, meine Fluchtversuche in die Selbstverletzung, ins Ausland, in die Männer, in die Oberflächlichkeit, in den Erfolg, in Herausforderungen, Höchstleistungen und Selbstsabotage – beruflich wie privat. Entscheidend war die Erkenntnis, dass all diese Fluchtversuche die fanatische Suche nach dem universellen Medikament gegen meinen seelischen Schmerz waren. Die Therapeutin half mir insoweit, dass ich mein Verhalten einordnen und mit meinem unbefriedigten Liebes- und Aufmerkeitsbedürfnis in meiner Kindheit in Verbindung bringen konnte – ganz ohne Borderline-Stigmata.

Wie ich es jedoch anders und besser machen und meine einstudierten Verhaltensmuster auf Dauer durchbrechen konnte, das lernte ich hier noch nicht. Heute weiß ich, dass der Grund dafür war, ihr nicht *alles* erzählt zu haben. Dass ich ess- und sportgestört war, erzählte ich ihr zum Beispiel nicht. Fatal war auch, dass ich ihr in zwar einige Fakten aus meinem Leben erzählte, aber nicht, wie ich wirklich darüber dachte. Nicht was ich wirklich brauchte, wonach ich mich sehnte. Nämlich nach dem lauten Applaus von allen Rängen – noch immer. Vielleicht brauchte ich sogar auch etwas von ihrem, sodass auch sie letztlich jemand blieb, der mich nicht hundertprozentig kennenlernen konnte. Weil ich das nicht zuließ.

Was sie mir mit auf den Weg geben konnte, reichte aber aus, um Fortschritte zu machen. In den kommenden Monaten ging es mir also immer besser, ganz langsam und steinig, aber insgesamt besser. Die Gespräche mit ihr brachten mehr Struktur in meinen Alltag, mehr Ruhe und den Mut, doch noch in die Tiefe zu gehen und nicht nur an der Oberfläche zu bleiben. Dadurch wurde mir erstmals eine intensive Reflexion möglich, die Auseinandersetzung mit meiner Vergangenheit und den Fehlern, die ich aus Angst, aus Unfähigkeit und aus Bequemlichkeit ignoriert und mit Lügen maskiert hatte, anstatt sie zu akzeptieren und zu lernen, mit ihnen zu leben und es beim nächsten Mal besser zu machen.

Und eines Tages verspürte ich die Bereitschaft, meine Eltern von ihrer vermeintlichen Schuld zu befreien und ihnen zu sagen, dass ich sie so liebte, wie sie waren. Dass ich wüsste, dass sie es sicherlich anders und besser gemacht hätten, wenn sie gewusst hätten wie. Dass sie mir sicherlich mehr Zeit geschenkt hätten, wenn sie gewusst hätten, dass ich so große Angst vor der Einsamkeit entwickeln würde. Sie hätten mir sicherlich auch mehr Aufmerksamkeit und Liebe gegeben, hätten sie geahnt, dass ich mein ganzes Leben damit verbringen würde, ihrer Bewunderung hinterherzujagen und es ihnen und schließlich auch allen anderen Menschen immer recht machen zu wollen. Ich sagte mir, dass es nicht Papas Absicht war, in mir eine Angst vor lauten Stimmen und vor Übergewicht zu schüren, und nicht Mamas, dass ich zu niemandem Vertrauen und echte Nähe aufbauen konnte. Dass das alles okay war, dass ich okay war. Und endlich bereit, nach vorne zu schauen.

Ich durchschnitt das Band der Klage nicht nur bei meinen Eltern, sondern bei allen, die mir bislang begegnet waren und die mir begegnen sollten. Dafür verabschiedete ich mich endgültig von Vorwürfen und Schuldzuweisungen, sagte mir, dass Vergangenes keine Rolle mehr spiele – ich müsse meine Zukunft mit meiner positiven Einstellung selbst gestalten und steuern. In dem Wissen, dass es mir auch körperlich bessergehen würde, wenn meine Gedanken rein und optimistisch wären. Auf diese Weise würde ich meine gefangene Seele befreien und die Liebe, die ich so sehr wollte, kennenlernen. In erster Linie eine Liebe zu mir, die mich dann aber zu der Liebe anderer führen würde.

Diese positiven Gedanken und konstruktiven Taten waren nur der Anfang meiner Reise zur Heilung meiner kranken Psyche, doch sie verliehen mir die entscheidende mentale und körperliche Kraft, die mir in den vergangenen Monaten bei dem Versuch, endlich aufzustehen, gefehlt hatte. Diese Kraft war gewaltig und schoss übers Ziel hinaus, sodass sie ins andere Extrem überschlug und zu einer Übermotivation führte. Denn mit dieser neuen Kraft begann ich wieder, wie gewohnt Sport zu treiben und Diät zu halten – exzessiv, um Versäumtes nachzuholen – und fleißig zu arbeiten, denn ich hatte ja lange genug geruht. Ich griff das Studium wieder auf, denn ich wollte auf keinen Fall zur Langzeitstudentin werden und ich wollte so weitermachen, bis ich sicher war, dass der »Sonnenschein« wieder zurück war – ganz offiziell.

Dann stellte mir das Leben wieder einmal ein Bein.

TEIL 3

KAPUTT

KAPITEL 21

PAPA WIRD STERBEN

Sommer 2012. Ich sitze in meiner winzigen Küche, halte das Handy an mein Ohr und starre aus dem Fenster in den Park, der mir auf einmal so hässlich erscheint. Es ist warm und die Sonne scheint, doch die Stimmung ist düster. Meine Schwester ist am anderen Ende der Leitung, stammelt irgendetwas von »besorgniserregenden Ergebnissen« und »Papa kann's dir besser erklären«. Ich stelle mir vor, wie jetzt wohl eine Protagonistin in einem Hollywood-Film reagieren würde. Würde sie erstarren? Whiskey aus der Flasche trinken, die ganze Nacht? Sich erschießen? Vögeln lassen? Kühlen Kopf bewahren und Dinge sagen wie »Gemeinsam werden wir es schaffen!«? Oder würde sie auflegen und wegrennen und am Ende der Szene würde man sie auf der Straße im Regen auf ihren Knien sehen, wie sie schreiend gen Himmel fragt: »Warum???«

Ich sage nur »Okay« und »Wir sprechen uns« und lege auf.

Während ich in den hässlichen Park schaue, überlege ich, ob ich auf Papas Anruf warten oder ob ich ihn zuerst anrufen sollte. Und schon wähle ich seine Nummer, hoffe aber gleichzeitig, dass er nicht rangeht, weil ich auf dieses Gespräch überhaupt nicht vorbereitet bin. Doch da ist sie schon, seine raue, aber warme und vertraute Stimme – und noch bevor er »Hallo Sonnenschein!« ausspricht, weine ich bitterlich wie ein kleines, hilfloses Kind.

Ich höre genau, wie er krampfhaft versucht, völlig gefasst und ruhig zu wirken. So war er schon immer: Bloß keine Angst oder Schwäche zeigen und am besten so tun, als hätte man immer alles im Griff. Doch ich höre seine Angst zwischen so verdammt abgelutschten Sätzen wie »Warten wir erst mal ab« und »Du kennst mich doch – mich kann nix umhauen« und »Ach, weißt du, die Medizin von heute …«. Diese gespielte Sicherheit macht mich wütend und ängstlich zugleich. Zwischen einem ganz kleinen Hoffnungsschimmer und positiver Kampflust ahne ich, dass es ziemlich beschissen aussieht.

Schon bald stellte sich heraus, dass es wirklich ziemlich beschissen war: Bauchspeicheldrüsenkrebs – die aggressivste aller Krebsarten. Minimale Heilungschancen, meist eine schnelle Todesfolge.

Tod – seit diesem Gespräch empfand ich ihn ganz anders als zuvor. Er wirkte bedrohlich, kam viel zu nah und wollte mir den wichtigsten Menschen nehmen. Der latente Genuss am Leid, die Sehnsucht nach der Trauer, die so schwer auf der Brust und in den Knochen lag und mich vom Aufstehen abzuhalten versuchte – all das wollte und spürte ich nicht mehr. Stattdessen fraß sich eine ehrliche Panik in meine Blutbahnen und erreichte jede Zelle meines Körpers. Bei allem, was ich von diesem Tag an tat, und das war meist Sport treiben und arbeiten, schien mich der Krebs zu begleiten. Er saß penetrant in meinem Kopf, als wollte er mein Gehirn zerfressen, schnürte mir die Kehle zu, als wollte er mir die Lust am Atmen nehmen, klebte mir am Bein, als wollte er mich am Weiterkommen hindern. Als wollte er mir immer wieder sagen: Ich mache euch alle platt, nicht nur deinen Vater! Genauso fühlte es sich auch an: als wären wir alle krank. So, als wäre Krebs nicht schon für eine Person scheiße genug. Die Menschen haben recht, wenn sie sagen: »An Krebs leidet nicht nur der Erkrankte, sondern auch seine gesamte Familie.«

Zwei Wochen nach der Diagnose konnte Papa nicht mehr so tun, als habe er alles im Griff. Wir alle sahen es ihm an: meine kleine Schwester, die mittlerweile Mutter eines kleinen Sohnes und in dieser Rolle plötzlich ganz groß und gar nicht mehr so zerbrechlich war, meine Mutter, die nun in Warschau lebte und extra aus Polen angereist war und meine Stiefmama Anna, die sich ihre Ängste jedoch kaum anmerken ließ. Auch meine beiden kleinen Halbbrüder bemerkten die ernste Lage, weil ihr Papa jetzt nicht mehr mit ihnen toben, ihnen keine Affen, keine Esel, keine Wildkatzen zeigen konnte.

Es war ein Sommertag im Duisburger Zoo. Papa hatte sich diesen Familientag gewünscht, und ich glaube, wir alle haben ihn uns anders vorgestellt. Irgendwie fröhlich, ausgelassen, ein wenig magisch. Doch Papa schleppte sich nur von Bank zu Bank, weil er vom Laufen schnell müde war, zu müde zum Sprechen. Selbst sein Gesicht war ganz müde, sein sonst so zauberhaftes Lächeln, für das er bekannt war, war eingeschlafen. Trotzdem blieb der Tag für uns alle unvergesslich. Es war der letzte, an dem wir alle zusammen waren. An dem die Sonne lachte und hin und wieder auch wir.

Einen Monat später wurde er operiert. Als er in den Operationssaal gefahren wurde und ich bis zur Schleuse seine Hand hielt, sagte er, durch sein mittlerweile ikonisches müdes Lächeln: »Heute ist mein zweiter Geburtstag.« Ich lächelte mit Tränen auf meiner bebenden Lippe und sagte, ich würde ihm später gratulieren, wenn er wieder wach sei.

Da es sich um eine komplizierte und langwierige Operation handelte, bei der neben der Bauchspeicheldrüse mehrere Organe teilweise oder ganz entfernt werden sollten, kehrte ich in das Haus meines Vaters zurück. Dort war ich vor dem Eingriff eingezogen, in Papas kleines, chaotisches Home-Office mit meinem alten Jugendbett, um Zeit mit meiner Familie verbringen und helfen zu können.

Ich hatte keine Zeit, mich auf meine neue Rolle vorzubereiten. Die der zurückkehrenden Tochter, deren Aufgabe nun darin bestand, sich um ihren sterbenskranken Vater, ihre zwei kleinen Halbbrüder, die unter Schock stehende Anna und ihre unter einer zermürbenden Beziehung leidenden Schwester zu kümmern. Ich war einfach da. Niemand hatte mich darum gebeten zu kommen, Aufträge abzulehnen oder auf Eis zu legen, um mich der Familie zu widmen. Ich wollte es selbst so und konnte mir nicht vorstellen, woanders zu sein. Schließlich hatte ich meinen Eltern doch gerade erst verziehen, was das familiäre Band zwischen uns nach so vielen Jahren endlich wieder gefestigt hatte. Doch mit der neu gewonnenen Liebe kam auch die furchtbare Verlustangst zurück, und der Gedanke, meinen Vater an diesem Punkt in meinem Leben zu verlieren, wirkte paralysierend und aufrüttelnd zugleich. Ich nahm mir vor, mit ihm und der gesamten Familie zu kämpfen, sodass er vielleicht doch noch bei uns bliebe und wir das Verlorene nachholen konnten.

Ich fühlte mich stark und gebraucht, existent und unverfälscht, wenn ich mit meiner Familie zusammen war. Wenn ich jetzt an Papas Krankenbett saß statt er an meinem. Wenn Anna und ich uns an den Händen hielten, während wir auf erlösende Nachrichten aus dem Krankenhaus warteten. Wenn Lilia und ich Erinnerung an unsere Kindheit mit Papa teilten und erstmals darüber lachen konnten. Wenn ich meinen kleinen Brüdern Butterbrote schmierte, mich zu ihnen auf Papas Ledersofa setzte und mit ihnen Kinderfilme schaute und wir alle kurz vergessen konnten, in welchem Horrorszenario wir uns eigentlich befanden. Selbst Mama war hundertprozentig für uns da, erkundigte sich täglich nach Papas und unserem Wohlergehen, schickte Päckchen mit Musik und Glücksbringern oder SMS mit Küsschen.

Es begann eine Zeit, in der jeder litt, doch niemand stritt.

KAPITEL 22

MEIN WETTLAUF GEGEN DAS LEID

Es soll ein warmer Augusttag werden, doch als ich um kurz vor acht den Laufschuh vor die Tür setze, ist es kalt und ich ziehe den Reißverschluss meiner Laufjacke bis kurz unters Kinn zu. Tau liegt auf der grünen Wiese in Papas Garten. Der Rasen ist viel zu hoch, niemand hat das Gras gemäht in den letzten Wochen. Ich laufe los, wie jeden Morgen seit einigen Tagen. Wie jeden Morgen habe ich noch nichts gegessen; ich frühstücke erst, wenn ich um die Regattabahn gerannt bin. Zunächst war es nur eine Runde, nach einigen Tagen schon zwei, sodass ich jetzt ungefähr zehn Kilometer absolviere.

Diese Runden gehören nur mir, es ist die Zeit, in der ich für niemand anderen stark sein muss, in der ich unbeobachtet weinen kann, ohne zu wissen, was mir am meisten wehtut. Der innere Schmerz – die höllisch brennende Angst um meinen Vater –, und der körperliche Schmerz in den Knochen, den Gelenken, in den Muskeln, in den Schienbeinen, im Kopf verschmelzen, und wenn ich laufe, laufen auch die Tränen, meist sogar noch eine Stunde später parallel zum Wasser aus dem Duschkopf.

Bevor ich mir die Dusche gönne, gibt es aber noch ein kurzes Workout und ein Stretching im Garten – erst dann spüre ich die

volle Wirkung der Endorphine. Ich schwitze, zittere, bin zufrieden,
bereit für den Tag. Und ich freue mich aufs Essen. Eine große Por-
tion Haferflocken mit Quark, Apfelstücken und einer guten Hand-
voll Nüssen. Dazu Kaffee mit einem Schuss Milch und Stevia. Einen
Tick zu süß. Bitter ist nur das Gefühl, nicht zu wissen, ob Papa auch
diesen Tag überleben wird.

Es war ein schmerzlich-schönes Morgenritual. Körperlich tat es
weh, meinem Geist gab es aber Glück und Kraft. Auf diese Weise
erholte sich mein müder Körper immer wieder durch die mentale
Power, die ich jeden Morgen bei meinen Laufrunden tankte. Ich
behielt es länger bei, als mir lieb war, denn jeder einzelne Lauf um
die Regattabahn bedeutete einen weiteren Tag mit dem Scheiß-
krebs. Vom Tag der Operation an – und seither waren bereits viele
Wochen vergangen, es wurde Herbst, es wurde Winter, schließlich
Frühling – lief und litt ich. Irgendwann weitete ich mein Laufpen-
sum aus, ich lief nicht mehr nur morgens, um Kraft und positive
Gedanken zu schöpfen, sondern auch am Abend, um das Tages-
geschehen zu verarbeiten, meinen Körper und Geist zu entladen.
Traurig zu sein, nur für mich. Erstmals nicht wegen mir, sondern
wegen meines Vaters. Während ich mich mein Leben lang selbst
betrauert hatte, selbst als andere gestorben waren, hatte die Trauer
um meinen Vater keine heuchlerische Doppelfunktion mehr. Sie
war so erschreckend echt. So echt wie die Angst vor Papas Tod,
und ich wollte sie nicht.
    Dieses Ritual wurde mir mit jedem Tag, den ich nicht mehr in
Düsseldorf verbrachte, wichtiger als meine Therapeutin, die vor einigen Wochen deutliche Fortschritte gesehen hatte und nun zuse-
hen musste, wie die Fortschritte gefährdet wurden. Wie die finstere
Melancholie zurückkehrte und mit ihr noch mehr Angst und Unsicherheit. Papa war nun das Hauptthema unserer wöchentlichen
Gespräche, nachdem es vorher meist meine Mutter gewesen war

und das, was mir mit ihr und ihretwegen widerfahren war, und auch Dinge, die eigentlich nichts mit der Familie zu tun hatten. Jetzt erzählte ich ihr jedoch ständig von Papa, wie ambitioniert und zielstrebig und streng er in meiner Kindheit und Jugend gewesen war, wie wir uns deshalb gestritten hatten, wie ich mit 15 Jahren ausgezogen war, wie er daraufhin den Kontakt zu mir abgebrochen hatte, wie ich ihn wieder gesucht hatte, als sein erster Sohn – mein Halbbruder – geboren wurde, später dann der zweite, und von Papas Brief, der wie eine erleuchtende Diagnose und gleichzeitig wie ein Breitbandantibiotikum gewirkt hatte, wie distanziert wir viele Jahre waren, wie ich ihn fürchtete, wie ich ihn verehrte, wie ich ihn verachtete, wie ich ihn bewunderte, wie ich ihn brauchte – als mein Pendant, weil ich mich in ihm widerspiegelte.

»Weißt du, alles, was ich im Leben erreicht und gekauft habe – Häuser, Autos, Urlaube, Karriere –, all das spielt keine Rolle mehr, wenn man im Sterben liegt«, sagte Papa zu mir, als ich drei Wochen nach der Diagnose mit ihm auf seinem Ledersofa lag und wir mal wieder über das Leben sprachen. »Denn nichts davon steht an deiner Seite, hält deine Hand und macht dir Mut, wenn du ihn schon selbst verloren hast. Das können nur Menschen, die dich von Herzen lieben. Vergiss also nicht, Menschen in dein Herz zu lassen und sie zu behalten, denn erfüllte Liebe ist der größte Erfolg deines Lebens und der Einzige, der am Ende zählt.«

Dieses Gespräch schlug ein wie eine Bombe, schockierend und gleichzeitig belebend. Ich dachte an ein neues Leben, mein Papa an den Tod. Und ich fing langsam an, die Trümmer aufzuräumen und eine neue Logik ans Licht zu bringen. Aus einer ganz neuen Perspektive. Ich dachte nun an einen Neuanfang ohne Alkohol, Flucht oder Selbstmordgedanken und Diätwahn. Stattdessen wünschte ich mir von Herzen eine Familie, ein Zuhause, Wärme, Echtheit und Wahrheit. Wünsche, die ich selbst während der Therapiesitzungen weder ausgesprochen noch wirklich empfunden hatte. Die Therapie

hatte mich vieles über mich und meine Fehler und meine zerstörerischen Denk- und Lebensweisen erkennen lassen, doch nicht, dass
ich noch immer versuchte, meine Familie und andere Menschen auf
Abstand zu halten. Das hatte erst Papa geschafft mit seinen Worten,
die mich sehr ergriffen und zum Nachdenken brachten.

In diesem Jahr passierte (auch in mir) so viel, das alles veränderte, doch so vieles blieb gleich: mein Laufritual, die vielen Tränen,
die permanente Angst vor Verlusten. Und plötzlich war da auch
eine Abneigung gegen Geburtstage. Sie machten keinen Spaß mehr
seit dem Tag von Papas Operation, der sein zweiter Geburtstag
werden sollte. Denn er fand nicht statt, weil Papa an dem Tag nicht
wach wurde und ich keine Gelegenheit bekam, ihm zu gratulieren
und mein Versprechen einzuhalten.

Er überlebte die OP zwar, doch irgendetwas war schiefgelaufen.
Die Ärzte sprachen später von einem Fehler bei der Verschließung
des Darms, der zu lang zu schlecht durchblutet worden war und
nicht mehr zusammenwuchs. Papa bekam eine Sepsis, wurde ins
künstliche Koma versetzt und auf die Intensivstation gelegt. Für
einige Tage nur, hofften wir, doch schließlich für viele Wochen und
für viele, viele weitere komplizierte Operationen.

Wochen, in denen wir vor den grauen Flügeltüren der Intensivstation standen, klingelten, warteten, bis wir maximal zu zweit
hineindurften, und nie wussten, ob er überhaupt noch lebte oder
man uns sagen würde, dass er bereits tot war. Wochen, in denen
wir nur in komplett verschlossenen Anzügen vermummt zu ihm
hineindurften, weil ihn jeder Keim hätte töten können. Wochen,
in denen wir ihn unter all den Schläuchen und der aufgequollenen
Haut kaum erkannten. Das Piepsen der Geräte war meist das einzige Geräusch in dem grau-blassen, unangenehm riechenden Raum.
Eine monotone Komposition, die das Leben des Kranken auf eine
penetrante Rhythmik runterbricht. Mehrfach wurden wir mitten
in der Nacht angerufen und ins Krankenhaus gebeten, um uns zu

verabschieden. Doch Papa sprang dem Tod immer wieder gerade noch von der Schippe.

Nahezu zwei Monate lang standen wir zweimal täglich zu den Besuchszeiten über seinem bewegungslosen, mit Kabeln und Schläuchen übersäten Körper, sprachen mit ihm, spielten ihm seine Lieblingsmusik vor, streichelten seinen Kopf und seine Arme, damit er unsere Nähe spürte. Dann wurde Papa aus dem Koma geholt. Es war entsetzlich. Er schien uns erst nicht zu erkennen, dann nicht zu ertragen. Er beschimpfte jeden, der den Raum betrat, beschuldigte ihn des versuchten Mordes oder des Betrugs, wehrte sich gegen Nähe, gegen Trost und gegen alle, auch gegen sich selbst. Sein altes Ich war irgendwo unter all den Medikamenten begraben.

Papa konnte weder bestrahlt werden noch eine Chemotherapie beginnen, dazu war er zu geschwächt. Es war ein täglicher Kampf ums Überleben und ein quälendes Warten für alle Beteiligten. Die Tage zogen sich wie Kaugummi, der langsam zäh wird und schnell nach nichts mehr schmeckt.

Ich arbeitete in der Zeit weniger, studierte gar nicht mehr, fuhr nur noch selten nach Hause nach Düsseldorf, absolvierte mein Laufritual und ging oft ins Fitnessstudio, um mich auszupowern und meinen inneren Schmerz im körperlichen Ausnahmezustand zu kanalisieren. Ich war so verdammt müde, dass mich nichts mehr erschüttern konnte. So sehr, dass ich noch nicht einmal wahrnahm, dass mich tatsächlich etwas hätte erschüttern können. Zum Beispiel, dass sich in dieser Zeit viele vermeintliche Freunde von mir abwandten. Eines Tages stellte ich nüchtern fest, dass ich schon lange nicht mehr angerufen worden war, dass sich kaum jemand erkundigt hatte, wie es mir ginge oder ob ich etwas bräuchte. Diese wenigen Menschen, die sich noch bei mir meldeten, ließen sich an einer Hand abzählen. Maria war noch da. Stefan, mein treuer Freund aus Mülheimer Zeiten, den ich so lange kannte und doch so selten sah. Ab und zu erkundigten sich auch zwei oder drei andere Freunde, die ich ebenfalls zu meinen engsten zählte. Lea aus China oder Sara aus der Schweiz zum Beispiel. Doch ich traf meine Freunde nur selten.

Ich stürzte mich hingegen wieder mehr in oberflächliche Beziehungen, holte mir darüber die Aufmerksamkeit, die Bestätigung und auch den Trost, den ich brauchte. Ich mied auf diese Weise tiefgründige Gespräche, die mich noch müder gemacht hätten. Oberflächliche Beziehungen bedeuten, dass man sein Gegenüber anlachen und innerlich trotzdem weinen kann, ohne das Gefühl, einem guten Freund etwas vorzumachen. Keine Versprechen, keine Bindung. So traf ich mich ab und zu mit Moritz, einem netten, aufmerksamen, fürsorglichen Typen. Wir machten zusammen Sport, manchmal auch rum. Dann gab es noch Erik, einen leicht depressiven und verschuldeten, aber nach außen hin immer fröhlichen Mann im Boyband-Look, mit dem ich Filme schaute oder asiatische Pfannengerichte kochte. Nur alle paar Wochen. Hannes trug mir seine selbst geschriebenen Rap-Songs vor, am liebsten nackt. Und mit Lars hing ich in seiner WG ab und trank Bier.

Ich brauchte und liebte meine Familie in dieser schweren Zeit mehr denn je, aber ich brauchte gleichzeitig auch diese Dates, die mich aus der monotonen Tristesse und dem elenden Szenario herausholten, wenn auch nur kurz. Denn ich blieb bei ihnen nie über Nacht, obwohl ich mir oft wünschte, an einem Ort bleiben zu können, der von Schmerzen und Krankheiten ganz befreit war, an dem ich ganz normal sein konnte. Heil und gesund, nicht die geisteskranke Tochter eines körperlich kranken Vaters. Doch ich fuhr immer zurück in Papas Haus, in das kleine, heimische Büro, in dem ich mich nach meiner Gebärmutterhalsoperation erholt hatte, in dem Papa schon seit Monaten nicht mehr war, in dem sich Papierberge häuften und wo noch immer eine Collage aus Fotos und Zeitungsschnipseln hing, die ich ihm mit elf Jahren zum vierzigsten Geburtstag geschenkt hatte. Vielleicht fuhr ich eigentlich vielmehr zurück zu meinem Laufritual, welches längst zu einer neuen Therapie mit medikamentenähnlicher Betäubungsfunktion geworden war.

Papas Krankheit und wie sie uns alle ansteckte wäre ein Grund gewesen, auch den Psychiater noch einmal anzurufen. Zu fragen, wie ich mit der akuten und panischen Angst vor dem Verlust umgehen könnte. Doch ich tat es nicht, denn ich redete mir ein, stark zu sein. Und klar im Kopf. Klar war für mich, irrtümlicherweise: Ich war endlich gesund, nachdem ich so viele Jahre so krank gewesen war. Jetzt konnte ich endlich die Nähe und Liebe (zu) meiner Familie spüren, die mir bislang so fern gewesen und mit Papas Krankheit so wichtig wie nie geworden war. Mir war tatsächlich bewusst geworden, wie sehr ich eine Familie wollte. Jemanden, der an meinem Bett stehen würde, sollte ich mal krank sein. Jemanden, der nicht von meiner Seite weicht, mich hochzieht, wenn ich zu schwach bin, mich abbremst, wenn ich zu schnell werde, und das jeden Tag, ohne Ausnahme, bis zum Schluss. Doch die Wahrheit ist: Von Gesundheit war ich zu dem Zeitpunkt noch weit entfernt, obwohl ich jede Menge Sport trieb.

Während es mit Papa gesundheitlich weiter bergab ging, wurden meine rituellen Läufe immer länger, meine Workouts immer härter und mein Körper immer muskulöser. Mir war zu dem Zeitpunkt aber gar nicht bewusst, dass ich die Intensität des Trainings mit der steigenden Angst um meinen Vater sukzessiv erhöht hatte. Dass der Sport mittlerweile eine psychologische Funktion eingenommen hatte und von einer Notwendigkeit zu einem geistigen Genuss geworden war. Der Sport betäubte und motorisierte mich, und obwohl ich glaubte, ich sei innen und außen stark und so unkaputtbar wie nie zuvor, war ich in Wirklichkeit nur ein labiler Druggie, der sich ohne seine Droge im Labyrinth der vielen wirren Gefühle verlaufen hätte. Ich fühlte mich nutzlos, dick, schwach und gescheitert, wenn ich es an einem Tag mal nicht schaffte, zum Training zu gehen.

Wenn ich aber beim Training war, machte es mich glücklich, dass ich funktionierte, dass mein Plan aufging, dass ich diesen Punkt auf meiner To-do-Liste für den Tag abhaken konnte. Ich konnte viel klarer und positiver denken. Mich schön und schlank fühlen. Um klarzukommen, schmiss ich also die täglichen Pseudopillen ein: den Schweiß, den ich literweise vergoss, die Schmerzen in den Gelenken, das Brennen in den Muskeln, den Kopfschmerz, die verbrannten Kalorien, die definierte Körpersilhouette. Ein Trip, der mir Lebendigkeit verlieh.

Mir gefiel, wie ich mich trotz Müdigkeit aufraffen, pushen und schließlich konditionell und körperlich verändern konnte – wie stark und ausdauernd ich wurde, wie athletisch und definiert, wie erfahren und präzise, in jeder einzelnen Bewegung. Eine gute Sportlerin. Ich empfand eine gewisse Befriedigung, die ich jedoch weitgehend zu unterdrücken versuchte, da ich mich wegen der Krebserkrankung meines Vaters für gute Gefühle schämte. Dennoch konnte ich es nicht verhindern, mich zufrieden im Spiegel zu betrachten und meinen Körper zu mögen, ihn zu fotografieren und das eine oder andere Foto einer meiner Männerbekanntschaften zu schicken. Wenn sie mir dann sagten, ich sei »heiß«, ging es mir gut und ich bemerkte, wie mir die Bestätigung genug Antrieb gab, um die antriebslosen Tage zu überstehen und in ihnen einen Sinn zu sehen. Und um noch mehr zu laufen, noch mehr zu trainieren.

Während sich mein Sportkonsum zu dem Zeitpunkt auf dem bislang höchsten und intensivsten Level bewegte, sank meine Ernährung auf den tiefsten Punkt seit Jahren – was ironischerweise bedeutete, dass sie ausgewogener und besser war denn je. Ich aß genug, bunt, vielfältig, vollwertig, zählte keine Kalorien, genoss selbst Mahlzeiten, die lange Zeit als verboten galten, wie etwa Burger mit Pommes, Eis oder Pizza. Davon manchmal viel zu viel. Doch nicht weil ich endlich so stark oder gar genesen war, um meine gestörten Essgewohnheiten endlich in Angriff zu nehmen, sondern weil ich eigentlich zu schwach war, um meinen emotionalen Schmerz auf andere Weise zu therapieren. Mit dem Alleinsein kam ich noch immer nicht zurecht. Was ich also gegen die Einsamkeit und den Schmerz, der große Löcher in meine Seele gefressen hatte, tat, war: Ich betäubte die schmerzende Leere mit Essen. Mit möglichst süßem, möglichst kalorienreichem. Etwas, das schmeckte und mir sagte: »Gönn es dir, du hast es verdient. Du hattest einen harten Tag, hast so viel gegeben und bist trotzdem allein. Also iss mich! Ich sorge dafür, dass du dich besser fühlst!« Oft aß ich nachts, wenn alle anderen im Haus schliefen und ich mal wieder nicht. Dann nahm ich Eiscreme aus dem Gefrierfach und löffelte sie im Dunkeln in mich hinein. Auf dem Nachhauseweg von einem Mann hielt ich meist an einer Tankstelle, um mir einen Schokoriegel zu kaufen, oder auch zwei, die ich noch im Auto verschlang. Völlig genussfrei. Essen war wie eine Spritze – nicht schön, aber wirksam.

Das emotionale Essen und das Binge Eating – meine dunklen Begleiter seit vielen Jahren. Ein heimliches Laster, das bei Stress, Druck, Sorgen und Schmerzen ausbrach, um sich im nächsten Augenblick zurückzuziehen, wenn es ruhig wurde und es mir gut ging. Welches mich immer wieder zum Kühlschrank gehen ließ, wenn ich nach Hause kam und niemand da war und ich nicht wusste, was ich tun sollte, wenn ich mich abends einsam fühlte. Das ist ein Problem, gegen das ich bis heute ankämpfe, mal mehr, mal weniger – je nach psychischer Verfassung.

Durch dieses unkontrollierte, ambivalente Essverhalten während der Krankheit meines Vaters nahm ich trotz des vielen Sports zu, vielleicht drei oder vier Kilo, doch das störte mich zunächst nicht. Ich mochte meinen Körper irgendwie, und auch die Männer schienen ihn zu mögen, was mein Selbstbewusstsein zusätzlich stärkte. Oder umgekehrt: Vielleicht wuchsen mein Selbstbewusstsein und meine Zufriedenheit gerade *weil* ich so viel Bestätigung von außen bekam. Weil ich sie täglich konsumierte wie andere ihren Kaffee. Vielleicht mochte ich ihn aber auch, weil mein Körper gesund war – zumindest im Vergleich zu dem meines Vaters.

KAPITEL 23

PAUL

Ich fahre ins Fitnessstudio, um zu trainieren und um ein bisschen unter Leute zu kommen. Maria wartet schon – ihre Anwesenheit tut gut, gibt mir Sicherheit. Wir lachen viel, fast immer. Auch an diesem Tag Anfang November.

»Ach, guck mal, Partnerlook oder was?«, sagt Maria vergnügt zu mir, während sie ihre langen, dünnen Beine gegen die Beinpresse drückt. Ich schaue in die Richtung, in die sie ihr spitzes Kinn bewegt, und sehe einen großen, durchtrainierten Mann. Er trägt ein Tanktop in Knallorange – so wie ich. »Dieser Nachmacher!«, sage ich lachend zu ihr, lasse ihn aber nicht mehr aus den Augen.

Irgendetwas zieht mich von der ersten Sekunde zu diesem Typen hin, aber es ist nicht unbedingt sein Aussehen – das passt nämlich eigentlich ganz und gar nicht in mein bisheriges Beuteschema. Ja, er ist extrem attraktiv, aber nicht klassisch oder außergewöhnlich schön. Seine Beine sind etwas zu dünn für den breiten Oberkörper mit der besonders ausgeprägten Brustmuskulatur, etwas zu dünn auch sein Haar. Wenn er lacht, kann man nicht anders, als auf die Zahnlücke zwischen seinen Schneidezähnen zu schauen. Seine Augen können davon nicht ablenken, dafür sind sie nicht groß genug.

Nichtsdestotrotz hat er eine immens fesselnde Wirkung auf mich und ich finde ihn wunderschön. Er fasziniert mich. Wie er sich bewegt, wenn er trainiert, wie er schaut, wenn er pausiert. Noch

viel mehr nach den ersten Worten, die wir an diesem Tag schließ-
lich wechseln – ein Gespräch, das sich einfach so aus dem Nichts
ergibt. Er bei Pull-ups, ich bei Push-ups. Zwischen uns vielleicht
zwei Meter Abstand. Wir scheinen uns nicht viel Aufmerksamkeit
zu schenken, trainieren weiter, und doch sprechen wir mindestens
eine halbe Stunde über Thailand, San Diego, BWL und über mei-
nen Auffahrunfall vor zwei Tagen. Erst als ich mich verabschiede,
fragt er nach meinem Namen und ich daraufhin nach seinem. Er
heißt Paul.

Was Lebendigkeit tatsächlich bedeutete, lernte ich nicht durch den
Sport, sondern durch diese einzigartige, einmalige, alles verändern-
de Begegnung an diesem Novembertag kennen – ungefähr zwei-
einhalb Monate nach Papas erster Operation. Der faszinierende
Paul schickte mir noch am Tag unseres Kennenlernens eine Freund-
schaftsanfrage mitsamt einer ersten Nachricht bei Facebook, wo
er mich dank meines ungewöhnlichen Namens schnell gefunden
hatte. Einen Tag später erhielt ich zwei weitere, es folgten unendlich viele in den drei folgenden Tagen und nach einer Woche schrieb
er mir, dass er lieber bei mir wäre, als dort, wo er gerade sei: beim
Karneval mit seinen Kumpels.

Ich wäre auch gern bei ihm gewesen, behielt es aber für mich.
Ich blieb an der Seite meines sterbenskranken Vaters, dem ich mehr
schuldete als diesem fremden neuen Mann in meinem Leben. Doch
wir verabredeten uns für einen anderen Tag, tranken einen Pro-
teinshake an der Fitnessstudio-Bar und gingen beim nächsten Mal
gemeinsam zum Thai. Nach unserem dritten Date in meinem Lieb-
lingsbistro brachte mich Paul zu meinem alten Corsa. Doch heute sprang die alte Karre, auf die bislang immer Verlass war, nicht
mehr an. Zugegeben, wir hatten uns über eine Stunde im Auto ver-
quatscht und dabei Musik laufen lassen. Das Resultat: Batterie leer.
Also warteten wir gemeinsam auf den ADAC.

Stundenlang saßen wir in meinem Auto, ich redete und er hörte geduldig zu, selbst als ich ihm von meinen Depressionen und Therapien und meinen aktuellen Gedanken erzählte. Er war einer der wenigen Menschen, die nun vom Geheimnis meiner psychischen Leiden wussten – und dabei kannte ich den Mann doch kaum! Doch in diesem Moment fühlte es sich intuitiv richtig an, mich ihm zu öffnen, und ich dachte keine Sekunde lang darüber nach, wie ich auf ihn wirken und ob ich ihn mit der Wahrheit abschrecken könnte. Er reagierte mit Mitgefühl, aber nicht mit Mitleid, und er fand die richtigen Worte, auch wenn es nur wenige waren. Ich fühlte mich so unfassbar wohl und akzeptiert und wahrgenommen und dadurch noch stärker zu ihm hingezogen. Ich hoffte, der ADAC würde sich noch etwas Zeit lassen und Paul würde mich küssen.

Das passierte aber erst eine Woche später, auf meiner Couch, nachdem ich ihn erstmals in meine kleine Dachgeschosswohnung eingeladen hatte. Die Wohnung, in der ich in den letzten Monaten kaum gewesen war. Doch jetzt wollte ich hier sein, wenn auch nicht allein. Aber ich hatte ja einen neuen Vertrauten. Seitdem jeden Tag. Ich verbrachte die Tage bei meinem Vater und die Abende und Nächte mit Paul.

Paul sprach von der »großen Liebe« und wir nannten es »Beziehung«, was mich nach drei Jahren Singledasein und einem Haufen Affären ziemlich einschüchterte. Gleichzeitig kam mir dieser Begriff fast zu gewöhnlich vor für das, was wir hatten. Ich hätte gerne einen neuen Begriff erfunden für dieses Besondere, das so viel besser war als alles, was ich jemals zuvor mit einem Mann erlebt und gefühlt hatte. Dennoch traute ich mich zu dem Zeitpunkt noch nicht, meine Maske gänzlich abzulegen. Paul wusste zwar nun von meinen psychischen Problemen und meinen Sorgen um meinen Vater, doch lange Zeit nicht, was ich tatsächlich alles in meiner Vergangenheit getan hatte. Was mich verunsicherte, wonach ich noch immer trachtete, wofür ich mich schämte – all meine Fehler, auch die kleinen oberflächlichen. Pickel zum Beispiel. Deshalb sah mich Paul zu diesem Zeitpunkt nie gänzlich ungeschminkt. Ich entfernte zwar mein Make-up jeden Abend, trug aber anschließend wieder Abdeckstift auf jede einzelne Rötung auf. Morgens stellte ich mir extra früh den Wecker, um mich zu schminken, sodass er mich nicht mit all den Makeln auf meiner Gesichtshaut sah. Ich konzipierte außerdem abends im Bett meine Outfits für den nächsten Tag, um Paul stets mit einem besonders attraktiven Erscheinungsbild zu begeistern, und wenn ich abends ins Bett ging, dann nur in heißen Fummeln. Ich wollte nicht riskieren, dass er mich nicht mehr hübsch fand und dann doch kritisierte, ablehnte, verließ. Ich war mit Paul so weit gekommen, hatte gelernt, mich nicht mehr nur einem Therapeuten zu öffnen und Probleme zu benennen – und doch steckte ich noch tief in den alten Verhaltensmustern, die ich nicht abzulegen wusste.

Papa hatte Paul bis dahin noch nicht kennengelernt, und es sollte auch noch eine Weile dauern. Weihnachten 2012 war gerade erst vergangen und damit auch Papas erste Heimkehr nach vier Monaten auf der Intensivstation. Die Weihnachtstage zu Hause zu verbringen war sein größter Wunsch, also ließ er sich entgegen der Meinung seiner Ärzte entlassen. Mit all den Kabeln, Medikamenten und einer freundlichen Pflegehilfe. Er war zu schwach zum Gehen und sein dünner Körper mit der hängenden, trockenen, faltigen Haut lag hauptsächlich auf dem Ledersofa und wir saßen alle drumherum wie Rudeltiere, die ihren Anführer schützen und wärmen wollen. Es war das traurigste und zugleich schönste Weihnachten meines Lebens. Oft wusste ich gar nicht, ob ich aus Freude und Dankbarkeit weinte oder weil der Anblick meines Vaters so niederschmetternd war und ich ahnte, dass es unser letztes Weihnachtsfest mit ihm sein würde.

Die ernüchternde Ohrfeige kam schneller als gedacht. Am ersten Weihnachtstag, kurz nach dem Abendessen, reagierte Papa nicht mehr. Nicht auf unsere Stimmen, die immer lauter wurden, nicht auf Berührungen, die immer fester wurden. Seine Augen waren offen, doch er nahm uns nicht wahr. Seine Temperatur stieg bedenklich und als endlich der Notarzt eintraf, hatte er schon lebensbedrohlich hohes Fieber. Ich fuhr im Krankenwagen mit und lächelte ihn gestellt an, während ich seine dürre Hand streichelte. Er war mittlerweile wieder bei Bewusstsein, lächelte zurück und sagte: »Du weißt doch, mit mir wird's nie langweilig!« Wir verbrachten Stunden in der Notaufnahme, in die dann auch Anna kam. Wir hatten irritierenderweise wirklich viel Spaß – die Medikamente wirkten schnell –, doch die Komik war tragisch und immer wieder musste ich mich sammeln, um nicht in Tränen auszubrechen.

Die Diagnose: Es war mal wieder zu einer Infektion in seinem geschwächten Körper gekommen. Papas Blutwerte waren lebensgefährlich schlecht und er durfte nicht mehr mit uns nach Hause fahren, wo der besonders schöne Weihnachtsbaum für ihn leuchtete. Stattdessen kam er wieder in Quarantäne.

KAPITEL 24

TURBULENTE ZEITEN

Papa ist seit einigen Tagen wieder zu Hause und meint, er fühle sich nun fit genug, um meinen neuen Freund kennenzulernen. Ich bin furchtbar aufgeregt. Ich wünsche mir nichts sehnlicher, als dass er meinen neuen Freund mag und mich ausnahmsweise für meine Männerwahl lobt.

Papa liegt auf der Couch, als wir hereinkommen. »Das ist Paul«, sage ich einfallslos und bemühe mich, möglichst gechillt zu wirken. »Na, der ist doch gar nicht so hässlich!«, ruft Papa und wir brechen alle in schallendes Gelächter aus. Auch Paul, der dabei leicht rot anläuft.

Ich bin total erleichtert. Denn Papa applaudiert tatsächlich – auf seine Art und Weise. Eine, die ich zu gut kenne. Ein neugieriger, eindringlicher Blick, ein paar interessierte Fragen, lockere, witzige Sprüche, ein breites, schelmisches Lächeln. Ja, Papa hat sofort für Paul geklatscht, doch vielmehr ist diese Anerkennung meine eigene Trophäe, die ich mir nun immer in Sichtweite stelle. Denn für mich heißt das: Wenn Papa Paul mag, dann ist Paul wirklich ein toller Kerl.

»Verbock es nicht, Yavi!«, flüstert Papa warnend in mein Ohr, nachdem wir uns nach einem wunderschönen Nachmittag auf seiner Couch von ihm verabschieden.

Paul verstand es gekonnt, mein vernarbtes Herz und auch die Herzen meiner Familienmitglieder zu erobern. Er half Anna im Haus und mit den Kindern, unterstützte Papa bei organisatorischen und finanziellen Fragen, baute schnell ein freundschaftliches Verhältnis zu meiner Schwester auf und kuschelte und spielte mit ihrem kleinen Sohn, als wäre es sein eigener. Mir imponierte seine Art, ihm wichtige Menschen an die erste Stelle zu stellen und sich selbstlos um ihr Wohl zu kümmern.

Was mir fast noch ein bisschen mehr imponierte, war seine Familie, die neben ihm nur noch aus Vater und Mutter besteht – den zwei gütigsten Menschen, die ich je kennenlernen durfte. Sie haben mich sofort herzlichst in ihrem intimen Kreis aufgenommen, mich voller Hingabe und Liebe wie ein viertes Familienmitglied behandelt und geholfen, wo sie konnten, ungefragt und selbstlos. Ich habe mich in meiner eigenen Familie nie so akzeptiert und unterstützt gefühlt wie in seiner und ich habe noch nie erlebt, dass ein Sohn respektvoller und dankbarer mit seinen Eltern umgegangen wäre als Paul. Es begeisterte und mobilisierte mich und ich wollte so vorbildlich und herzensgut sein wie er. Mit ihm zusammen. Möglichst lange, am besten für immer. Immer wieder dachte ich: »Der ist es!«

Dass er der Mann meines Lebens werden würde, ahnte ich bereits, als er mir ein großzügiges Angebot machte: Ich solle meine Wohnung aufgeben und bei ihm einziehen, damit er mir bei einem Herzensprojekt helfen konnte: meiner Masterarbeit in Germanistik. Ich hatte sie wegen des China-Aufenthalts, der psychischen Zusammenbrüche, der Therapien, der Arbeit und schließlich Papas Krankheit immer weiter vor mir hergeschoben, und ich hätte den Masterabschluss vielleicht gar nicht mehr gemacht. Doch Papa sagte an Weihnachten zu mir: »Ich wünsche mir, dass du deine Masterarbeit schreibst und dass ich es noch erleben darf.« Erst war ich sauer. Wie stellte er sich das vor? Ich musste arbeiten, um meinen Lebensunterhalt zu bestreiten. Und wenn ich nicht arbeitete, war ich für ihn und die Familie da. Wann sollte ich denn noch schreiben?

Ich war auch nach Pauls Vorschlag skeptisch, zudem wollte ich keine Hilfe annehmen, doch Paul blieb stur und überzeugend, und nahm mich bei sich auf. Ich gab meine Wohnung auf, hörte auf zu arbeiten und ließ mir erstmals in meinem Leben finanziell helfen, um Papas Wunsch wahr werden zu lassen. Weil es auch Pauls Wunsch war. Und mittlerweile auch meiner.

Den Deal sowie das Vertrauen in unsere gemeinsame Zukunft schrieben wir nur zwei Monate nach unserem ersten Kuss an sein Klingelschild. Wir machten ein Foto davon – mein Name in Grau unter seinem – und posteten es auf Facebook. Unsere Zukunft war so was von offiziell.

Von Januar bis Anfang Juli 2013 war unser neues Leben zu zweit wenig romantisch und selten heiter. Während Papa weiterhin gegen den Krebs kämpfte, verlor mein Lieblingsopa seinen gegen die tödliche Krankheit nach nur einem halben Jahr der Therapie – für mich der dritte Verlust eines geliebten Menschen in nur zwei Jahren. Ich spürte, wie mich die Lebenslust langsam verließ, wie kraftlos ich wurde, wie das Gefühl in mir aufstieg, weg zu müssen. Weg von den Gräbern meiner Liebsten. Weg von der Trauer, die nicht mehr auszuschalten war. Doch ich war gefangen, in der Verpflichtung, meine Masterarbeit zu beenden und meinem Drang, meinem Vater eine treue, fürsorgliche Tochter zu sein. Also schrieb ich täglich viele Stunden, ging zwischendurch kurz zum Sport, kümmerte mich jedoch wenig um Ernährung, dafür immer mehr um meinen Vater, der nach der letzten Operation so weit zu genesen schien, dass endlich eine Chemo möglich wurde. Das Leben war in dieser Zeit recht eintönig, doch voller stiller Baustellen und Herausforderungen. Da waren Paul, das Krankenhaus, die Verantwortung für meine Familie, die frische Trauer um meinen Opa, die Masterarbeit und die Therapie, die ich dazu nutzte, um über Papa zu sprechen, aber auch über Paul und unsere Probleme in unserer so jungen Beziehung. Denn so schnell und so sehr und so heftig ich Paul liebte, so wenig konnte ich ihn manchmal verstehen und auch ich fühlte mich im Gegenzug oftmals unverstanden. Weswegen es krachte, immer wieder.

Paul war der Romantiker, ich der Pragmatiker. Er wollte die gelebte Liebe, ich die tiefgekühlte – die man portionsweise entnehmen kann, die haltbar ist, auch ohne dass man nach ihr schaut. Paul wollte reden, wie bei unserem dritten Date in meinem kaputten Corsa, alles über mich und mein Innenleben wissen. Ich hingegen wollte nach einer anfänglichen Phase des stundenlangen Redens doch lieber die Stille einer heiligen Kirche, in der man nicht spricht und in der jeder für sich ist, aber unter einem schützenden Dach. Doch Paul bat mich um offene Gespräche und echte Versprechen – meiner Liebe, meiner Treue, Loyalität – und er tat es leidenschaftlich. Doch je tiefer er in meine Seele eindringen wollte, desto stärker verschloss ich mich. Ich fühlte mich von seiner Liebe und Hingabe überfordert, war angepisst und lustlos und verlangte von ihm mehr Zeit und Freiraum. Ich öffnete mich nur noch meiner Therapeutin. Ich sagte ihm, ich würde ihm alles sagen, wenn ich so weit sei. Doch worüber ich in meinen Therapiestunden sprach, erfuhr Paul noch lange nicht.

Und obwohl ich Paul hatte, ihn wahnsinnig liebte, es nur nicht zeigen konnte, und obwohl ich auch noch Papa hatte, dem es peu à peu besser ging, ging es mir plötzlich wieder immer schlechter. Paul bemerkte es zuerst und ich musste mir daraufhin eingestehen: Die Depressionen kehrten zurück und mit ihnen meine Angst davor, nicht schön genug, nicht gut genug zu sein, das permanente Gefühl von Überforderung und Versagen – dass die anderen sehen würden, was für eine Loserin ich doch war. Im Grunde genommen hatte ich Angst vor allem und jedem und konnte es mir einfach nicht erklären. Meine Therapeutin meinte, Depressionen seien eben nicht immer zu erklären. Heute denke ich, dass der Erfolgsdruck an der Uni sowie der Druck, eine gute Freundin, aber auch eine gute Tochter zu sein, zu belastend für meine schwache Seele waren. Dass sowohl die Anforderungen von außen als auch der Stress, den ich mir selbst machte, mein Kartenhaus wieder einmal zum Einsturz gebracht hatten und ich wieder nicht stark und nicht vorbereitet genug war, um ihn aufzuhalten.

Dieses Mal fiel es mir erstaunlich leicht, meinen Psychiater noch einmal aufzusuchen und die verschriebenen Antidepressiva – dieses Mal andere – in der Apotheke zu holen. Ich wollte es noch einmal versuchen und hoffte, dass diese neuen Pillen schneller und besser wirken würden. Ich hatte keine Zeit, auf eine wundersame Heilung zu warten. Die Masterarbeit hatte eine Deadline und Papa leider auch. Und wenn es so mit mir weiterging, vielleicht auch meine Beziehung zu Paul, den ich auf keinen Fall verlieren wollte.

Trotzdem ließ ich die Medikamente einige Tage unberührt. Ich dachte an die Nebenwirkungen, vor allem die Selbstmordgedanken, die ich beim ersten Mal in den Wochen der Eingewöhnung gehabt hatte, die Panikattacken und die Müdigkeit. Würde ich mir wirklich damit helfen oder doch eher schaden, weil ich kostbare Zeit damit vergeudete, mich an die neuen Tabletten zu gewöhnen? Ich war unsicher. Doch als Paul schließlich fragte, ob ich sie nicht nehmen wollte, sagte ich zu meiner Überraschung sofort »Nein«. Und weil dieses Nein nun laut ausgesprochen war, hielt ich mich stur daran, obwohl ich die Packung manchmal am liebsten auf einmal geschluckt hätte. Mit diesem Nein versprach ich mir gleichzeitig, es ohne Chemie zu schaffen. Aus eigener Kraft, mit Pauls Zuspruch und Rückendeckung und mit dem, was ich in der Therapie bisher gelernt hatte: positiv nach vorn zu schauen, die guten Dinge zu sehen und schlechte Tage zu akzeptieren. Ich sagte mir immer wieder, dass es okay sei, wenn ich nicht alles schaffte. Wenn es diese Woche kein Training gab oder am Ende keine Eins auf dem Abschlusszeugnis. Meine wichtigste Aufgabe war, mich von meinem Perfektionismus zu befreien, mir mehr Pausen und Ruhe zu gönnen und mich nicht für unerledigte Aufgaben selbst zu geißeln. Es war eine immense mentale Auseinandersetzung mit mir in der Therapie und ich feierte kleine Erfolge. Einer davon war, dass ich keinen Abdeckstift mehr auftrug, wenn ich abends mit Paul und meinen Pickeln ins Bett ging.

Das Leben ging weiter. Und dann, es war Mai 2013, wurden in Papas ganzem Körper Metastasen gefunden. Auch in der Lunge. Papa war resigniert, ich verheult, aber noch naiv genug zu glauben, es sei noch nicht vorbei und wenn ich ihn genug pushen würde, würde er schon noch gesund werden. Jetzt, wo es so weit war, wollte ich nicht wahrhaben, dass mein Vater nach all den Monaten des Kämpfens und Träumens tatsächlich todgeweiht war. Ich war so besessen von der Krankheit und der Hoffnung, sie zu besiegen, dass ich Paul kaum noch wahrnahm und nicht merkte, wie er einging wie eine rote Rose. Er sehnte sich nach dem unbeschwerten Glück eines frisch verliebten Paars. Stattdessen sah er mich entweder ungepflegt und still über meiner Masterarbeit brüten oder weinend neben meinem Vater sitzen. Manchmal stritten wir uns, weil ich das Gefühl hatte, er würde unsensibel in meine kleine Trauerblase eindringen, dabei war ich diejenige, die sich vor einem halben Jahr total abgekapselt hatte und ihn seitdem leise trauern und warten ließ. Doch zu diesem Zeitpunkt war ich nicht in der Lage, das zu erkennen. Ich sah mich als Opfer. Und ich verlangte, leiden zu dürfen.

Anfang Juli 2013 beendete ich meine Masterarbeit. Sechs Monate hatte ich unter schweren Bedingungen an der Thesis gearbeitet und war unfassbar stolz. Und Paul erst! Er strahlte, und weil er es tat, strahlte ich auch. Seine aufrichtige Freude war ansteckend. Zwei Tage nach der Abgabe flogen wir auf die Malediven, um den Abschluss dieses Kapitels zu feiern. Es war seine Idee und seine Einladung, die ich zunächst ablehnen wollte, aus Angst, mich zu weit von meinem Vater zu entfernen – zum falschen Zeitpunkt. Er war mittlerweile erneut auf eigenen Wunsch aus dem Krankenhaus nach Hause zurückgekehrt und wurde dort palliativ versorgt. Ich fragte Papa nach seiner Meinung, denn ohne seine Zustimmung wäre ich nicht geflogen. Er sagte zu mir: »Wann, wenn nicht jetzt? Ich habe noch etwas Zeit und wenn ich nicht mehr bin, wirst du eine ganze Weile nicht mehr wegfliegen, glaub mir. Genieß die Reise und bring gefälligst Fotos mit!«

Die Malediven waren eine willkommene Ablenkung, doch über dem türkisblauen Paradies flogen schwarze Raben. Immer wieder erreichten mich Nachrichten von Papas physischem und psychischem Abbau. Meine Schwester hielt mich in jeder Einzelheit auf dem Laufenden. Zum Beispiel darüber, dass er stetig seine Morphindosis erhöhte – die Schmerzen müssen unerträglich gewesen sein. Er achtete nicht mehr auf seine Ernährung, die ihm während der Krebstherapie so wichtig gewesen war, lag nur noch lethargisch herum, war oft wütend und verbissen und griesgrämig und furchtbar schwach. Ich wollte nach Hause.

Wir landeten in Deutschland an einem Tag im Juli, zufällig an meinem 27. Geburtstag, und fuhren direkt zu meinem Vater, der in diesen wenigen Tagen unserer Abwesenheit noch dünner und kleiner und lebloser geworden war. Von da an war ich täglich bei ihm.

Kapitel 25

EIN LETZTES GESCHENK

An einem wunderschönen Nachmittag Ende Juli beschließen wir spontan, zum Eisessen an den See zu gehen. Früher wären wir dorthin gelaufen, heute fahren wir mit dem Auto. Papa ist zu schwach. Dort angekommen, geht er ganz langsam neben mir her und hält sich an meinem Arm fest, so wie ich es als Kind immer bei ihm gemacht habe. Doch früher war alles anders. Da war er stark, jetzt bin ich es.

»Da sind wir nun«, sagt er zu mir und lacht kurz auf.

»Wo?«, frage ich und schaue ihn an, merke, wie mir wieder Tränen in die Augen steigen, weil ich kaum noch mit ihm sprechen kann, ohne daran zu denken, dass dieser Spaziergang der letzte sein könnte.

»Na hier, an einem schönen Ort, glücklich und zusammen«, er lächelt.

Ich sage nichts, schaue weg, weil ich nicht will, dass er schon wieder meine Tränen sieht, und verhindern will, dass noch mehr Tränen fließen.

Nach einer kurzen Pause, in der er vielleicht selbst nach den richtigen Worten sucht, sagt er: »Manchmal müssen solche Dinge passieren, damit wiederum anderes, ja Gutes passiert. Wir haben im letzten Jahr mehr Gutes erlebt als in all den Jahren davor. Wir haben zueinander gefunden, nachdem wir uns so lange Zeit so fremd waren. Wir sind uns näher als je zuvor. Du kennst mich besser, ich kenne dich besser. Wir haben die besten Gespräche überhaupt geführt. Wir haben beide gelernt, was wirklich zählt im Leben.«

Er hatte Recht. Ich hatte gelernt, dass nichts im Leben wichtiger ist als die unverfälschte Liebe zu den Menschen, die einem wichtig sind. Und vor allem, dass man ihre Liebe erwidern und Nähe zulassen sollte – denn am Ende unseres Lebens sind diese Menschen und die Geschichten, die man mit ihnen verbindet, der Maßstab des eigenen Glücks und der Dankbarkeit. Das ist so viel wichtiger als die Maße des eigenen Körpers, mehr wert als eine Sammlung teurer Sportklamotten oder cooler Storys, entscheidender als der Applaus von Unbekannten oder ein paar kostenlose Komplimente.

Unser Spaziergang dauerte vielleicht nur eine Viertelstunde und doch ein Leben lang. Denn jedes einzelne Wort, das Papa sagte, hat sich in mein Gedächtnis gebrannt und mir den Mut gegeben, mich und mein Leben zu akzeptieren, nein, mehr als das – es zu ehren! –, meine (Schönheits-)Fehler zu akzeptieren und die Besonderheit des Andersseins zu schätzen, stolz darauf zu sein, mit meinem Ich ins Reine zu kommen und auch öffentlich zu ihm zu stehen, anstatt es zu bekämpfen.

Ja, ich wollte mir von diesem Moment an ein für alle Mal eingestehen, dass ich eigentlich keinen Beifall, sondern Umarmungen, keine Bewunderer und Fans, sondern Verbündete und Vertraute, keine künstliche Perfektion, sondern echte Gefühle wollte. Und ich wollte anders weitermachen als bisher. Etwas zur Ruhe kommen, nicht mehr mit Highspeed durch meinen Alltag rasen, um mich auf mich selbst und eine stabilere Psyche sowie auf meine Familie fokussieren zu können – den einzig wahren Zutaten für ein schmackhaftes, gesundes Leben. Deshalb beschloss ich, nicht mehr freiberuflich zu arbeiten, sondern in einem geregelten 40-Stunden-Job, bei dem nach Feierabend wirklich Schluss und an den Wochenenden wirklich Freizeit war. So startete ich Anfang August in meine erste Festanstellung nach der Uni. Das Online-Modemagazin, für das ich auf freier Basis schon einige Jahre gearbeitet hatte, wollte mich als Chefredakteurin und obwohl ich nicht wusste, wie ich Papa noch gerecht werden könnte, wenn ich so unflexibel arbeiten würde, nahm ich das Angebot an. Ich kannte das Team gut, fühlte mich dort wohl, fühlte mich sicher. Mein Chef wusste von unserer familiären Sondersituation und versicherte mir, mich zu unterstützen. Was auch immer ich bräuchte, ich solle zu ihm kommen. Hin und wieder musste ich früher los, um meine Brüder irgendwo hinzufahren oder abzuholen, oder um etwas für Papa zu besorgen. Es funktionierte.

Einmal, es waren gerade mal zwei Wochen vergangen, saß ich im Büro und bekam eine E-Mail von meinem Professor, der mir zu meiner 1,0 in der Masterarbeit gratulierte. Ich flippte aus, rief völlig aufgelöst Paul an und stieg pünktlich um 18 Uhr in mein Auto, um meinem Papa persönlich die frohe Botschaft zu überbringen.

»Papa, ich hab's geschafft! Ich habe meine Masterarbeit doch noch geschrieben und dann auch noch eine Eins bekommen! Papa, nur für dich! Papa, kannst du das glauben? Papa, du hast es erlebt!«, spielte ich die Situation, auf die ich seit einem halben Jahr so sehr gehofft hatte, auf der Autobahn in meinem Kopf durch. Ja, so würde, so *müsste* es ablaufen.

Ich stürzte übermütig zur Tür herein, grinste vor kribbeliger Aufregung – doch Papa schlief mit hinter dem Kopf verschränkten Armen auf der Ledercouch im Wohnzimmer. Wie immer. Ich wollte ihn nicht wecken und versuchte daher, meine Aufregung und Ungeduld im Zaum zu halten. Ich setzte mich in die Küche, trank einen Kaffee und wartete nervös darauf, dass er endlich aufwachte. Nach einer Weile hörte ich ihn stöhnen und huschte hinüber ins Wohnzimmer. Er schlug in dem Augenblick die Augen auf, sagte »Hey« und ich zeigte ihm nur wortlos und grinsend die E-Mail meines

Professors auf dem Handy. Papa nahm seine Brille, las, legte seine Hand auf meine und drückte kurz zu, seine Finger waren so dünn wie die eines kleinen Jungen, doch so faltig und trocken wie die eines alten Mannes. Und dann sagte er etwas, was ich zuvor noch nie von ihm gehört hatte: »Ich bin stolz auf dich.«

Ich tat das, was ich seit einem Jahr immer wieder tat: Ich weinte, mit meinem Kopf auf seiner knochigen Schulter. Lächelnd. Er, ich.

Fünf Tage später war Papa tot.

KAPITEL 26

EIN ENDE UND
EIN NEUANFANG

»… *Der Allmächtige wendet sich dir zu, er breitet seine Arme aus, er nennt dich beim Namen, er nimmt allen Schmerz, schenkt ewigen Frieden.*« *Der Pastor berührt die Stirn meines Vaters, nickt uns zu und verlässt den Raum.*

Ich verstehe nicht, warum er das tut. Ich schaue zu Lilia, die weint, und dann zu Anna, die mit geschlossenen Augen Papas Hand hält. Meine kleinen Brüder stehen am Fußende des Bettes, in dem der mittlerweile so verkümmerte Körper meines Vaters regelrecht versinkt. Sie sagen nichts, ihre Augen ruhen fragend auf ihrer Mutter, sie sind so leer wie mein Verstand.

Die Vorhänge sind geschlossen, durch den senfgelben Stoff dringt warmes Licht. Gegenüber dem Bett hängt Jesus am Kreuz, dort, wo in anderen Zimmern der Fernseher hängt. Es vergehen Stunden, es wird langsam dunkel, im Zimmer sind nur noch Papa, Anna und ich. Niemand bittet uns zu gehen, also bleiben wir. Anna links neben Papa, ich rechts, und irgendwann schließen wir erschöpft die Augen.

Ich kann nicht schlafen, Papa röchelt. Ich horche seinem Atem und mein eigener stockt, als ich plötzlich vergeblich auf seinen nächsten Atemzug warte. Ich stoße Papa an, rüttle an seiner Schul-

ter. Da, ein Atemzug. Und noch einer. Gott sei Dank! Ich zähle jeden einzelnen, und bei jedem weiteren Aussetzer rüttle ich wieder an seinem Körper und rufe ihm zu, dass er gefälligst vernünftig atmen muss! Das Röcheln wird mit jeder Stunde lauter. Mehrmals in der Nacht rufe ich die Schwester, damit sie diese störende Flüssigkeit aus ihm heraussaugt. Ich bin verärgert. Wie soll Papa denn gesund werden, wenn ihm hier keiner hilft?

Draußen wird es allmählich wieder hell. Eine Ärztin fragt, ob wir verstünden, dass dieses Röcheln auch Todesröcheln genannt werde. Ich kann nicht glauben, was sie sagt. Nein, Papa stirbt nicht, das ist ein Irrtum. Ich beschließe, bei ihm zu bleiben, bis er wieder auf den Beinen ist. Ich bitte Paul, mich schnell zu meinem Hausarzt zu fahren, damit ich einen Krankenschein holen kann, und sage zu Papa, dass ich gleich wiederkomme. Wir machen uns auf den Weg.

Zwanzig Minuten später klingelt mein Handy – und noch bevor Anna ein Wort sagt, weiß ich, was los ist. Wir drehen sofort um. Weinen, schweigen. Ich bin wütend, dass Papa nicht auf mich gewartet hat. Dass er gegangen ist, als ich gegangen war. Als ich wieder den Raum betrete und Papa wutentbrannt anschreie, sagt Anna: »Papa hatte keine andere Wahl. Er hat gespürt, dass du nicht bereit warst, ihn gehen zu lassen.« Ich bleibe noch lange Zeit bei ihm, mit dem Kopf auf seiner knochigen Schulter und bereue, gefahren zu sein. Ich hätte weiter an ihm rütteln sollen.

Seit Papas Beerdigung vor einigen Tagen hatte ich das Gefühl, mich selbst mit ins Grab gelegt zu haben. Wach, mit offenen Augen, jedoch mit Tonnen feuchter Erde auf meiner Brust, deren Gewicht mich davon abhielt, aufzustehen, frei zu atmen, zu sehen. Ich ging nicht zur Arbeit, auch nicht zum Kühlschrank. Ich empfand keinen Durst, keinen Hunger, keinen Bewegungsdrang, ich hatte überhaupt keine Bedürfnisse. Ich fühlte mich taub und dumpf. Meine Familie hörte nichts von mir und auch mit Paul sprach ich nur selten. Er kümmerte sich sehr, hatte extra Urlaub genommen und war immer da, doch wenn er mich vorsichtig fragte, ob ich vielleicht meine Therapeutin anrufen wollte, schrie ich ihn nur an und knallte die Tür zum Schlafzimmer zu. Zu diesem kleinen, abgedunkelten Zimmer, das plötzlich zu meiner Festung geworden war, wo nur meine Gedanken und ich und mit der Zeit ziemlich modrige Gerüche hausten. Hier hörte ich die Spotify-Playlist, die ich für Papas Trauerfeier zusammengestellt hatte, rauf und runter. Seine Lieblingslieder, meine Lieblingslieder. Sie überspielten meine Gedanken und sie ließen mich weinen. Die Tränen gaben mir das Gefühl, mein Gehirn von den vielen beengenden Gedanken freizuspülen und mich gleichzeitig so müde zu machen, dass ich vielleicht doch endlich einschlafen konnte.

Ich schlief fast nie, was Paul jedoch nicht wusste. Er dachte, ich würde ständig schlafen, denn sobald er ins Zimmer kam, waren meine Augen geschlossen und die Atmung entspannt und flach. Ich dachte, wenn ich ihn in dem Glauben ließe, ich wäre eingeschlafen, würde er mich allein lassen. Doch er legte sich fast immer neben mich und legte seine Hände auf meinen Körper, küsste mich ganz sanft auf den Rücken, der ihm immer zugewandt war. Manchmal hörte ich, wie auch er leise weinte. Doch ich tat nichts, wollte meinen Schmerz nicht teilen, ich wollte ihn ganz für mich allein.

Ab und zu dachte ich daran, mich wieder selbst zu verletzen, wenn der Schmerz abzuklingen drohte. Ich wollte, dass es wehtat, denn was blieb mir jetzt noch anderes, als das, was gewesen war, im Schmerz weiterleben zu lassen? Die wundervollen Gespräche und Momente mit Papa waren in meinem Kopf verewigt, doch in der frischen Trauer kaum tröstlich. Der Schmerz hingegen war die einzige körperlich spürbare, irrationale Erinnerung an das Jahr mit meinem Vater, intensiver als jeder Besuch seines Grabs. Den Schmerz loszulassen würde bedeuten, Papa loszulassen.

Nach zwei Wochen in meiner Festung ging ich wieder zur Arbeit und auch kleine Schritte auf Paul zu, mit dem Ziel, ihn wieder in meine Welt hereinzulassen. Es war nie mein Plan gewesen, ihn auszuschließen, ich war lediglich gewohnt, allein zu trauern, und fühlte mich in der Trauer unbeobachtet wohler und freier. Doch ich wusste genau, dass er sich nach mir sehnte, dass er selbst auch um meinen Vater trauerte, und irgendwie auch um unsere eigentlich noch so frische, mittlerweile fast einjährige Beziehung, dass er mit all seinen Gefühlen jedoch allein war und mich ebenfalls gebraucht hätte. Paul tat mir leid und ich zwang mich daran zu denken, was Papa mir geraten hatte: Die Menschen, die ich liebte, in meine Gedanken- und Gefühlswelt hereinzulassen und teilhaben zu lassen. Sie zu lieben, zu pflegen. Damit sie blieben.

Paul blieb und das Leben nahm im Herbst langsam wieder seinen normalen Lauf. Wir waren wieder eins und auf gleicher Höhe. Mit dem gleichen Tempo. Wir liebten uns, seelisch, körperlich, wir stritten uns, wir lachten, wir weinten, gingen zusammen einkaufen, in Restaurants, zu Freunden und zum Sport, wir fuhren gemeinsam zum Grab meines Vaters und regelmäßig zu meiner Familie, um meiner desorientierten Stiefmama zu helfen und für die kleinen Jungs da zu sein. Als Familie waren wir noch enger zusammengewachsen und hielten aneinander fest. Doch Paul war der Einzige, mit dem ich Pläne schmiedete.

Einer davon war, meine Oma in Warschau zu besuchen, um ein wenig rauszukommen, abzuschalten, eine coole Stadt zu sehen. Ich freute mich auch auf leckeres Großmutter-Essen, zumal das Thema Ernährung ja längst unwichtig geworden war und ich endlich andere Gedanken im Kopf hatte, als die Kalorien meiner Speisen, wann ich sie aß und wann ich sie abtrainieren konnte. Auch mein Laufritual war mit Papa gestorben und begraben. Ich trainierte zwar noch, aber seltener und anders. Ich würde sagen: spontaner und eher von Lust gesteuert statt von Konzepten oder Zwängen. Mir gefiel mein neuer, entkrampfter Lebensstil und ich beschloss ihn beizubehalten, zusammen mit dem Bestreben, ein echter Familienmensch und dazu immer ehrlich und rein zu sein. Ich war überzeugt, dass Papa mir mit seiner tödlichen Krankheit und seinen letzten Worten endgültig die Augen geöffnet und mich dazu inspiriert hatte, ein besserer und glücklicherer Mensch zu werden. Ein Mensch, der vor seinem eigenen Tod unzählige wundervolle Erinnerungen sammeln wollte und keine nutzlosen Trophäen.

Zwei Monate nach Papas Tod flogen wir nach Polen, wo es kalt und regnerisch war, weshalb wir viel Zeit in Einkaufscentren und Cafés verbrachten. Einmal stritten wir uns vor einer Mall so heftig, dass ich in aller Öffentlichkeit weinte, während Paul mich anschrie und wütend gestikulierend um mich herumlief. Es war einer der neuen, immer wiederkehrenden Konflikte, deren Kernpunkt war, dass Paul mir vorwarf, ihn nicht genauso zu lieben wie er mich, nicht so schnell und nicht so stark. Paul hatte sich wegen der Erkrankung meines Vaters immer sehr im Hintergrund gehalten und mir viele Freiräume gelassen, doch nun platzte immer wieder aus ihm heraus, dass ich ihm fehlte, sogar wenn ich neben ihm saß. Dass ich zu distanziert und verschlossen war. Nicht über meine Gefühle sprach und dass mich seine eigentlich auch kein Stück interessierten. Dass er ein gemeinsames Leben, Hand in Hand mit mir leben wollte – und ich immer einige Schritte vor oder hinter ihm lief und nicht wahrnahm, wie er seine Hand nach meiner ausstreckte.

Schwachsinn – zumindest damals in meinen Augen, die sich in solchen Momenten mit Tränen füllten, weil ich nach dem Jahr des Krebskrieges endlich Frieden wollte und stattdessen loderndes Feuer bekämpfte wie Don Quijote die Windmühlen. Immer und immer wieder zofften wir uns, weil ich angeblich so kalt und so unnahbar war, und ich versuchte ihm klarzumachen, dass ich nun mal anders sei als er, aber ihn nicht weniger lieben würde. Ich war verzweifelt, weil ich ihm zu gern Beweise meiner Liebe präsentiert hätte, doch einfach nicht wusste, wie. Stattdessen überlegte ich oft, ob er wohl jemals zufrieden und glücklich mit mir sein könnte. Ich bezweifelte

stark, mich noch mehr ändern zu können – zumal ich nicht sicher
war, ob ich das überhaupt wollte. Ich persönlich fand, dass ich mich
seit Papas Krankheit schon sehr gewandelt hatte. Ich war viel wei-
cher, gefühlvoller und familiärer geworden, verbrachte mehr Zeit
auf der Couch als im Fitnessstudio, mehr mit Paul als mit irgendeinem anderen Menschen. Doch das war ihm offenbar nicht genug.

Immer wieder hörte ich den Vorwurf, er habe jetzt lange genug
auf mich gewartet, ich müsse ihm jetzt endlich mehr Liebe und noch
mehr Nähe schenken. »Ich kann das so nicht«, sagte er viel zu häufig zu mir – und ich fühlte mich kritisiert und bedroht und machte
dicht. Niemals zuvor hatte ein Mann von mir verlangt, mich so sehr
in einer Beziehung zu engagieren und *ihm* die Nähe und Aufmerksamkeit zu schenken, die doch eigentlich ich immer wollte und
einforderte. Dieser Rollentausch sowie der Druck, mich ändern zu
müssen, überforderten mich total, und je mehr Paul wollte, desto
weniger war ich imstande zu geben. Bis ich komplett blockiert war.

Seine Liebe erdrückte mich schier. Dieser Mann liebte mich so
sehr und so innig und so hingebungsvoll, wie ich noch nie zuvor in
meinem Leben geliebt worden war. Damit konnte ich nicht umgehen, obgleich es mich auf eine wundersame, ergreifende Art über-
wältigte. Oft schaute ich Paul an, möglichst unauffällig, hielt inne
und staunte darüber, welch großes Geschenk mir das Leben in einer
meiner schwierigsten Zeiten gemacht hatte. »Manchmal bringt Böses auch Gutes«, erinnerte ich mich an Papas Worte. Ich hatte es
längst in mir einbetoniert, wie eine Religion, um mir Pech, Unglück
und Schmerz zu erklären. »Alles passiert aus einem bestimmten
Grund«, sagte ich mir dann, immer und immer wieder. Und dann,
im vergangenen Herbst, hatte ich mein Mantra live erlebt, denn da
waren Ende und Anfang frontal zusammengeprallt: Papa ging langsam davon, Paul kam. Ich begann zu glauben, Papa hätte Paul kommen lassen, um mir einen guten Menschen an die Hand zu geben,
wenn seine meine nicht mehr halten konnte. Einen Beschützer mit

einem gigantischen Herzen, das auch kräftig für meins mitschlug, wenn es auszusetzen drohte. Weshalb ich kein einziges Mal an Paul und mir zweifelte, auch nicht wenn ich mal im Zorn sagte, er solle sich verpissen. Ich glaube, dass Paul oft zweifelte, aber auch er ging nie von mir weg.

Paul bedeutete für mich seit einem Jahr nicht nur verlässliche, felsenfeste, vertraute Partnerschaft in überwiegend verdammt schlechten Zeiten; er bedeutete vor allem meine allererste Chance auf echte, unmaskierte, tiefe Liebe. Ohne Spielchen und Manipulationen, ohne Schmerzen und Verletzungen, ohne Perfektion im Austausch gegen lauten Beifall. Er war der Erste, der mich nach einigen Monaten komplett ungeschminkt sah, ohne Camouflage unter den dunklen, geschwollenen Augen und Abdeckstift auf den Pickeln. Der Erste, dem ich ehrlich anvertraute, dass es mir mal nicht gut ging oder ich gerade nicht mehr konnte. Der Erste, der fast alles über mich wusste und am Ende trotzdem immer sagte, ich sei für ihn vollkommen. Ja, Paul war Liebe in ihrer bislang reinsten Form, und ich war noch immer ein nach Liebe trachtender Gefühlsmensch in Gestalt eines gepanzerten Mistkäfers.

Doch Paul glaubte an sein kleines Insekt und machte ihm auf dem Rückflug von Warschau nach Köln einen Heiratsantrag. Stotternd und schwitzend und kaum verständlich fragte er im Flugzeug, ob ich seine Frau werden wolle, und fummelte etwas ungelenk eine Ringschatulle aus seinem alten Rucksack. Ohne den Inhalt der Box gesehen oder etwas gesagt zu haben, riss ich Augen und Mund auf, vergrub mein grinsendes Gesicht an seinem Hals, krallte mich an ihm fest und versuchte erst einmal zu kapieren, was gerade abging, und etwas Zeit zu schinden. Nicht weil ich keine Antwort wusste, sondern weil ich diesen Augenblick so lange wie möglich auskosten wollte. Weil ich nicht glauben konnte, dass es einen Menschen gab, der *sein ganzes Leben* mit mir verbringen wollte. Mit mir, dem kaputten, psychisch labilen, unsagbar komplizierten Mistkäfer! Es war ein Moment der tiefsten Dankbarkeit, der Erleichterung und zugleich des krassesten emotionalen Höhenflugs. »Natürlich will ich!«, rief ich schließlich nach einigen Minuten und Pauls feuchte Augen leuchteten.

Mit diesem Tag veränderte sich unser gemeinsames, bislang vor allem turbulentes Leben. Vielleicht auch weil ich mich veränderte. Zumindest versuchte ich es. Ich bemühte mich, meinen dicken Schutzpanzer abzulegen und Paul mehr Nähe und besonders viel Aufmerksamkeit zu schenken, zumal ich allmählich verstand, wie ähnlich wir uns in diesem Punkt waren. Auch ich hatte mein ganzes Leben der Liebe, Nähe und Aufmerksamkeit anderer Menschen nachgejagt, durchbrach dafür sogar die Grenzen der Moral – die Verzweiflung ließ mich mehr als einmal irrational handeln und sie ließ mich leiden. Paul genauso leiden zu lassen wäre also falsch, denn dann wäre er Sklave meines eigenen verhassten Narzissmus. Daher machte ich ihn zur obersten Priorität. Wir gingen viel aus, hatten Spaß und gemeinsame Visionen. Ich hielt es außerdem für sinnvoll, wenig über Papa zu sprechen, da er in unserem ersten Beziehungsjahr meine Nummer 1 gewesen war und Paul der Wartende. Jetzt wollte ich das Versäumte unbedingt nachholen, meinem Verlobten meine ganze Liebe schenken und mich dafür bedanken, dass seine Liebe trotz all der Schwierigkeiten so beständig war. Eine wundersame Idylle, in der es keine Todesfälle mehr gab, keine Masterarbeit, in der wir kaum stritten, in der ich meinen Körper nicht mit Hungern strafte, nicht mit Diäten belastete, beim Sport nicht zum Battle herausforderte, sondern ihn am liebsten in aller Ruhe an Pauls schmiegte und seine große, warme Hand auf meiner kleinen, kalten spürte.

Mein Plan, Paul meine ganze Aufmerksamkeit zu schenken, ging eine Weile lang gut. Doch schon bald schlichen sich neue, düstere Gedanken ein und sie keimten, wuchsen schnell, unkontrolliert und zerschlugen den (Seelen-)Frieden. Die Hochzeit: Perfekt sollte sie sein, sie sollte unser von schweren Schlägen gepeitschtes Glück krönen und ich beschloss, die volle Ladung Energie und Kreativität in die Planung zu stecken. Schon in der Nacht nach dem Heiratsantrag wusste ich, dass unsere Hochzeit am 2. August stattfinden musste: die Zwei für »Wir«, die Acht für »Unendlichkeit«. Eine Woche später engagierten wir eine Hochzeitsplanerin, hatten drei Wochen später unsere Location, vier Wochen später DJ, Band und Traurednr. Schon als sich der November dem Ende neigte, stand ich in einem umwerfenden Prinzessinnenkleid vor dem Spiegel eines Brautmodengeschäfts und sagte zu Maria, meiner Trauzeugin: »Das ist es!« Noch vor einem Jahr hätte ich mich weder in einem Brautmodengeschäft noch in einem Kleid wie diesem gesehen, geschweige denn vor einem Altar – jedenfalls nicht als Braut. Und wenn, dann bitte in Jeans und Sneakern. Romantik und Kitsch waren nicht so meins, dachte ich, das hatte ich wohl von Papa. Doch mit dem Blick in den Spiegel und auf das Kleid war plötzlich alles anders: Jetzt wünschte ich mir nichts sehnlicher, als die perfekte Braut zu sein, in einem perfekten Kleid, in einer perfekten Location – und alle würden mir bewundernd applaudieren.

KAPITEL 27

UM JEDEN PREIS

Ich sehe mir die Fotos, die Maria bei der Anprobe von mir gemacht hat, auf dem Handy an. So ein wunderschönes Hochzeitskleid und darin ich, eine so hässliche Frau. Mein Gesicht ist kugelrund, schwammig und fahl, die Taille unförmig und viel zu breit, die Arme total undefiniert und schlaff. Was habe ich mir nur dabei gedacht, ein schulterloses Kleid zu kaufen und meinen grässlichen Oberkörper dadurch noch stärker zu betonen? Und dann wird auch noch Maria als meine Trauzeugin neben mir stehen und mich mit ihren perfekt dünnen, langen Gliedmaßen, großen Brüsten, rundem Po, malerischem Gesicht und Schokomilcheis-Teint komplett in den Schatten stellen! Mir ist zum Heulen zumute. Ich hasse, was ich da sehe, und bin zutiefst entsetzt. Kann es denn wirklich sein, dass ich so undiszipliniert, so unaufmerksam gewesen bin? So abgelenkt?

Ich bin ganz offensichtlich vom Weg abgekommen, habe viel zu lange nichts getan, nichts erreicht. Ich schäme mich für meine offensichtlich schwache Kontrolle über mich, meinen Körper und meine Gedanken, und ich schäme mich für das Ergebnis. Ein paar Kilos mehr, ein paar Hingucker weniger – ein bohrendes Gefühl, das ich seit fast zwei Jahren nicht mehr kenne.

Schluss damit! So kann ich unmöglich vor den Traualtar treten, so darf mich niemand sehen! Ich nehme mir fest vor: In den zehn Monaten bis zur Hochzeit werde ich in die Form meines Lebens kommen.

Ich kaufte Hochzeitsmagazine, meldete mich bei Pinterest an und stöberte oft stundenlang in irgendwelchen Blogs – immer auf der Suche nach Inspiration, Motivation, für *die* Idee, wie ich eigentlich sein wollte. Als Braut, als Ehefrau. Von Kopf bis Fuß puzzlete ich mir auf Basis meiner Internetrecherche mein zukünftiges Erscheinungsbild zusammen, und eigentlich war schnell klar, wie ich aussehen wollte: In erster Linie schlank, aber nicht so dünn wie Maria oder wie viele andere Bräute. Nicht weil ich es nicht schön fand, sondern weil ich es leider nie schaffen würde, dermaßen dünn zu werden. Mein Körper war schlichtweg anders gebaut und es würde mir nie gelingen, mich bis auf die Knochen herunterzuhungern. Die Natur meines Körpers hatte ich mittlerweile immerhin verstanden. Also sollte es ein möglichst schmaler, aber muskulöser, bis auf blanke Adern gemeißelter Körper sein. Dazu langes, blondes, glänzendes Haar, makellose, leicht gebräunte Haut, mit ein wenig Glow und Glitzer, lange Wimpern, schön modellierte French Nails. In einem Bild gesprochen: ein California Beach Girl.

Radikal strich ich augenblicklich »böse« Lebensmittel aus meinem Speiseplan. Erst nur schnellen Zucker, der in Süßigkeiten und Weißmehl steckt, dann zunehmend andere Kohlenhydrate. Auch die guten in Vollkornhaferflocken, Süßkartoffeln oder Obst. Reis, Kartoffeln, Mehlprodukte waren ebenfalls tabu, weil ich irgendwo mal gelesen hatte, sie würden das Abnehmen behindern. Das Tagesziel war es, maximal 1200 Kalorien zu mir zu nehmen, das waren ungefähr 500 Kalorien weniger, als mein Körper tatsächlich brauchte. An meinen Trainingstagen – mittlerweile waren es wieder sechs Tage in der Woche – erlaubte ich mir ab und zu 200 bis 300 Kalorien mehr. Aber nicht sehr oft, denn ich wollte sicherstellen, dass ich tatsächlich ordentlich abspeckte.

Natürlich nahm ich ab. Wer so viel weniger isst, als er braucht, nimmt ab. Ganz einfache Kiste. Dabei spielt es eigentlich keine Rolle, was man isst, rein theoretisch ginge es auch mit Schokolade.

Doch zu dem Zeitpunkt wusste ich immer noch nicht sonderlich viel über gesunde Ernährung, außerdem überließ ich nichts dem Zufall und ganz sicher nichts meinen Gelüsten – ich *musste* meinen Körper wieder unter Kontrolle bringen. Streng musste es also sein und ganz wichtig: ganz ohne nächtliche Fressattacken. Ich würde es mir nie verzeihen, wenn ich an meinem Hochzeitstag nicht so aussehen würde, wie ich es mir ausgemalt hatte. Wenn ich auf den Hochzeitsfotos die Frau sehen würde, die jetzt noch mit ihren dicken Armen, dem dicken Gesicht und dem dicken Bauch in ihrem Traumkleid vor dem Spiegel stand und vor ihrer Traumhochzeit und ihrem Traumkörper träumte. Ich wollte eine perfekte Braut auf einer perfekten Hochzeit sein. Und ich steigerte mich von Tag zu Tag immer mehr hinein.

Bis ich eines Tages sogar beschloss, auch auf Obst zu verzichten, weil es zu viel Fruchtzucker und damit zu viele Kohlenhydrate hat. Ich aß auch fast nichts, das Rot, Gelb oder Orange war, da diese Farben ebenfalls einen hohen Kohlenhydratanteil signalisieren. Alles Grüne war hingegen gut, da gesund, nährstoffreich und arm an Kohlenhydraten. Der Kühlschrank war also voller Brokkoli, Grünkohl und Salatgurken. Gewürzgurken waren meine Cheats. Nüsse auch – wenn ich besonders hungrig war oder großen Appetit hatte, aß ich vier bis sieben Mandeln oder ein bis zwei Paranüsse. Doch nach einigen Wochen aß ich vorsichtshalber auch keine Nüsse mehr; es war einfach nicht vertretbar, wie viele Kalorien und welchen Fettgehalt eine einzige Paranuss enthält. Wegen des Fetts und der Extrakalorien strich ich auch Eigelb und aß lediglich Eiweiß, welches ich schon abgetrennt in Tetra Paks kaufte. Irgendwann entschied ich, auch auf Quark zu verzichten, weil ich gelesen hatte, dass er viel Wasser ziehen und aufschwemmen würde – wegen des Milchzuckers. Überhaupt stellte ich fest, dass es besser wäre, Milchprodukte generell zu verbannen. Also keine Milch mehr, keinen Frischkäse, keinen Joghurt, und Käse wie Gouda war ja aufgrund des hohen Fettgehalts sowieso längst tabu. Stattdessen kaufte ich Mandelmilch, aber nur die kalorienreduzierte.

Es galt, Kalorien und Kohlenhydrate einzusparen, wo es nur ging. Deshalb ging ich auch nicht mehr mit Freunden aus und aß nicht mehr auswärts, sondern nur aus Tupperdosen, die ich zwei Mal wöchentlich mit Gemüse und Fleisch befüllte, um nicht in Versuchung zu kommen und um definitiv im Zeitplan zu bleiben. Und um ganz sicherzugehen, wog ich jedes einzelne Lebensmittel ab und trug alles akribisch in meinen Kalorienrechner auf dem Handy ein. Ausbrüche waren nur an einem Tag im Monat geduldet und ansonsten streng verboten. Meist war es ein Samstag und dann gab es Süßigkeiten, bis mir übel wurde. Das waren die Momente, in denen ich die Kontrolle verlor und nicht rational, sondern wie ferngesteuert handelte. Wie früher, um Stress und Kummer zu kompensieren, mich mithilfe von Essen zu entspannen. Da solche Speisen sonst strikt verboten waren und ich sie mir nun ausnahmsweise erlaubte, spielten die Mengen keine Rolle. Ich genoss das große, hemmungslose Fressen bis zum Morgen danach, wenn es mir besonders schwerfiel, mir den schwachen Moment zu verzeihen und den strengen Ernährungsplan wiederaufzunehmen.

Bis auf Paul bemerkte niemand, was ich meinem Körper antat. Meine Familie weihte ich nicht ein, weil ich mich mit meinem Projekt »Hochzeitskörper« nicht in den Mittelpunkt stellen wollte. *Noch* nicht. Das Thema Essen war in unserer Familie schon immer heiß diskutiert worden und unser Äußeres stand stets im Fokus. Immer ging es darum, ob Lilia und ich zugenommen hatten, wer von uns beiden aktuell besser aussah, was wir essen sollten und was besser nicht. Ich wollte das vermeiden, denn ich war noch lange nicht bereit für die musternden Blicke.

Der Gedanke an die Hochzeit trieb mich unaufhörlich an und so blieb ich trotz einiger weniger Rückfälle konstant diszipliniert. Je weniger, proteinreicher, kohlenhydratärmer und grüner ich aß, desto leichter fiel es mir, auf das »Verbotene« zu verzichten. Meine Diät wurde sogar noch radikaler: Drei Monate nach dem Heiratsantrag nahm ich pro Tag nur noch 1000 Kalorien, maximal 15 Gramm Kohlenhydrate und kein Fett zu mir, und das obwohl ich schon einige Kilos abgespeckt hatte. Es war fast wie eine Challenge, und wenn ich unter diesen Grenzen blieb, platzte ich vor Stolz und teilte meinen Triumph am Abend mit Paul: »Schau, heute insgesamt nur 9 Gramm Kohlenhydrate!« Doch mein Verlobter verdrehte meist nur die Augen und meinte: »Übertreib's nicht.« Oder er murmelte »Toll, Schatz« in einem zynischen, teilnahmslosen Ton. War mir aber im Grunde auch egal. Ich fühlte mich mächtig, denn ich hatte meinen Körper und meinen Kopf nahezu wieder unter Kontrolle; ich hatte eine Aufgabe und ein Ziel und ließ mich von nichts und niemandem erschüttern.

Auch nicht von dem Tag, als meine Periode ausblieb. Wieder mal. Und wieder dachte ich, dass es bestimmt an der Pille lag, die ich vor einigen Monaten abgesetzt hatte, und dass mein Körper die Veränderung jetzt erst bemerkte. Ich hatte die Pille kurz vor der Beziehung mit Paul wieder eingenommen, weil meine Periode damals schon eineinhalb Jahre auf sich hatte warten lassen, und tatsächlich war sie mithilfe der Hormone als Entzugsblutung wiedergekommen. Als ich sie dann erneut abgesetzt hatte, damit sich mein Körper von den Hormonen erholen konnte – und weil ganz allmählich ein Kinderwunsch in mir aufblitzte –, kamen meine Tage trotzdem noch, zwar schwach und unregelmäßig, doch manchmal waren sie da. Ich ließ mich also nicht beirren. Mein Hormonhaushalt würde sich schon wieder regulieren (lassen). Notfalls eben erst nach der Hochzeit. Die stand gerade an erster Stelle und nichts durfte sie gefährden. Nicht mein Körper, nicht meine Gesundheit.

Trotz meines harten Trainings und meiner strengen Diät verschlechterte sich meine Gesundheit jedoch stetig. Ständig war ich krank und fiel aus – im Büro ebenso wie im Training. Es war zum

Heulen, denn das bedeutete, dass ich die fehlenden Minuskalorien über die Nahrung rausholen musste. Und hungern konnte ich mittlerweile nur noch unter Qualen. Nicht nur mein Körper wurde müde und leistete Widerstand, auch meine Psyche demonstrierte gegen die Mangelzustände. Ich bemerkte, wie ich immer häufiger in die altbekannten depressiven Muster zurückfiel: Teilnahms- und Antriebslosigkeit, schlechte Laune, Lethargie, Traurigkeit, Gereiztheit, wenig Spaß am Leben, noch weniger Lust auf Sex. Meine Akkus waren leer.

Doch ich wurde immer dünner. Und deshalb hübscher. Besser. Angesehener. Geliebter. Beliebter – wie ich dachte. Eigentlich war ich bloß entartet. Ich lebte dauerhaft in der Ketose, einem Stoffwechselzustand, bei dem nicht mehr die Glucose primärer Energielieferant ist, sondern sogenannte Ketonkörper, die beim Abbau von Fettsäuren alternativ zu Glucose aus dem Abbau von Kohlenhydraten gebildet werden. Damit wir leben können, auch ohne Kohlenhydrate. Kohlenhydrate sind also nicht essenziell, lernte ich, und rechtfertigte meine Low- bis No-Carb-Lebensweise mit der biologisch belegten Tatsache, dass der Körper keine Kohlenhydrate zum Überleben braucht. Dass er unter unnatürlichen Mangelzuständen auf Dauer trotzdem enorm leiden und SOS-Signale wie Kopfschmerzen, Mundgeruch, Übelkeit, Müdigkeit und Schwäche senden kann, ignorierte ich. Es hieß, solche Symptome würden nach einigen Tagen der Umstellung auf kohlenhydratarme Kost vergehen. Und es stimmte – nach einer Woche ohne Kohlenhydrate ging es mir meist wieder gut und ich bemerkte, dass ich weder Appetit noch Heißhunger hatte und mir die Diät in der Ketose leichter fiel. Doch die Symptome kamen immer wieder, erschlugen mich regelrecht, sodass ich zum Teil kaum mehr ansprechbar war.

Selbst Papa, Verfechter der Low-Carb-Ernährung und Kontrollinstanz meines Gewichts, hätte mir in den Momenten des absoluten Tiefpunkts ein Stück – aber nur ein kleines! – dunkle Schokola-

de zugeschoben und mich gezwungen, sie zu essen. »Du brauchst
Serotonin!«, hätte er gesagt. Das war in der Vergangenheit schon
ein paar Mal vorgekommen, während einer meiner strengen Low-
Carb-Diäten. Durch Serotoninmangel kann es durchaus zu ernsthaft depressiven Zuständen kommen. Mit anderen Worten: Low
Carb mag schlank und manche Menschen womöglich sogar physisch gesünder machen, aber mitunter unglücklich, vor allem diejenigen, die ohnehin zu Depressionen neigen. Obwohl Papa meine
Diätpläne stets unterstützte – ich war in seinen Augen ja immer
etwas zu dick –, merkte er sofort, wenn mein psychischer Zustand
kritisch wurde. Dann kam die Schoko-Strategie. Paul wusste davon
und jetzt war er derjenige, der mir die 99%ige Bitterschokolade
mitbrachte und mich eindringlich bat, sie zu essen. Doch ich schaffte es nicht. Es ging einfach nicht. Diese Abneigung! Und die Angst!
Vor den Konsequenzen, vor dem Verbotenen. »Schokolade ist nicht
drin«, schrie ich mich innerlich selbst an, »und das ist sie nicht
ohne Grund! Einmal gekostet, kommst du nicht mehr davon weg.«
Ich fühlte mich wie eine Abhängige, der man ihre Droge vor die
Nase gestellt hat. Ich verachtete Paul dafür. Für seine Ignoranz, sein
Unverständnis, seinen Versuch, mich zu verführen. Doch ich hasste
den falschen von uns beiden. Paul war meine bislang beste Option
auf das große Erwachen – ein Mensch, der meine irrsinnigen Pläne,
den Fanatismus und krankhaften Ehrgeiz aus Liebe akzeptierte und
mich immer unterstützte. Doch die Macht seiner Liebe war kleiner
als die meiner radikalen Vision von einer Person, die ich darstellen
wollte und notfalls neu erfinden würde.

Im Frühjahr, etwas weniger als ein halbes Jahr vor der Hochzeit, nahm ich plötzlich nicht mehr ab. Wochenlang tat sich einfach
gar nichts mehr – weder auf der Waage noch an der Silhouette. Ich
aß weniger, trainierte mehr und wartete vergeblich auf eine ent-
sprechende Reaktion meines Körpers. Ich hatte keine Zeit mehr für
Experimente und kontaktierte deshalb Daniel, einen ehemaligen

Trainer aus meinem Fitnessstudio, der sich mittlerweile mit einem Crossfit-ähnlichen Konzept selbstständig gemacht hatte. Ich bot ihm an, ihn im Tausch gegen sein Coaching in unserem Online-Magazin, bei dem ich immer noch Chefredakteurin war, zu featuren. Mit einer großen Fotostrecke, einem guten Text. Wir trafen uns, um darüber zu quatschen, und das Erste, was Daniel sagte, war: »Siehst du scheiße aus! Was ist denn mit deiner Haut los?«

»Nicht so einfach alles …«, sagte ich nur zu Daniel und verschwieg, dass ich kaum beziehungsweise gar keine Kohlenhydrate aß, meine Tage nicht mehr kamen, ich gestresst war, von allem und jedem, schlecht schlief und meine Haut vielleicht tatsächlich meine Seele widerspiegelte. Die letzten Monate hatten deutliche Spuren in meinem Gesicht hinterlassen. Dass mein Papa kürzlich gestorben war, verriet ich ihm hingegen, um meine pickelige Haut möglichst plausibel zu erklären und das Thema damit hoffentlich zu beenden. Sein ehrlicher Kommentar zu meinem Aussehen hätte rückblickend eigentlich der Weckruf sein müssen. Doch ich blieb lieber verpickelt und auf Kurs.

Daniel trainierte mich schonungslos und erstellte für mich harte Ernährungspläne. Er versprach, mich hochzeitsfit zu machen und ich war froh, dass jemand bereit war, das Denken für mich zu übernehmen. Doch ich vertraute ihm trotzdem nicht komplett. In den Ernährungsplänen, die auf dem Paleo-Prinzip beruhten, waren viel zu viele Kohlenhydrate und zu viel Fett enthalten. Sechs Eier mit Speck zum Frühstück? Mit Eigelb? Dann auch noch Süßkartoffeln? Rote Beete? Karotten? Ich verstand nicht, wie das funktionieren sollte. Mein Körper war doch keine Kohlenhydrate mehr gewohnt, er würde sie doch jetzt sofort bunkern, und außerdem schlossen sich Gewichtsverlust und Kohlenhydrate grundsätzlich aus. Sagte man. Ich wollte das alles nicht. Nicht so.

»Glaub mir einfach und halt dich an den Plan«, beteuerte Daniel immer wieder und ich konnte sehen, wie genervt er war. Doch ich blieb skeptisch und besserwisserisch und strich einfach heimlich alle Kohlenhydrate, ersetzte seine viel zu fettigen Frühstücksideen durch etwas Eiweißomelette mit magerem Schinken oder durch einen Smoothie und berechnete für alle Speisen die genauen Mengen und Kalorien, was er nicht getan hatte und was ich für einen groben Fehler hielt. Ich ernährte mich fortan also nicht nur Low Carb, sondern Paleo Low Carb mit strenger Kalorienkontrolle.

Es gefiel mir. Es war eine neue Herausforderung, nicht nur Kohlenhydrate zu meiden, sondern auch alle verarbeiteten Lebensmittel, die nicht direkt aus der Natur stammen. Das klang für mich nach einer absolut sicheren Diät mit Erfolgsgarantie. Tatsächlich nahm ich nach einigen Wochen wieder ab, und das kontinuierlich. Um keine Muskeln zu verlieren, trank ich mindestens drei Proteinshakes am Tag und trainierte so hart wie noch nie zuvor. Ich lief jeden Morgen fünf bis zehn Kilometer auf nüchternen Magen, nach der Arbeit fuhr ich zum Crossfit-Training mit Daniel oder ins Fitnessstudio für ein gezieltes Muskelaufbautraining. Aus sechs Trainingstagen wurden sieben, aus meinen ohnehin kleinen Brüsten eine aalglatte Betonplatte und die vielen Pickel ließ ich regelmäßig von einer Kosmetikerin reinigen und vom Hautarzt mit aggressiven Salben behandeln. Das Projekt »Hochzeitskörper« lief in meinen blinden Augen wie am Schnürchen und ich blieb monatelang bei dieser Hardcore-Strategie, obwohl mein Körper häufig zu schwach war, um sich ins Auto oder die Treppen hochzuschleppen, obwohl ich immer wieder krank wurde, obwohl mich alles ankotzte und auch obwohl meine Tage immer noch nicht kamen. Mittlerweile seit einem halben Jahr.

Einen Monat vor der Hochzeit fand ich meinen Körper akzeptabel. Ich hatte ungefähr zehn Kilo verloren, aber nur Fett und auf den ersten Blick wenig Muskelmasse, war also schlank, aber sehr muskulös, jede einzelne Ader lag frei und ich war so »trocken« wie meine fettfreien Speisen, deren Geschmack für mich längst so

unwichtig war wie das, was andere von meiner Diät- und Sportobsession hielten. Was andere von meinem neuen Körper dachten,
nahm ich zwar wahr, aber nicht ernst. Nachdem mich zum Beispiel
ein Paketbote beim Dehnen vor dem Haus gefragt hatte, ob ich
meinen Körperbau nicht zu männlich fände, ich hätte ja mehr Muskelmasse als er, stellte ich mich zu Hause vor den Spiegel, in kurzen
Lauf-Shorts und Sport-BH. Ich spannte erst meine Oberschenkel
an, dann den Bauch, am Ende die Arme. Jeder Muskel, den ich so
sorgfältig trainiert und aufgebaut hatte, wurde sichtbar und ich bewunderte das ästhetische Zusammenspiel aller Partien. Ich mochte,
was ich sah. Ja, ich war schon sehr muskulös, aber ich sah immer
noch aus wie eine Frau. Eine sehr athletische, eine sehr schöne.

Lange hatte ich darauf hingearbeitet, mich zufrieden anschauen
zu können und jetzt war es endlich so weit. Ich fand mich nicht
nur körperlich stark, sondern auch innerlich, denn ich wusste, dass
mich dieser Körper viel Arbeit, Zeit und Disziplin gekostet hatte.
Ich spürte großen Stolz und eine Genugtuung. Wie verzerrt meine
Selbstwahrnehmung war, lässt sich rückblickend auch an meinem
Ruf unter meinen Arbeitskollegen aus der Moderedaktion festhal-
ten. Ich war der »Fitnessfreak« und die »Diätexpertin«, die zwar
auch mal nach Tipps gefragt wurde, hauptsächlich jedoch einen
Spruch gedrückt bekam oder kopfschüttelnd verabschiedet wurde,
wenn ich nach einem harten Arbeitstag noch zum Training ging.
Erst als ich nicht mehr dort arbeitete, verriet mir eine ehemalige
Arbeitskollegin, wie unsympathisch und unnahbar ich mit meinem
knallharten Fitnessplan gewirkt hatte. Auch mein Freund Stefan
beichtete mir irgendwann, wie verletzt er war, als ich seinen Käse-
kuchen, den er mir zum Geburtstag gebacken hatte, abgelehnt hatte. Ich kann mich auch noch an diese Situation und meine Reaktion
erinnern: Wie er mir den Kuchen stolz vor die Nase stellte und ich
ihn nur entsetzt anschaute und bitter enttäuscht sagte, er müsse
doch wohl wissen, dass ich so etwas nicht essen dürfe. Vor allem

nicht drei Wochen vor der Hochzeit! Sein trauriger, enttäuschter
Blick beleidigte mich damals regelrecht. Alles, was zu dem Zeitpunkt zählte, waren mein Körper, meine Hochzeit und die Gewiss-
heit, mein Ziel erreicht zu haben, ohne vorher abzubiegen oder
mich zu verlaufen.

Traurigerweise hatte ich ausgerechnet Paul auf diesem Weg aus
den Augen verloren. Nicht nur Paul, auch den eigentlichen Grund
für die Hochzeit: unsere Liebe. Etwas, das keine Kalorien und Kör-
permaße und keine anderen Prioritäten kennen sollte. Das Grund
genug sein sollte, auch die Zeit *vor* der Hochzeit gemeinsam zu
zelebrieren und zu genießen, anstatt sie ohne Rücksicht auf den
Partner mit radikalen Diät- und Sportplänen vollzustopfen. Meine
Abende nach der Arbeit sowie die Wochenenden waren monatelang
durchgetaktet – entweder ich trainierte, hielt mich an meine Essens-
zeiten, bereitete meine Mahlzeiten für die nächsten Tage vor, ging
einkaufen oder hatte hochzeitsbezogene Termine. Nahezu jeden
Abend war mein Körper so kraftlos, dass ich möglichst früh ins Bett
ging, anstatt mich mit Paul zu beschäftigen. Paul war derjenige, der
mich mit kleinen Ausflügen oder einem Dinner-Date überraschte
und mich auf diese Weise liebevoll zwang, ein wenig abzuschalten.
Mich nur auf ihn zu konzentrieren. Ich war dann durchaus in der
Lage, mich für einen Moment fallen zu lassen, aber niemals, meine
Pläne zu boykottieren. Wenn wir in unser Düsseldorfer Lieblingslokal gingen, bestellte ich immer einen Salat mit Pute. Da ich aber
nicht genau wusste, wie viele Kalorien er hatte, aß ich ihn vorsichtshalber immer ohne Dressing und nur zur Hälfte auf, außerdem nur
an Trainingstagen, an denen ich mindestens 500 Kalorien verbrannt
hatte – da vertraute ich ganz auf meine Pulsuhr –, und ließ dafür ir-
gendeine andere Speise an dem Tag weg. Ich war besessen von meiner Vision, die ich kurz nach dem Heiratsantrag in meinem Kopf
abgespeichert hatte: Ich als *die* perfekte Braut. Die Idee von einer
makellosen Frau, die am Hochzeitstag nicht nur Paul, sondern all

unsere Freunde und unsere Familien umhauen würde, begeisterte und motorisierte mich zu sehr, als dass ich sie hinterfragen konnte.

Was ich heute weiß, wenn ich an diese Zeit zurückdenke: Paul wurde nicht zu der Arche Noah, die ich zuerst in ihm und unserer Beziehung gesehen hatte. Nicht das Schiff, das mich für immer von dem vergifteten Hafen, den ich selbst verseucht hatte, wegbrachte. Von der Trauer, dem Schmerz, der Einsamkeit. Nicht der, der meine Probleme mit einem Heiratsantrag und dem Versprechen, mich für immer ehrlich lieben zu wollen, endgültig löste, sondern nur der, der sie für einige Zeit verdeckte – wie ein buntes Pflaster eine noch frische Wunde. Ich blieb krank. Ich blieb getrieben von der Sucht nach Perfektion, die mich vor Kritik, Ablehnung und Stillstand schützen sollte.

Mit Paul ging es mir besser denn je, ich war wahnsinnig verliebt, vielleicht dadurch stabil, stark, ehrgeizig. Doch geheilt war ich durch diese große Liebe noch nicht. Vielmehr spornte sie mich an, noch besser, schöner, beliebter, bewundernswerter werden zu wollen. Denn meinen Verlobten, den einzigen beständigen, verlässlichen Faktor in meinem Achterbahn-Leben, durfte ich keinesfalls enttäuschen. Er *musste* sehen, wie großartig und schön seine Auserwählte war, und er musste es auch durch die Augen der anderen sehen. Wenn die Hochzeitsgäste ihm zu seiner »umwerfenden Braut« gratulierten, wüsste er ganz sicher, die richtige Entscheidung getroffen zu haben. Dass er sich seiner Entscheidung schon lange vor meinem Make-over sicher war, nahm ich nicht wahr und fuhr unbeirrt fort, mich sorgfältig zu modellieren. Für ihn, für die anderen.

Ein einziges Mal im Leben im absoluten Mittelpunkt zu stehen, beklatscht und bewundert zu werden – ja, das hatte ich mir immer gewünscht und nie bekommen. Meine eigene Hochzeit, so glaubte ich damals, wäre meine einzige Chance darauf, und die Bilder, die an dem Tag entstünden, wären ein Leben lang der unauslöschliche Beweis für meine Schönheit, meine Disziplin, meine Perfektion.

KAPITEL 28

DIE FAST PERFEKTE BRAUT

Als mein Wecker früh morgens klingelt, springe ich voller Energie auf, obwohl ich vor Aufregung kaum geschlafen habe. Denn heute ist der Tag unserer standesamtlichen Hochzeit, heute heirate ich meinen Paul! Gut gelaunt mache ich mir meinen geliebten Morgenkaffee und husche ins Bad, um mich fertig zu machen. Mein erster Blick fällt wie gewöhnlich auf mein Spiegelbild – und augenblicklich füllen sich meine Augen mit dicken Tränen. Ich heule so melodramatisch wie jemand, der zu einer Beerdigung muss statt zu seiner eigenen Hochzeit.

Ich weine, weil ich mich über mich selbst ärgere. Weil ich bei meiner Sucht nach Perfektion offensichtlich zu weit gegangen bin. Weil der Plan von der perfekten Hochzeit am Ende an meiner Dummheit scheitert. Weil ich entsetzt bin, dass sich die frisch gewachsene Haut über meiner Oberlippe so entzündet hat, dass sie voller roter, eitriger, dicker Pickel und unzähliger Pusteln ist.

Fast wäre es aufgegangen, das perfekte Konzept von der perfekten Hochzeit und mir als perfekter Braut. Hätte ich nicht die Idee gehabt, noch perfekter sein zu wollen und erstmals in meinem Leben zum Waxing zu gehen. Zwei Tage vor der Hochzeit. »Wo wachsen wir denn?«, fragte die Dame, und ich sagte unwissend: »Ach, machen Sie mal alles.« Und obwohl ich mich für schmerzfrei hielt, musste ich die Zähne fest zusammenbeißen, als die Streifen von meinen Beinen, Armen, der Oberlippe und meiner Bikinizone abgezogen wurden. Als es endlich vorbei war, glühte meine Haut feuerrot, doch ich freute mich auf drei rasurfreie Flitterwochen und ein makelloses Gesicht, welches ich nach dem Waxing von meiner Kosmetikerin noch zusätzlich mit irgendwelchen Beautymasken verwöhnen ließ.

Ich hatte mich zu früh gefreut. Als sich meine Oberlippenhaut so fürchterlich entzündet hatte, rief ich zuerst meine Visagistin an, die mir Tipps für eine solide Abdeckung der Entzündungen gab, dann meinen Hautarzt, der mir riet, mir eine Cortisonsalbe zu besorgen und sie ständig aufzutragen. Was sollte ich also tun, lieber Make-up oder Cortison verwenden? Für die standesamtliche Trauung am Mittag entschied ich mich fürs Make-up und hoffte, dass ich danach noch genug Zeit haben würde, die Pickel mit Cortison zu behandeln – ohne dass mich jemand so sah. So hässlich und so gescheitert. Ich bat meine Fotografin, alle Nahaufnahmen von mir als Braut sorgfältig zu retuschieren, und meine Visagistin darum, den Ausschlag so gut es ging zu überschminken. Meine Trauzeugin Maria wies ich an, immer deckendes Puder in der Tasche zu haben und mich sofort zuzukleistern, wenn die Pickel im Laufe des Hochzeitstags durchscheinen würden. Alle drei hielten ihre Versprechen.

Auf der Fahrt zum Standesamt war meine Stimmung auf dem absoluten Tiefpunkt. Ich konnte nicht anders, als die ganze Zeit in den Autospiegel zu schauen und noch mehr Puder aufzutragen. Paul versuchte mich aufzuheitern und sagte, er hätte noch nie so schöne Pickel gesehen. Doch ich weinte, anstatt zu lachen.

Doch dann, im Standesamt, passierte etwas, das ich noch kurz vorher nicht für möglich gehalten hatte. In dem Moment, als Paul und ich Hand in Hand vor dem Beamten saßen, ihm zuhörten, uns zwischendurch anschauten, war ich plötzlich so weit von allem anderen entfernt. Ich kann es mir nicht erklären, aber alles Bedrückende war in diesem Raum plötzlich vergessen. Die Pickel waren vergessen, die Traurigkeit war vergessen, Papa war vergessen, die körperlichen Schmerzen waren vergessen, auch die ausbleibende Periode war vergessen. Ich spürte Paul hautnah, nicht nur weil er meine Hand so fest drückte, dass er meinen Schweiß aus ihr hätte herauswringen können, sondern weil ich sein Vertrauen, seine Liebe, seine Freude, seine Dankbarkeit, seine Beständigkeit genauso spürte wie meine Gefühle, die identischer und authentischer nicht sein konnten. Ich fühlte mich mit ihm zu einem Ganzen verschmolzen und ganz weit weg von allem, was uns bislang beengt und beschwert hatte. Ich dachte daran, dass wir nun in eine bessere, glücklichere Zukunft starten würden.

»Ich erkläre Sie heute *nicht* zu Mann und Frau«, sagte der Beamte. Kurz wurde ich nervös. Was genau meinte … »Ich meine … was waren Sie denn vorher, etwa kein Mann und keine Frau?« Er lachte. Wir lachten. Und durften uns dann endlich küssen. Wir verließen das Gebäude und aßen mit unseren beiden besten Freunden in unserem Lieblingslokal. Für mich gab es – wie sollte es anders sein – Salat mit Pute, ohne Dressing, und nur die Hälfte.

Der Zauber hielt nur kurz. Schon zwei Stunden später lag ich völlig geschwächt mit akutem Fieber zu Hause und weinte und fragte mich, wieso der Tag nicht so ablaufen konnte, wie ich es mir gewünscht hatte. Ganz unbeschwert, fehlerlos. Ich weinte vor Erschöpfung, vor Enttäuschung. Über das plötzliche unerklärliche Fieber und über diese verdammten Pickel. Die glückliche, strahlende Braut war weg und die manische Perfektionistin wieder in gewohnter Action. Ich befürchtete, dass die große Traumhochzeit am nächsten Tag mit mir als glänzender Braut tatsächlich gefährdet war – und das nach zehn Monaten akribischer Vorbereitung! Nicht nur wegen der Pickel, sondern wegen des Fiebers, das mich flachlegen könnte. Ich jammerte und schimpfte und versank in elendem Selbstmitleid. Paul sagte nichts, doch sein Blick verriet seine Enttäuschung über mein Verhalten. Wir trennten uns in mieser Stimmung. Ich fuhr mit Maria und Sara in unsere Hochzeitssuite, um die Nacht ganz traditionell ohne Mann zu verbringen, stattdessen mit einer geschwollen, blutroten, eiterpickeligen Oberlippe, Cortison und Champagner. Nachts konnte ich nicht schlafen, weil ich an die Oberlippe dachte und sie ständig betastete und hoffte, die Pickel würden bis zum Morgen austrocknen und ich wäre wieder die perfekte Braut aus meinen imaginären Skizzen, und ich konnte erst recht nicht schlafen, als mit einem mal Regen gegen die Fenster prasselte, obwohl die Wettervorhersage gar keinen Regen angekündigt hatte. Regen war in meiner Vorstellung von der perfekten Hochzeit definitiv nicht geplant, schließlich würden wir uns auf einer Wiese an einem See unter einer kitschigen, malerisch schönen Weide trauen lassen – und wenn es regnete, würde mein perfekter Plan ins Wasser fallen.

Am Morgen ging ich voller ängstlicher Anspannung ins Bad. Ich knipste das Licht an. Und stand da, blickte mir direkt in die Augen. Ich hatte mit Tränen gerechnet, doch sie kamen nicht. Auch keine Wut, kein Hass, keine Enttäuschung. Stattdessen pure Resignation, Ernüchterung – und im nächsten Moment die Entscheidung, die nach wie vor leuchtenden Pickel zu akzeptieren und über meinen Waxing-Fehler zu lachen. Ich konnte die Situation ohnehin nicht mehr ändern, also müsste ich es wenigstens mit Humor sehen, um diesen perfekten Tag nicht zu ruinieren. »Denk positiv«, hatte ich in meinen Therapien doch gelernt und wann sollte ich diese Regel anwenden, wenn nicht jetzt, wo sie so bitter nötig war? Ich stand also vor dem Spiegel und lachte mich an – oder aus –, bis sich alle Anspannung gelöst und sich alle Ängste verabschiedet hatten und ich nur noch eins dachte: »*Du allein* bist verantwortlich für dich und deinen Körper! Niemand hat dir den Sport, die Diäten oder das bescheuerte Waxing angetan, das waren alles ganz allein deine Entscheidungen und nun musst auch du allein die Rechnung dafür blechen.«

Die Rechnung war hoch – ein für eine Braut ziemlich entstelltes Gesicht –, doch eine Rechnung, die mich daran erinnerte, dass ich zu weit gegangen war. In meinem Wahn nach Schönheit und nach Perfektion, in der keinerlei Fehler und Makel erlaubt waren. Eine Rechnung, die im denkbar schlechtesten Zeitpunkt kam und zugleich im denkbar idealsten. Nämlich in dem Moment, in dem sie am stärksten auffiel, einschlug und unvergessen blieb. Am wichtigsten Tag meines bisherigen Lebens. An dem Tag, der doch noch zum schönsten meines Lebens werden sollte. Dass ich an Positives dachte und in dem Desaster mein Lachen wiederfand, machte diesen Tag meiner Träume doch noch möglich. Ich sah nicht mehr meine riesigen Pickel, auch nicht den Regen, der in unsere romantische Trauung unter der Weide platzte und alle Anwesenden ins Innere zwang und die aufwändige Deko und meine hübsche Hochsteckfrisur zerstörte. Ich sah nur Paul. Paul, wie er lachte. Durchgehend. Paul, wie er mich anschaute. Auch aus den entferntesten Ecken der Räume, weil er mich immer und überall erblickte. Paul, der während der Trauung zu mir sagte, ich müsse die Mutter seiner Kinder werden. Paul, der niemals an mir vorbeiging, ohne mich zu küssen. Paul, der mich umarmte oder mit Eiscreme oder Getränken versorgte. Paul, der sagte, ich sei für ihn perfekt. Paul, der die Pickel in meinem Gesicht nicht sah. Nur mich, seine Schönste.

An diesem Tag lief zwar nichts nach Plan und dennoch war er so perfekt wie selten etwas anderes zuvor. Wir feierten den Tag, ohne uns von den Schönheitsfehlern ablenken zu lassen, wir tanzten bis in die Morgenstunden, wir kuschelten, tranken, aßen, wir dachten an Papa, sprachen über ihn und weinten mit einem Lächeln, als andere über ihn sprachen. Wir zogen uns zurück, wenn uns nach Zweisamkeit war, und wir machten witzige Photobooth-Fotos mit Freunden, als der Alkoholpegel hoch genug war. Schon längst hatte ich unseren Gästen ganz offen und mit viel Selbstironie meine Pickel-Geschichte erzählt und offen zugegeben, dass ich es einfach übertrieben hatte. Ich bezeichnete mich selbst als »Bridezilla« und merkte, wie erleichternd es war, meine Fehler einzugestehen und darüber zu lachen. Wir verbrachten letztlich eine Hochzeit, die ganz anders war als die aus meiner Vorstellung – nämlich viel besser. Weil nichts von dem, was wir für diese »Traumhochzeit« kaufen oder von unserer Hochzeitsplanerin hätten organisieren lassen können, diese gebündelte Feierlichkeit jemals möglich gemacht hätte. Das waren nur wir und das, was sich zwischen und in uns abspielte. Während der Hochzeit, nach der Hochzeit. Und ohne, dass jemand klatschte. Pures, unverfälschtes Glück, frei von allen äußeren Einflüssen, die zwar da, aber plötzlich bedeutungslos waren.

Es war für mich eine neue Erfahrung. Eine, die mich so prägte, dass ich seit dem Morgen der Hochzeit eine maßgebliche Veränderung in mir spürte. Heute, mit etwas Abstand, ist mir klar, woher sie kam: Ich war heilfroh, dass es vorbei war, denn ich hatte absolut keinen Bock mehr auf die Selbstgeißelung durch Diäten und Sport. Ich war müde, kaputt, hungrig. Alles, was ich in den Monaten zwischen dem Antrag und der Hochzeit getan hatte, hatte ich nur für diesen einen Tag getan, denn dieser würde mich schließlich von meiner Qual erlösen. Dann war die Challenge beendet, und weil ich mir in der gesamten Vorbereitungszeit das Ende der Tortur fest vor Augen gehalten hatte, war ich überhaupt erst in der Lage gewesen, mich zum Dranbleiben zu motivieren. Mich zum Weitermachen zu zwingen, auch wenn ich körperlich völlig ausgebrannt und krank war und wusste, dass ich auf diesem Level niemals dauerhaft bleiben und schon gar nicht glücklich werden könnte.

Am Tag der Hochzeit lachte ich also eigentlich nicht nur über meinen lächerlichen Perfektionismus und die Pickel, die zum Symbol meiner gescheiterten Selbstinszenierung geworden waren, sondern auch über das feierliche Ende dieser grausamen Periode, die ich erst in der Rückblende als wirklich grausam empfinde. Mit dem Beschluss unserer rechtskräftigen Ehe fühlte ich mich ernsthaft bereit, ein neues Leben zu beginnen. Ein Leben mit einem Mann, der mich trotz meiner Fehler wirklich geheiratet hatte, der mich wirklich liebte, so wie ich es mir immer gewünscht hatte, so wie ich wirklich war – mit allen Höhen und Tiefen, und von denen gab es schließlich unzählige in meinem turbulenten Leben. Und turbulent sollte es noch eine Weile bleiben.

Als wir am Morgen nach der Hochzeit aufwachten, empfand ich zunächst einen gigantischen Hunger – nach Paul, nach Leben, nach Spaß und endlich auch wieder nach Essen. Richtigem Essen. Fettig, zuckerhaltig. Ich wollte es endlich wieder genießen, und das tat ich auch. Es fühlte sich großartig und richtig an, ganz ohne schlechtem Gewissen. Und dabei ging es nicht darum, dass ich am Vortag mein Ziel von einer tollen Hochzeit und einem tollen Körper erreicht und damit abgehakt hatte, sondern darum, dass ich zwischen all der inszenierten Perfektion erstmals erkennen wollte, dass das einzig Wahre nicht in unserer Optik steckt und deshalb nur bei genauerem Hinsehen sichtbar wird. »Es befindet sich in den Dingen, die wir sagen, in den Bildern, die wir denken, in den Handlungen, für die wir uns entscheiden, in den Menschen, die wir wählen«, hatte ich noch gedankenvoll zu Paul gesagt, als wir am Vorabend auf unserer Couch noch ein Stück unserer Hochzeitstorte teilten. Ich schwor mir eine unerschöpfliche Hingabe für meine eigene Familie, in der es niemals zu einer Scheidung kommen würde. Dafür würde ich sorgen. Beflügelt flogen wir in die Flitterwochen nach Bali, Singapur und am Ende auf eine kleine Insel, deren Luxus nicht darin bestand, dass sie alles hatte, sondern eben nichts. Kein Fernseher, keine Klimaanlage, in den Villen waren nicht mal Türen und auf den Tisch kamen nur lokale Traditionsspeisen, die ich alle restlos verputzte. Wenn mir danach war, trank ich Cocktails mit Alkohol, und Sport gab es nur sporadisch, dafür jede Menge Sex. Der war einmalig, sinnlich und natürlich, wie man ihn sich nicht nur für die Hochzeitsreise, sondern für den Rest seiner Ehe wünscht. Ich liebte

es, von Paul angefasst zu werden. Mehr denn je. Weil er meinen
Körper mochte, meinen Charakter jedoch noch mehr. Und weil ich
in der Lage war, es zu erkennen und zu genießen. Ich fühlte mich so
befreit – und wahrscheinlich war ich das im wahrsten Sinne, da mit
den Diäten auch meine Depressionen vergangen waren und ich mit
der Vielfalt und Menge der Speisen nicht nur positivere Gedanken,
sondern auch ein besseres Körpergefühl wiedererlangte. Und dieses
blieb, auch als während der Hochzeitsreise die harten Konturen
und Adern langsam verschwammen.

Die würden schon wiederkommen, redete ich mir vor der Rückreise ein. Ich würde nach der Hochzeitsreise wieder zu einem noch
schöneren Körper finden, versprach ich mir. Heimlich, beim Blick
auf meinen gebräunten, noch immer sehr schlanken Bikinikörper.
Noch während ich die süßen Seiten des Lebens genoss, schwor ich
mir, mir zwar hin und wieder etwas Leckeres zu gönnen, vielleicht
auch nicht mehr so häufig trainieren, aber mich trotzdem nie gehen
zu lassen, meinen Körper unter Kontrolle zu halten, damit er schön
und liebenswert bliebe. Damit Paul immer sagen könnte, seine Frau
sei perfekt. Damit auch andere zu ihm sagen würden: »Deine Frau
ist perfekt.« Ich glaubte, damit einen guten Weg gefunden zu haben – irgendwo zwischen Genuss und Grenzen, zwischen Pflichten
und Privilegien. Ich war unfähig zu erkennen, dass ich *schon wieder*
sukzessiv in mein altes Muster aus Extremen verfiel. Ich erkannte damals nicht, dass ich selbst am vermeintlich schönsten, entspanntes-
ten und glücklichsten Punkt meines Lebens insgeheim den Stillstand
fürchtete und *schon wieder* nach einer neuen Aufgabe suchte. Einem
neuen Kapitel, in das ich mich erfolgsgetrieben stürzen konnte.

Nein, ich sah all das nicht. Stattdessen bildete ich mir selbstbewusst ein, angekommen und mit meinem Körper im Einklang zu sein.

Bis zu dem Tag zwei Wochen nach der Hochzeitsreise, als ich im
Besprechungszimmer meines Frauenarztes saß und plötzlich erfuhr,
dass mein Körper ganz und gar nicht im Einklang mit mir war.

Teil 4

SCHMERZFREI

Kapitel 29

KAPUTTE KÖRPER KRIEGEN KEINE KINDER

»Sie können nicht schwanger werden«, sagt mein Frauenarzt mit ernstem Blick auf die Ergebnisse der letzten Untersuchungen. »Jedenfalls nicht jetzt und vielleicht auch gar nicht – und ziemlich sicher nicht ohne Hilfe«, fügt er hinzu.

»Wie bitte?«, fragt meine noch frisch gebräunte gerunzelte Stirn, während mein Mund geschlossen bleibt.

Er sieht mir offensichtlich mein Unverständnis an und bemüht sich, klarer zu werden und dabei möglichst sensibel zu sein: »Also, es ist so … Ihre Eierstöcke sind derzeit inaktiv, da tut sich momentan leider nichts. Das heißt, es bilden sich keine Follikel mehr – und ohne die gibt's keine Kinder. Auch ist in der Gebärmutter keine Schleimhaut aufgebaut, was bedeutet, dass eine Menstruation aktuell unwahrscheinlich ist und sie deswegen auch schon seit so vielen Monaten nicht kommt. Und Ihr Hormonspiegel weist kaum noch Östrogene auf. Im schlimmsten Fall befinden Sie sich quasi in einer vorzeitigen Menopause.«

Was?! Wechseljahre? Mit 28 Jahren? Ich denke viel, sage aber nichts.

Er fährt fort: »In Ihrem Zustand – und da Sie ja einen akuten Kinderwunsch haben – sollten wir nichts dem Zufall überlassen.

Die Gefahr, dass Sie dauerhaft unfruchtbar werden, ist einfach zu groß. Wir sollten versuchen, den Zyklus schnell wieder anzuregen, ihm mit Hormonen nachzuhelfen. Bevor es zu spät ist.«
Ich nicke wortlos. Er schreibt das Rezept für das Medikament, das mir vielleicht doch noch den Wunsch von einem eigenen Kind erfüllen wird.

Als Paul und ich frisch vermählt am indonesischen Traumstrand lagen und auf das glasklare Wasser schauten, sprachen wir am liebsten darüber, wie sehr wir uns Kinder wünschten. Eins möglichst ganz bald, nach zwei Jahren das nächste. Und vielleicht noch irgendwann ein drittes. Wir malten uns aus, wie es wäre, Eltern zu sein. Was wir mit unseren Kids unternehmen, wohin wir mit ihnen reisen würden. Wir waren uns sicher, unsere Kinder würden auch blond werden und vermutlich ähnlich wild, wie wir es waren. Wir sprachen so gern darüber, weil uns unsere Zukunftsvisionen so gut gefielen und es Spaß machte, sich das Leben als glückliche Familie auszumalen. Mit jedem Gespräch über den Wunsch, ein Kind zu bekommen, wurde der Wunsch immer größer.

Und meine geheime Skepsis, ob es überhaupt klappen würde. Schließlich hatte ich meine Tage zu diesem Zeitpunkt schon zehn Monate nicht mehr bekommen, und das obwohl ich längst keine Pille mehr nahm. Ich ahnte langsam, dass die ausbleibende Periode ein ernsthaftes Problem sein könnte und dass ich sofort nach der Hochzeitsreise mit meinem Frauenarzt darüber sprechen müsste. Noch während der Flitterwochen rief ich in der Praxis an und vereinbarte einen Termin gleich in der ersten Woche nach unserer Rückkehr. Ich durfte keine Zeit verlieren.

Mein Frauenarzt untersuchte mich genau und nach der niederschmetternden Diagnose bekam ich das Rezept für Progynova. Er erklärte mir gleich noch, wie die Hormontherapie funktionierte: »Sie nehmen täglich eine Tablette, immer zur gleichen Zeit, praktisch wie die Anti-Baby-Pille. Nach drei Wochen folgt eine Woche Pause, in der Sie Ihre Tage bekommen werden. Sie wiederholen den Zyklus noch weitere zwei Mal, dann sprechen wir uns und schauen, was sich getan hat.«

Das Rezept, das ich während seiner Instruktionen in den Händen hielt, wurde feucht und knittrig, ich kämpfte mit den Tränen und schaute das Wort »Progynova« so lange an, bis ich mich sicher genug fühlte, wieder in die Augen meines Frauenarzts zu blicken.

Er fuhr fort: »Bitte bedenken Sie, dass es sehr ernst ist. Und dass zu einer Genesung – und zu einer erfolgreichen Kinderplanung – mehr gehört als nur die regelmäßige Tabletteneinnahme. Verlassen Sie sich nicht allein auf die Medizin. Sie müssen etwas ändern, in Ihrem Leben, in Ihrem Körper, ja auch in Ihrem Kopf. Nehmen Sie zu, um Körperfett aufzubauen und die Östrogenproduktion zu unterstützen, machen Sie weniger Sport oder zumindest anders. Entspannen Sie, versuchen Sie Stress zu vermeiden, haben Sie einfach Spaß am Leben. Seien Sie so glücklich, wie es nur geht. Ihr Körper muss es spüren, um zu funktionieren, um gesund zu werden.«

Ich gab ihm meine feuchte Hand, ein winziges, gequältes Lächeln, doch noch bevor ich die Apotheke im Erdgeschoss betrat, weinte ich. Ich weinte so heftig wie schon lange nicht mehr, fühlte mich so einsam wie schon lange nicht mehr. Auf dieser kalten, grauen Treppenstufe. Mit einem Körper, der mit einem Mal nicht mehr schön war. Sondern hässlich, weil unvollständig, kaputt und kompliziert.

Ich ließ mir in der Apotheke das Präparat zur Behandlung von typischen Symptomen der Wechseljahre und des Östrogenrückgangs geben und begann noch am Abend mit der Einnahme. Da saßen Paul und ich auf der Couch, ich regungslos in seinem Arm, und er sagte beruhigend zu mir: »Das wird schon alles.« Doch als ich ihn ansah, sah ich seine Sorgen. Ich wusste, wie sehr er sich eigene Kindern wünschte, und es tat mir weh zu sehen, dass ihm die

Diagnose so wehtat. Ich beschloss, für ihn da zu sein und alles zu versuchen, damit dieser wundervolle Ehemann auch ein wundervoller Papa werden konnte. Und ich eine Mutter.

Nach zwei oder drei Wochen wünschte ich mir allerdings, niemals mit dieser Therapie angefangen zu haben. Denn da begannen die Hormone ihre Wirkung zu entfalten, vor allem im Kopf. Der fand den Einzug der Östrogene nämlich gar nicht feierlich und stellte sich meinem »neuen Lebensglück«, welches mir mein Frauenarzt indirekt verschrieben hatte, voll in den Weg. Ich war zickig. Gereizt. An manchen Tagen heulte ich stundenlang und wusste nicht wieso. Ich wusste auch nicht, wieso ich Paul nicht um mich haben wollte. Oder irgendjemand anderen. Dann kam wieder ein Tag, an dem ich bester Laune war und alles und jeden toll fand – ein Tag, aus dem Paul und ich sehr viel Kraft schöpften und schöpfen mussten, weil garantiert der nächste folgen würde, an dem die Depressionen zurückkehrten. Wir stritten uns unglaublich viel in dieser Zeit, oft sehr dramatisch und theatralisch. Dann packte ich drohend meine Sachen, rannte hinaus, rief meist noch so etwas wie »Das war's dann!« oder »Du bist das Letzte!« und setzte mich in den Fitnessraum im Keller oder in mein Auto. Meist mit einem Schokoriegel. Bis mich der gute Paul wortlos in meinem »Versteck« abholte, wir zurück nach oben gingen, Arm in Arm im Bett lagen und völlig erschöpft betonten, dass wir das durchstehen müssten. Gemeinsam. Für eine gemeinsame Zukunft mit gemeinsamen Kindern.

In den drei Monaten der Therapie mit Progynova erkannte ich mich kaum wieder, und auch Paul hatte offensichtlich Mühe, mich zu mögen, weshalb ich beschloss, nach diesen drei Monaten mit der Einnahme aufzuhören. Ich würde es dann eben anders versuchen, mit anderen Medikamenten oder Therapien, aber diese Hormone – so harmlos sie auch im Vergleich zu anderen Kinderwunschmaßnahmen sein mögen –, waren einfach nichts für mich. Der einzige positive Effekt war, dass meine Periode tatsächlich in der einwöchigen Pause der Pilleneinnahme wiederkam. Mir war jedoch bewusst, dass das noch lange nicht bedeutete, dass sich mein Zyklus wieder dauerhaft normalisiert hatte und ich auch ohne Hormonpillen meine Periode weiter bekäme oder einen Eisprung oder gar Kinder. Mir war das alles bewusst, doch ich feierte jede Blutung wie Wüstenvölker den Regen.

Als sich der November 2014 und zeitgleich der erste Behandlungszyklus mit Progynova langsam dem Ende neigten, flogen Paul und ich in die Sonne, um uns für eine Woche an den Strand zu legen, gut zu essen, Bücher zu lesen, einfach mal nichts zu tun, aber alles gemeinsam mit möglichst viel körperlicher und seelischer Nähe und ausgelassener Laune. Dort ließ ich den Herbst Revue passieren. Es hatte sich viel verändert: Nicht nur meine Launen, sondern auch mein Lifestyle und damit mein Körper und mein Geist. Die Schockdiagnose Unfruchtbarkeit hatte in mir ein heftiges Erdbeben ausgelöst und mir die Trümmer meiner konsequenten Selbstzerstörung vor Augen geführt. Was ich in meinem Schönheits- und Perfektionswahn leichtsinnig aufs Spiel gesetzt hatte: meine Gesundheit und die Chance auf eine eigene Familie. Es hatte zuvor viele Warnschüsse gegeben – meine ständigen Depressionen während der Diäten, meine diversen körperlichen Leiden durch den exzessiven Sport, die ausbleibende Periode mit 23, dann nochmal mit 28 –, doch erst diese Diagnose war es, die meine Fehler begreifbar und realer machte.

Nun wusste ich, dass alle Momente der vermeintlichen Erleuchtung und endgültigen Regeneration nichts anderes waren als der mäßige Versuch, mein Leben zu verstehen und zu verändern. Ich war jedes Mal gescheitert, weil meine Zwänge und Ideale immer noch stärker waren als meine Bereitschaft, mich selbst kennen- und mein wahres Ich lieben zu lernen; stärker als der Mut, die Wahrheit zu sagen. Mir und den anderen. Weder die Therapie noch Papa oder Paul hatten die heilende Wirkung, die ich ihnen zwischenzeitlich zugesprochen hatte. Vermutlich auch deshalb, weil ich nie ganz ehrlich war, stattdessen verschwiegen oder pseudo-reflektiert. Nach Papas Tod, der mich der Liebe und Familie nähergebracht und die essenziellen Werte des Lebens gelehrt hatte, und im Projekt »Traumhochzeit« hielt ich mich für stark und fokussiert, weil ich nicht mehr ausschließlich an Essen und Sport dachte. Weil ich nicht mehr so oberflächlich und manipulativ war. Doch nach dem Heiratsantrag hatte ich einen fatalen Rückfall in alte Muster, verlor auf einen Schlag das Gespür für diese essenziellen Dinge, die mir zwischenzeitlich eigentlich bewusst geworden waren. Wie schon Papa konnte auch Paul den Wunsch nach einer Familie und einem Leben abseits aller Restriktionen durch einen fanatischen Körperkult in mir schüren, doch nicht die entscheidende Erkenntnis bringen, welche Änderungen und welchen Verzicht dieses Bekenntnis erforderte. Das Wort »Familie« blieb eine Abstraktion, keine reale Handlung. Sonst hätte ich vermutlich nicht schon während der Hochzeitsreise daran gedacht, mich nach der Heimkehr wieder um meine angeblich so vernachlässigte Figur zu kümmern. Erst der Schock, möglicherweise keine eigenen Kinder bekommen zu können, ließ mich erwachen. Aufgrund der Diagnose der temporären Unfruchtbarkeit sowie der unausweichlichen Hormontherapie konnte ich meinen fatalen Lebensstil nicht mehr leugnen und mit keiner weiteren (Selbst-)Lüge übertünchen. Ich bekam die bittere Rechnung für all die falschen Entscheidungen serviert, die ich in den Jahren zuvor getroffen hatte. *Ich allein* war dafür verantwortlich. Wollte ich die Rechnung begleichen, müsste ich sie aus eigener Tasche bezahlen. Also schluckte ich die bitteren Pillen – das Progynova ebenso wie die düsteren Gedanken über mein bisheriges Leben.

Mittlerweile bin ich zu der Einsicht gelangt, dass ich es nicht bereuen kann, dieses Leben in Lügen und Extremen, denn ich habe es damals einfach nicht besser gewusst und hätte es in meiner kindlichen Verzweiflung, Sehnsucht und Unreife nicht anders machen können. Alle Entscheidungen, die ich auch noch später als

Erwachsene getroffen habe, waren affektiv und ein tragisches Resultat meiner frühen Traumata. Ich war demzufolge gar nicht in der Lage, all diese Fehlentscheidungen zu der Zeit schon als solche zu erkennen – doch damit spreche ich mich nicht von der Schuld frei. Im Gegenteil: Es war falsch, die Alarmsignale meines Körpers zu ignorieren und weiterzumachen, anstatt mir helfen zu lassen. In den Therapien habe ich zwar intensiv über meine Familie und meine verzweifelte Suche nach Liebe und Aufmerksamkeit gesprochen und konnte dank der Analysen Paul in mein Leben lassen. Ich konnte auch meinen Eltern verzeihen und sie wieder vorurteilsfrei lieben, doch ich konnte nie gänzlich aufräumen und mich selbst heilen, weil ich die ganze Zeit über unehrlich blieb.

Kein einziges Mal habe ich meine Essstörungen und den Sportwahn in den Therapien erwähnt. Ich habe meinen Therapeuten, die eigentlich zu Vertrauten geworden waren, verschwiegen, dass ich meinen Körper mit Diäten und Sport für seine vermeintlichen Makel bestrafte. Es war mir damals nicht bewusst, welch elementaren, abnormen Teil die Zwänge des Körperkults in meinem Leben einnahmen und dass ich auch sie hätte professionell behandeln lassen sollen. So konnten mir die Therapeuten nicht wirklich nachhaltig helfen, und die verschiedenen Phasen des Hungerns, des Binge Eatings, des harten Trainings, der Lust auf Schmerz kamen und gingen. Sie kamen mit dem Stress und gingen mit den Momenten des Erfolgs, der Zufriedenheit, des Glücks. Daher schaukelte auch mein Konsum von Sport und Essen so heftig wie ein kleines Boot auf wilder See. Mal fühlte ich mich stabil und sicher, aß und trainierte dann normal, und im nächsten Augenblick sah ich mich schon wieder in Gefahr, war überfordert und verlor die Kontrolle, suchte daraufhin Rettung in extremem Essen, extremem Sport und in einem extrem rasanten Lebensstil.

Wäre ich diesbezüglich ehrlich gewesen, hätte ich vielleicht rechtzeitig verstanden, dass die Ursachen für meinen Wunsch, schön und beliebt zu sein, sowie für meine Bereitschaft, dafür bis an die Schmerzgrenze Diäten und Sport zu machen, in tief verwurzelten Problemen liegen. Vielleicht hätte ich sie rechtzeitig gelöst, vielleicht wäre ich rechtzeitig gesund geworden, vielleicht hätte ich dann ohne Hormone Kinder bekommen können. Wer weiß das schon? Doch ich musste offensichtlich erst tief fallen, um mich wirklich kennen-, lieben und steuern zu lernen.

Wie hat Papa immer gesagt: »Gutes durch Böses.« Dieses Mantra half mir, während der Hormontherapie positiv nach vorne zu blicken. Ich versprach mir: Auch wenn mein Kinderwunsch unerfüllt bleiben sollte, so würde ich meinen malträtierten Körper ab sofort ein Leben lang pflegen, ehren und nie mehr für seine scheinbaren Schönheitsfehler bestrafen. Und ich würde andere vor den Risiken katastrophaler Diätkonzepte, vor gefährlichem Sportmissbrauch, ja der Selbstverletzung durch destruktive Selbstwahrnehmung warnen. Ich würde all den anderen Opfern und Gefährdeten sagen: Hätte ich damals, vor all den Jahren, gewusst, welche Folgen meine toxischen Projekte zur Selbstoptimierung eines Tages haben würden, hätte ich sie verhindert. Ja, ich hätte alles anders gemacht!

Doch nun blieb mir nichts anderes übrig, als mich mit den Fehlern aus meiner Vergangenheit intensiv auseinanderzusetzen, sie mir einzugestehen, sie zu analysieren und herauszufinden, was ich in Zukunft besser machen konnte. Ich las Bücher über unerfüllte Kinderwünsche, über Unfruchtbarkeit, Psychologie, Sport und Ernährung, um zu verstehen, was ich falsch gemacht hatte. Mir wurde klar, dass ich erst Bestehendes reparieren musste, bevor mein Körper neues erschaffen konnte. Ich konnte kein Kind bekommen, weil mein Körper nicht in der Lage war, ihm einen sicheren Ort zu bieten, weil mein Geist nicht in der Lage war, das Kind auf ein gutes, gesundes, glückliches Leben vorzubereiten. Ich schenkte ihm daher Ruhe. Viel Ruhe. Von innen wie außen. Und ich schenkte ihm gutes Essen und davon genug und in seiner größten Vielfalt.

Ich ging auch ganz entspannt nur zwei oder drei Mal pro Woche ins Fitnessstudio, um dort ein moderates Workout zu absolvieren. Manchmal trainierte ich sogar ein oder zwei Wochen gar nicht. Ich arbeitete bewusst daran, zuzunehmen und jedes Gramm Körperfett freundlich zu begrüßen, mit dem Wissen, dass es den Östrogenen den so wichtigen Nährboden bietet – den Hormonen, die mir dabei helfen konnten, schwanger zu werden.

Hormonen, von dessen Relevanz für den weiblichen Körper ich bis dato keinen blassen Schimmer gehabt hatte. Mir war zum Beispiel völlig neu, dass ich die Östrogenproduktion durch die bewusste Fettreduzierung in meinen Speisen sukzessiv heruntergeschraubt hatte. Seit Jahren hatte ich kein Öl mehr konsumiert – und nun bekam ich nicht genug davon. Ich kippte es großzügig auf Gemüse & Co. und tunkte erstmals seit vielen, vielen Jahren wieder Brot hinein, ja richtiges Brot, das ich mir mein halbes Leben lang auf Anraten meines Vaters und wegen irgendwelcher Theorien verboten hatte. Welch ein Geschmackserlebnis!

So zwanglos zu leben bewirkte auch, dass ich die kleinen Dinge des Alltags immer mehr zu schätzen lernte. Schönes Wetter im Oktober und ein Spaziergang mit Paul, ein Essen mit Maria, Stefan und anderen Freunden, die langsam immer mehr über mich, meine dunklen Seiten und meine komplizierten Gedanken erfuhren. Es war ein neuer Lebensabschnitt, der mir das Gefühl gab, auf dem richtigen Weg zu sein und es schaffen zu können. Erst mit etwas Überwindung, dann ganz mühelos. Denn ich merkte, wie schnell sich mein Körper erholte, dass die Schmerzen vergingen, aus den Muskeln und Gelenken wichen, wie die Kopfschmerzen aufhörten, ebenso wie die heimlichen Fressattacken. Mein Haar wurde schöner, meine Nägel kräftiger, meine Haut reiner, meine Sicht besser – auf die Dinge, dir mir wirklich guttaten. Ich genoss mein neues Ich auf diesem neuen Weg mit neuen Gewichtungen und meinem neuen Körpergewicht, auch wenn es mir oft sehr schlecht ging, hauptsächlich seelisch, und ich es kaum noch erwarten konnte, Progynova endlich wieder abzusetzen.

Anfang Dezember 2014 war es so weit, kurz nach unserem spontanen Strandurlaub. Ich nahm die letzte Pille der Packung, bekam wie geplant die Entzugsblutung und als die einwöchige Pillenpause vorbei war, fing ich nicht mit einem erneuten Zyklus an. Mir ging es ohne Pillen augenblicklich besser, und nun hoffte ich nur noch darauf, dass meine Periode von allein einsetzen würde. Zu unserer bitteren Enttäuschung passierte aber leider nichts. Ich mied das Thema, doch innerlich war ich am Boden zerstört. Drei Monate hatte ich gekämpft, für mehr Körperfett und Lebensgenuss und gegen die Menopause und meine Zwänge, hatte mich verändert, im Kopf und auf der Waage, hatte weniger trainiert, stattdessen häufig meditiert und Yoga gemacht, ich hatte mehr in Büchern als in Frauenmagazinen geblättert und meine freie Zeit hauptsächlich meinen Lieblingsmenschen gewidmet. Es war alles anders und doch eines gleich: der krankhafte Zustand meines Körpers, der mir offensichtlich keine Kinder erlauben wollte.

Und doch schickte mich eine leise, hoffnungsvolle Stimme am Morgen des 31. Dezember 2014 zur Apotheke, um einen Schwangerschaftstest zu kaufen. Heimlich, während Paul noch arbeitete. Ich hielt eine Schwangerschaft zwar für höchst unwahrscheinlich – der Frauenarzt hatte schließlich von Jahren gesprochen und davon, dass es vielleicht auch gar nicht klappen konnte. Doch da war dieses leichte Ziehen im Unterleib …

KAPITEL 30

MEINE EIGENE FAMILIE

Ich packe den Schwangerschaftstest aus, lese die Gebrauchsanleitung, setze mich auf die Toilette und bemühe mich, den Streifen akkurat zu treffen. Anschließend lege ich ihn auf ein Stück Toilettenpapier auf den Badewannenrand und verlasse schnell das Badezimmer, um mich davon abzuhalten, das Ding die ganze Zeit anzustarren. Drei Minuten soll es angeblich dauern – vielleicht lasse ich mir vorsichtshalber zehn Minuten Zeit? Oder besser noch länger?

Ich muss mich irgendwie ablenken und beginne aus lauter Nervosität die Küche zu wischen, obwohl ich Wischen hasse wie die Pest. Dann bügle ich mein Shirt für den Abend, obwohl ich das Bügeleisen sonst nie anrühre. Am Ende sortiere ich sogar meine T-Shirts im Schrank nach Farben. Jetzt muss aber genug Zeit vergangen sein! Ich gehe zurück ins Bad und nehme mir vor, ganz cool zu reagieren, auch wenn das Ergebnis negativ ist. Denn natürlich wird es negativ sein, ich habe mich bestimmt geirrt. Das Ziehen kann alles Mögliche bedeuten – und so schnell kann ich ja unmöglich schwanger sein. Bloß keine unnötigen Hoffnungen machen, damit die Enttäuschung nicht so groß ist.

Ich starre ungläubig auf das kleine weiße Fenster. Und halte die Luft an. Neben dem ersten rosa Strich scheint ein zweiter zu sein – oder bilde ich mir das etwa ein? Ich lese noch einmal in der

Anleitung nach, um das Ergebnis auch ganz sicher richtig zu inter-
pretieren. Ja, zwei Striche. Bedeutet: schwanger.
Mein Herz rast. Mir wird heiß. Mir wird kalt. Ich mache schnell
ein Foto von den zwei Strichen und schicke es Maria bei WhatsApp.
Mitsamt der Frage: »*Heißt das etwa wirklich, ich bin schwanger?*«
Maria rastet virtuell aus und ich mache mit und kann es jetzt kaum
noch erwarten, bis Paul endlich nach Hause kommt. Noch mehr als
sechs Stunden – ich werde wahnsinnig!

Ich verstaue den Schwangerschaftstest in einer Holzschatulle, in
der ich vorher das Progynova aufbewahrt habe, setze mich davor,
und über mein lachendes Gesicht laufen Tränen.

Eine Zeit der großen Veränderungen begann. Nicht nur in meinem
Körper, der im Winter 2014 überraschend Heimat eines neuen Le-
bewesens geworden war und schnell mit einem kleinen Bäuchlein,
heftiger Müdigkeit und einem riesigen Grinsen in meinem Gesicht
reagierte. Sondern auch für uns, Paul und mich und unsere Jobs,
denn sein Arbeitgeber entsandte ihn kurzfristig nach Schottland
und das Baby und mich automatisch mit. Für voraussichtlich zwei
Jahre. Und das schon im Januar 2015, als ich gerade sieben Wochen
schwanger war. Ich kündigte meinen Job als Chefredakteurin und
freute mich auf ein neues Kapitel, in dem unser kleines Wunder-
kind zur Welt kommen würde, noch dazu in einer coolen Stadt wie
Edinburgh. Eine große Chance – auf ein besseres Leben, auf einen
klaren Fokus. Auf Gesundheit, auf eine nie zuvor erlebte Liebe zu
Paul und zu unserem Kind und auf neue Perspektiven. Nicht mehr
aus dem Blickwinkel einer essgestörten Frau mit großem Aufmerk-
samkeitsbedürfnis, sondern einer Ehefrau und werdenden Mutter,
die endlich ahnte, worauf es wirklich ankommt.

Wir waren voller freudiger Erwartung auf das Kind und auch
auf die Auswanderung, vor allem als das Umzugsunternehmen unsere Wohnungseinrichtung einlud und wir derweil zwei Koffer in

mein Auto packten, mit dem wir erst nach Amsterdam, dann auf die Fähre und am nächsten Tag über Newcastle hoch nach Edinburgh fuhren. Die Sonne schien und ich wusste, hier würde Gutes passieren. Doch ich gebe zu, es war zu Beginn nicht einfach, da wir zunächst noch in einem Hotel wohnten, Paul arbeiten musste und ich die meiste Zeit allein war. In einer Stadt, in die ich mich zwar vom ersten Augenblick an verliebt hatte, wo ich aber niemanden kannte. Außerdem hatte ich eine schwere Bronchitis, konnte aber wegen der Schwangerschaft nicht viel machen außer inhalieren, schlafen und viel trinken. Und die Schwangerschaft selbst lehrte mich, was Müdigkeit wirklich heißt, nämlich Folter. Als sie endlich verschwand, waren die zwölf Wochen der unangenehmen Frühschwangerschaft überstanden und wir hatten unsere Traumbleibe gefunden. Vor meinem geistigen Auge sah ich schon das Zimmer unseres Babys vollständig eingerichtet und wie wir am Abend zusammen vor dem Kamin im Wohnzimmer sitzen und in Kinderbüchern blättern. Ich spürte Frieden, Freude, Freiheit.

Die gestört wurden, als bei der Frühdiagnostik in der 13. Woche ein »High Risk« für das Down-Syndrom festgestellt wurde. Unser Baby war möglicherweise sehr krank. Und obwohl es mir den Boden unter den Füßen wegriss und meinem sensiblen Paul noch mehr, dachte ich im ersten Moment nüchtern, dass die ganze Sache mit der schnellen Schwangerschaft trotz der drohenden Unfruchtbarkeit ja einen Haken haben musste. Es war doch sowieso ein Wunder, dass ich überhaupt schwanger geworden war und das auch noch so schnell, nach nur vier Monaten, und dass ich das Baby bisher nicht verloren hatte. Also musste noch etwas kommen, etwas Schlimmes, denn so viel Glück konnte ich einfach nicht haben.

Wir wollten die Sache abklären – doch nur wenn dabei möglichst wenig Risiko für das Baby und mich bestünde. Ich entschied mich deshalb gegen eine Fruchtwasseruntersuchung und stattdessen für eine nicht invasive Blutuntersuchung in einer Pränatalklinik in Düsseldorf, in der ich dank meines deutschen Frauenarztes schnell einen Termin bekam. Dieser sogenannte Harmony-Test ist ungefährlich, er screent das mütterliche Blut, welches bis zu 10 Prozent aus der DNA des Kindes besteht, auf potenzielle Chromosomenfehler und kann mit einer Wahrscheinlichkeit von 99 Prozent sagen, ob Trisomie 21, 18 oder 13 vorliegt. Ganz ohne Fruchtwasser zu entnehmen.

Ich flog allein nach Deutschland, da Paul arbeiten musste. Eine alte Schulfreundin, zu der ich aufgrund unserer gleichzeitigen Schwangerschaft neuerdings wieder Kontakt hatte, begleitete mich zu dem Termin und riss ein paar nette Sprüche, um mich aufzulockern. Doch ich war so steif wie ein Stock und entspannte mich erst, als die Ärztin ihren Ultraschall anschmiss, mir das kalte Gel auf den bereits unübersehbaren Kugelbauch schmierte, die Sonde über die Bauchdecke schob und nach den ersten Blicken auf mein kleines Wunder sagte: »Prächtig! Hier sieht nichts ungewöhnlich aus, im Gegenteil. Alles vorhanden, alles intakt. Und ich finde … es ist wunderschön.« Ich glühte vor Freude, obwohl ich wusste, dass die endgültigen Testergebnisse erst in einigen Wochen eintreffen würden, wenn mein Blut untersucht worden war. Doch nun hatte ich mein Baby gesehen und gehört, dass es gesund wirkte, und ich wusste: Was auch immer kommen mochte, ich war bereit.

»Und, wollen Sie wissen, was es wird?«, fragte die Ärztin, nachdem sie alle Organe und Gliedmaßen genauestens beäugt hatte. Na sicher wollte ich das! »Da haben wir ihn. Den kleinen Penis.« Sie lachte, ich lachte, ich weinte, ich klatschte. Weil dieser Penis samt Körper drumherum gesund schien – und selbst wenn er's doch nicht war, liebte ich dieses Kind jetzt schon mindestens so sehr wie das Gefühl, endlich schwanger und offenbar gesund genug dafür zu sein.

Nach der einstündigen Untersuchung fiel ich meiner Freundin in die Arme. Dann rief ich Paul an: »Du hattest Recht, du bekommst einen Sohn! Und er sieht vollkommen aus!« An seiner Stimme hör-

te ich, dass sie leicht bibberte wie damals, als er mir bei unserer
Trauung sein Ehegelübde vorgelesen hatte. Ich kannte es zu gut,
dieses Bibbern vor Liebe, Glück und Ergriffenheit. Es ergriff mich.

Das Ergebnis kam zwei Wochen später per E-Mail, erst später
offiziell per Post: Unser kleiner Junge war definitiv nicht krank.
Endlich konnten wir die Schwangerschaft sorgenlos genießen, in
all ihren Facetten, in all ihrer Schönheit, die hauptsächlich in Form
der Vorfreude auf die Begegnung mit unserem Sohn zum Vorschein
kam, aber auch in meinem Wesen. Ich war so ausgeglichen wie selten zuvor, sinnlich, liebevoll, aufmerksam – fand auch Paul. Der
meinen Bauch liebte und pflegte, ihn einölte, kitzelte, streichelte
und hielt, in der Hoffnung, sein Söhnchen würde seine Annähe-
rungsversuche erwidern. Am Abend erzählte er mit dem Mund an
meinem Bauchnabel von seinem Tag und fragte: »Und du? Was
hast du so getrieben?«

Ja, diese Zeit war kitschig, aber nicht surreal, denn wir realisier-
ten die große Bedeutung und Aufgabe des Elternseins. Wir sprachen
lange über unsere Erziehungsphilosophien und Wünsche und betonten immer wieder, welch großes Glück wir hatten, dass unser
Kinderwunsch in Erfüllung gegangen war. Alles war besser geworden – zwischen uns, aber auch in mir. In meinem Inneren spielten
sich ganz neue Prozesse ab, insbesondere in meiner Selbstwahrnehmung. In den ersten fünfzehn Wochen der Schwangerschaft hatte
ich bereits drei Kilo zugenommen und in weiteren zehn Wochen
insgesamt zehn. Doch es verging kein Tag, an dem ich nicht vor
dem Spiegel stand und meinen Körper bewunderte. Er war nicht
wiederzuerkennen – die Muskeln wichen weicheren Formen und
weiblichen Silhouetten. Mein Gesicht wurde runder und blasser,
der Po breiter und schlaffer. Dennoch fand ich mich schöner denn
je und hätte ich zu diesem Zeitpunkt das trägerlose Hochzeitskleid
getragen, wäre ich im Leben nicht darauf gekommen, mich für meinen Körper zu schämen und strenge Diätpläne zu schmieden.

Ob es die Hormone waren, die Dankbarkeit über die gelungene Schwangerschaft oder das Gefühl, als Schwangere von allen Size-Zero-Idealen befreit zu sein – ich weiß es nicht genau. Ich weiß nur, dass ich keinen Gedanken daran verschwendete, irgendetwas an meinem Körper ändern zu wollen. Nicht jetzt und auch nicht nach der Schwangerschaft. Denn mir war es erstmals im Leben gelungen, mich nicht durch die Augen der Gesellschaft zu betrachten, sondern durch meine eigenen. Und diese Unabhängigkeit fühlte sich großartig an!

Es war aber nicht nur der positive Schwangerschaftstest, der mich dazu bewegte, meinen Körper zu lieben. Auch die Möglichkeit, unser ungeborenes Kind könnte krank sein, führte mir mit aller Macht vor Augen, dass Gesundheit nicht selbstverständlich und nicht jedem vergönnt ist. Und wenn wir schon das Glück haben, gesund (geboren) zu sein, sollten wir unsere Gesundheit ehren und schützen. Ich hatte lange Zeit das Gegenteil getan, meinen gesunden Körper gequält und missbraucht, und ich begann mich zum ersten Mal in meinem Leben für diese Dummheit zu schämen und sie für immer auszurotten.

KAPITEL 31

MEIN LEBEN – FÜR ALLE ÖFFENTLICH

»Ich habe einige Tage überlegt, ob ich diesen Post verfassen möchte. Da ich aber immer wieder gefragt werde, wann ich plane, wieder ›so fit wie vor der Schwangerschaft‹ zu werden, möchte ich meine Antwort darauf nun doch öffentlich teilen. Da ich denke und hoffe, dass es vielleicht einigen Menschen die Augen öffnet – und ganz speziell einigen Frauen mit Kinderwunsch. Dieses Bild ist vor einem Jahr entstanden und zeigt das Ergebnis meines ganz normalen Alltags. 4x Split-Krafttraining, 2–3x Crossfit und 2–3x Fasted Cardio die Woche, dazu eine Low Carb-/Paleo-Ernährung.

Ich liebte meinen Lifestyle und vermisste nichts, in meinen Augen war alles perfekt. Was das Bild nicht zeigt: Ich hatte bereits seit sehr langer Zeit keine Menstruation mehr, mein Körper hatte wegen des geringen Körperfettgehalts, des unregelmäßigen Essverhaltens aus zu wenig Essen im Wechsel mit ZU viel Essen, des intensiven Trainings und der teilweise geringen Kalorienzufuhr in den Sparmodus geschaltet.

Zu dieser Zeit heiratete ich den Mann meiner Träume und wir träumten von einem Baby. Als mein Arzt mir dann mitteilte, dass mein Körper keine weiblichen Hormone mehr aufweist, meine Eierstöcke komplett inaktiv seien und die Chancen auf

ein Kind ohne Hormontherapie und einem radikalen Lebensstil-
wechsel schlecht stünden, begriff ich schlagartig, was ich meinem
Körper in den vielen Jahren meiner ›Fitnessliebe‹ angetan hatte:
Ich hatte beinahe unseren Lebenstraum von eigenem Nachwuchs
zerstört.

Ich habe noch am gleichen Tag mit der Einnahme von Östro-
gen-Tabletten begonnen und sofort mein Leben umgekrempelt. We-
niger Sport, viel Entspannung, sehr viel gutes Essen. Meine geistige
Revolution. Ich wusste, ich tue das Richtige. Und als ich tatsäch-
lich nach nur drei Monaten schwanger wurde und wir unser Glück
kaum fassen konnten, schwor ich mir: Ich werde meine Gesundheit
nie wieder aufs Spiel setzen. Keine harten Diäten mehr, kein Trai-
ning bis zur Erschöpfung. Ich werde meinen Körper schützen, als
Dank, dass er mir meinen Sohn schenkte.

Liebe Mädels, genießt euren Sport, pflegt euren Körper, habt
Spaß am Essen und denkt daran, dass Fitness nicht zum quälen-
den Zwang werden darf. Das kann nämlich nicht nur körperlich,
sondern auch mental belasten, und im schlimmsten Fall irreversible
Spuren hinterlassen.«
(Instagram, @yavi_moves, am 24. September 2015)

Ich war glücklich, doch auch sehr viel allein in unserer großen
Wohnung in Edinburgh. Paul arbeitete an sechs Tagen in der Woche und kam selten vor zehn Uhr abends nach Hause. Ich lernte
zwar einige Frauen beim Schwangerschaftsyoga oder über Facebook kennen und freundete mich mit ihnen an, dennoch spazierte
ich oft stundenlang allein an der Uferpromenade unweit unserer
Wohnung, shoppte Babysachen in den Malls oder verbrachte Zeit
beim Kochen oder beim Sport. Das Leben tröpfelte so vor sich hin.
Ich fühlte mich nicht wirklich einsam, aber doch irgendwie nutzlos.
Ich sehnte mich nach einer Aufgabe – und womöglich auch nach
etwas Aufmerksamkeit.

Das führte dazu, dass ich begann, mein neues Glück und die neue Idylle auf Instagram zu teilen. Dem Ort, wo Glück und Idylle überall sind, auch dort, wo sie eigentlich nicht sind. Ich hatte schon kurz vor der Schwangerschaft mein erstes Bild hochgeladen. Darauf war ich beim Sport zu sehen, in Ausfallschritten und einem hübschen Outfit. Dazu ein oberflächlicher Kurztext zur Funktion der Fitnessübung. Seitdem hatte ich nur hin und wieder ein Rezept oder ein Foto von mir in vorteilhaften Posen gepostet, schaute aber nur selten in die App und war wenig engagiert. Doch Instagram wurde in letzter Zeit immer stärker gehypt, weshalb ich mich dazu animiert fühlte, mitzumischen und auszuprobieren, wie es wohl ankommen und sich anfühlen würde, mein Wissen, meinen Körper und meine Alltagsgeschichten regelmäßiger mit der Öffentlichkeit zu teilen. Just for fun, sagte ich mir. Heute ist mir klar, dass die Beweggründe weniger spaßig waren: Instagram sollte mir zunächst als neue Plattform der stupiden Selbstinszenierung dienen – für mehr Aufmerksamkeit und weniger Einsamkeit.

Eine schwangere Ausgewanderte, die Sport machte, gesunde Dessert-Rezepte entwickelte und gern Tipps für einen »Healthy Lifestyle trotz Babybauch« gab – das Thema meines Instagram-Accounts in einem Satz. Ein Account, der ohne Konzept und vor allem ohne kommerziellen Hintergedanken entstand, der wuchs und auf Interesse stieß. Vor allem von anderen (werdenden) Müttern, die es offenbar gut fanden, dass ich meine pränatalen Workouts in kleinen Videos teilte, dazu zuckerfreie Sweets zeigte und über meinen Alltag mit der Kugel sprach. Man tauschte sich aus. Fast freundschaftlich, dankbar, selbstlos.

Doch so einfach und so freundschaftlich war es nicht immer. Die Ernüchterung kam schnell, kurz nach dem ersten Eindruck, alle Menschen bei Instagram seien schön und talentiert und man müsse sich schon etwas einfallen lassen, um genauso schön und talentiert zu wirken. In den ersten Monaten, in denen ich bei Instagram regelmäßig Einblick in meine Ernährung, Schwangerschaft, Ehe und Workouts gab, war ich auf vielen anderen Profilen unterwegs. Meist von anderen Sportlern, Schwangeren oder Müttern. Wie man das eben so macht, wenn man ein neues Follow, Likes und Kommentare bekommt und sich für die entgegengebrachte Aufmerksamkeit revanchieren möchte, oder weil es heißt, dass man dadurch selbst Aufmerksamkeit und somit mehr Follower gewinnt – worauf es bei Instagram ja letztlich vielen ankommt.

Ich kapierte schnell, wie dieses Business funktioniert, nämlich selten freundschaftlich und schon gar nicht selbstlos. Die oberste Regel lautet: »Ich folge dir, du folgst mir. Wenn du mir nicht folgst, folge ich dir auch nicht.« Echtes Interesse an der anderen Person war so selten wie ein Posting, das ernste, tiefgründige Themen behandelte, das die Wahrheit zeigte, auch die hässliche, das wirklich dokumentierte, nicht nur inszenierte.

Und ich machte mit. Zwar nicht beim #Follow4Follow – also dem »Ich-folge-dir-du-folgst-mir«-Ansatz –, aber bei der Präsentation meiner eigenen schönen Welt. Eine Welt, die erstmals wirklich schön war und auf die ich stolz war. So sehr, dass ich sie nicht für mich behalten konnte, sondern das Bedürfnis hatte, sie mit einem Publikum zu teilen. Instagram war für mich zu Beginn also nicht nur Zeitvertreib und Unterhaltung, sondern fungierte auch als Sprachrohr, um allen von *meiner* tollen Welt zu erzählen, in der es weder Psychotherapien noch Todesfälle, Krankheiten, Diäten oder Sportwahn gab. Und es gab sie ja wirklich nicht. Nicht mehr jedenfalls. Die ganze Wahrheit über meine Vergangenheit, meine Körper- und Geistesreise, die Schattenseiten des Sports und die Gefahren diätischer Ernährung, all das hatte auf Instagram meiner Meinung nach keinen Raum – und ich wäre auch noch nicht bereit gewesen, meine Fehltritte derart öffentlich zu machen.

Neben meinem Eintritt in die digitale Welt fand in der realen Welt eine spannende, für mich elementare Entwicklung statt. Ich wurde neu geboren, bevor es das Baby wurde. So hatte das bewusste Leiden mit der Schwangerschaft ein Ende gefunden. Es bereitete mir keine Freude mehr, bis zur Schmerzensgrenze zu trainieren oder mit heftigem Muskelkater zu leben. Wenn ich mich verletzte, tat es mir einfach nur weh. Nicht mehr, nicht weniger. Keinerlei Hintergedanken, kein falscher Stolz – auf meine Härte, meine Unempfindlichkeit. Ich war mir selbst genug. Und ich hatte darüber hinaus Freude daran gefunden, gesunde Ernährung neu für mich zu definieren. Was hauptsächlich bedeutete: Die Qualität und die Inhaltsstoffe der Speisen, die ich aß, wurden wichtiger als die Kalorien. Ich aß Gutes und in Mengen, nach denen mir war – ganz ohne Reue und zeitliche Planung. Jedoch in gesunden Maßen, da ich ja nun Verantwortung für mein Baby trug.

Ich war dank dieser neuen Aufgabe und meinem Bewusstsein für mein bisheriges Fehlverhalten nicht nur in der Lage, normal zu essen, sondern mit der Zeit auch das emotionale Essen und vor allem das Binge Eating zu zügeln. Da ab sofort alle Nahrungsmittel erlaubt und zugänglich waren, konnte ich den Reiz, das vermeintlich Verbotene schnell auf Vorrat in mich hineinstopfen zu müssen, minimieren. Mit dieser Herangehensweise konnte ich mein gestörtes Verhältnis zu vielen Lebensmitteln, die mir mein Vater in der Kindheit mies geredet hatte oder die ich in all den Artikeln und Büchern über Diäten las, dauerhaft therapieren. Mit der Konsequenz: Wenn mir nach Schokolade war, aß ich Schokolade. Das Entscheidende war: Ich tat es nicht, wenn ich traurig oder gestresst war und die Schokolade als Trostpflaster *brauchte*, sondern wenn ich sie einfach *wollte*.

Um zu lernen und zu verstehen, wie ich mein problematisches Verhältnis zu Nahrung nachhaltig in den Griff bekommen und dabei trotzdem möglichst gesund essen konnte, las ich unzählige Bücher und beobachtete mein Verhalten im Alltag genau. Da ich meine Essstörungen nie mit meinen Therapeuten besprochen hatte, wollte ich die psychologischen Aspekte dahinter nun selbst erforschen und verstehen, wie der menschliche Körper generell funktioniert. Mit diesem Wissen gewann ich mit der Zeit die Sicherheit, entsprechend meiner Bedürfnisse und meiner Vorgeschichte richtig zu handeln, zu leben und es ebenso zu vermitteln – auch öffentlich.

Meine neue Instagram-Community wusste zu diesem Zeitpunkt nicht, dass mein Account nicht nur eine glückliche und stolze Yavi zeigte, sondern auch meine positive Dokumentation der Genesung und des umfangreichen Wissens über »Falsch und Richtig« war. Dass sowohl die Fitnessvideos als auch die Rezepte das Ergebnis einer erfolgreichen Selbsttherapie waren, einer sehr langen, schmerzlichen Reise zu mir selbst. Und es ist vielleicht bis heute nicht auf den ersten Blick ersichtlich, da ich in meinen Postings häufig der »Sonnenschein« mit dem »perfekten« Leben zu sein scheine, so wie ich es auch für mein gesamtes Offline-Umfeld – auch meine besten Freunde – mein Leben lang war. Diese Postings sind dabei noch nicht mal falsch; ich bin tatsächlich ein lebensfroher Mensch, der das Leben heute, nach all den Kämpfen und Schmerzen, umso mehr zu schätzen weiß und das Glück darüber auch gern öffentlich zelebriert.

Ja, ich habe anfangs bei Instagram niemals Wolken vor die Sonne ziehen lassen; ich gebe zu, dass ich eine Maske trug und die komplette Wahrheit für mich behielt. Aber nicht, weil ich die Wahrheit nicht selbst kannte, sondern Angst hatte, meine Follower würden sie nicht sehen wollen. Sie nicht liken. Ich dachte, es würde sowieso niemanden interessieren, welchen (Leidens-)Weg ich bis zur Schwangerschaft bestritten hatte. Schließlich öffnete man Instagram wie eine Tür in eine Galerie mit hübschen Bildern und nicht, um in den düsteren Katakomben einer kaputten Frau herumzuirren. Ich hatte Angst, die Wahrheit öffentlich auszusprechen und mich damit angreifbar zu machen. Dennoch war es ein Fehler, nicht auch die Schattenseiten meines Lebens zu zeigen, um damit anderen Leidenden aufmunternd zu sagen: »Hey, du bist nicht allein mit deinen Problemen.« Heute weiß ich das.

Mein persönlicher Umgang mit Instagram schützte mich vor vielen weiteren Selbstlügen und falschen Entscheidungen. All das, was Instagram hauptsächlich aus- und für die meisten attraktiv macht, wurde mir bewusst, noch bevor Instagram begann, das Selbstvertrauen unzähliger Frauen abzutöten und ihren Wert anhand ihrer Account- und Konfektionsgrößen zu messen. Ich war zu dem Zeitpunkt bereits so gefestigt und mit mir im Reinen, dass ich mir versprach, mich nicht mehr aus der Balance bringen zu lassen. Viel zu lange hatte ich darum gekämpft, mich kennen- und lieben zu lernen. Das würde mir niemand mehr nehmen. Instagram und seine häufig schonungslosen User würden mir dabei nicht im Weg stehen und erst recht nicht wegweisend sein.

Zugegeben, nicht alle Reaktionen auf meine Posts waren positiv, es gab durchaus auch einige böse Kommentare, die mich vielleicht hätten treffen können, es aber nur geringfügig taten. Natürlich erschrak ich bei der einen oder anderen Kritik – ich hatte sie ja mein Leben lang gefürchtet! – und selbstverständlich machte sie mich auch ein wenig traurig. Doch kein Kommentar erschütterte mich so sehr, dass ich an mir zu zweifeln begann. Auch Bemerkungen, die meinen Ernährungs- und Lebensstil kritisierten – Supplements, die ich konsumierte, die Übungen, die ich performte, oder auch wie ich aussah oder was ich dachte –, konnten mich nicht mehr beeinflussen. Ich spürte keinen Druck, gut genug und schön genug zu sein, um in der Instagram-Welt mitzuhalten. Das war längst kein Maßstab mehr dafür, mich selbst zu mögen. Ich war mir genug. Schön genug, gut genug. Auch beim Blick in den Spiegel, der einen Körper zeigte, der längst nicht mehr durchtrainiert und objektiv »schön« war, sondern in erster Linie rund und um einiges schwerer.

Und doch würde ich lügen, wenn ich behauptete, Instagram fungiere nicht auch heute noch ein wenig als Bühne für ein bisschen

Applaus. Wer dort postet, tut es für die Likes – das ist ein Faktum. Egal ob aus kommerziellen oder privaten Gründen. Für jemanden wie mich, der narzisstisch veranlagt ist, und alles, was er ein Leben lang getan hat, in erster Linie für den Applaus tat, ist das mehr als evident. Dieser kostenlose Applaus ist ganz sicher einer der Gründe, warum ich meinen Account bis heute nicht gelöscht habe. Aber ich akzeptiere das mittlerweile. Das Entscheidende im Umgang mit der App war für mich, mich im Antlitz des klatschenden Publikums nicht mehr mit anderen Nutzern zu vergleichen und mich ihnen anzugleichen, wie ich es so lange in der echten Welt tat, wenn ich vermeintlich »Schöneres« oder »Besseres« sah. Nein, es gelang mir tatsächlich, mich auf mich zu konzentrieren.

Rückblickend glaube ich, dass vor allem dieser kleine Junge mein gesundes Pendant zum giftigen Instagram-Potenzial und letztlich meine endgültige Erdung war. Nicht nur weil er mir vor Augen führte, dass für mich persönlich mein neues Leben als Mutter viel reicher war als das der meisten surreal schönen Frauen auf Instagram, sondern auch weil er mich davon abhielt, mir etwas anderes zu wünschen als das, was ich nun endlich hatte: die konstante Liebe und Sicherheit einer eigenen Familie. Meine Schwangerschaft war also in gewisser Weise meine Immunisierung. Gegen die Gefahr, die von Instagram als Plattform für (Selbst-)Lügen und Selbstinszenierung ausgeht und dem makellosen Mainstream, der dort auch heute noch junge Frauen mitreißt und zerstört.

Alles wurde anders, auch mein Instagram-Profil. Ich fasste schließlich den Mut, nicht nur oberflächliche Postings abzusetzen, die mir mit Sicherheit Likes bringen würden. Ich lud zum Beispiel auch ein Vergleichsbild von mir ohne und mit Babybauch hoch. Links: Ich im Bikini am Strand, mit 45 Kilo, trainiert, mit wenig Körperfett. Rechts: Ich, im gleichen Bikini, doch mit prallen Oberschenkeln, einem unübersehbaren Po und einem kugelrunden Zweittrimester-Bauch, mit 55 Kilo. Die positiven Reaktionen überwältigten mich. Offensichtlich hatte ich mit dem Bilduntertitel »stolz auf meine +10 kg« ins Schwarze getroffen. Diese positive Erfahrung beflügelte mich, für mehr Selbstliebe und Toleranz zu plädieren und über meine Geschichte zu schreiben. Dort, wo man es damals vielleicht noch nicht erwartet hatte, nämlich im World Wide Web und seinem funkelnden Land der Schönen und Reichen: Instagram.

Nach der Geburt unseres Sohns begann ich damit, einen eigenen Blog aufzusetzen, da Instagram im Grunde nur für Statement-Bilder, nicht aber für längere Texte taugte. Da ich natürlich erst einmal schwer damit beschäftigt war, meinen wunderhübschen, gesunden Jungen anzustarren, dauerte der Entwicklungsprozess einige Monate, bis ich schließlich im Januar 2016 mit *mama moves* online ging. Hier wollte ich Tipps zu Ernährung und Sport während und nach der Schwangerschaft geben, aber auch meine intimen Gedanken zu komplexeren Themen platzieren; Themen, die schwer in Worte zu fassen oder generell schwer zu fassen sind, wie etwa der Verlust eines geliebten Menschen, eine traumatische Geburt, ein Fehler, den man als Mutter begangen hat, oder Probleme mit dem Essen, der Sportsucht und der Selbstliebe. Nicht in der Hoffnung, dass möglichst viele meine Beiträge lesen würden, sondern vor allem diejenigen, die sie brauchten. Selbst wenn es nur eine Handvoll Menschen waren, die sich in meinen Texten wiedererkannten, oder die darunterschrieben: »Danke.«

Der Blog wurde zu meinem Medium der Verarbeitung, weil ich dort das schrieb, was ich wirklich dachte. Die Gedanken und Gefühle waren so echt, dass ich das erlösende Gefühl hatte, all die Lügen und Irrtümer meines bisherigen Lebens auslöschen zu können. Einfach nur indem ich die Wahrheit sagte. Doch das war leichter gesagt als getan. Oft kostete es mich viel Überwindung, ehrlich zu sein, und mich gleichzeitig dafür zu wappnen, für die Wahrheit womöglich verurteilt zu werden – auch von Menschen aus meinem nächsten Umfeld, die vieles, was ich erzählte und beschrieb, bislang nicht wussten. Weil ich es ihnen nie gesagt hatte. Weil ich immer jemand war, den sie eigentlich nicht wirklich kannten. Nicht ohne Make-up. Nicht weil sie nicht wollten, sondern weil ich es nicht wollte, nicht zuließ. Aus Angst vor Kritik und Ablehnung.

Doch weder das eine noch das andere widerfuhr mir, im Gegenteil. Ich fand Freunde, in den alten und in neuen, weil sie mit einem Mal neue Seiten von mir kennenlernten und sie sogar mochten. Und weil sie bei manchen Themen sagten: »Ja, kenne ich« oder »Du machst mir Mut« oder »Du hast mir geholfen«. Identifikation und Empathie, ja, ich glaube, das war's. Und weil dasselbe auch bei Instagram passierte, war Instagram für mich nach einigen Monaten weniger ein Ort der Selbstinszenierung als vielmehr ein Ort der Gruppentherapie mit einer Prise Komik, viel Sarkasmus und selbstverständlich auch manchmal ein bisschen Selbstdarstellung – aber niemals ein Ort des Wettbewerbs, des Vergleichs oder des Neids.

Auf meinem Weg ins Bloggersein und dem Beschluss, dabei eine der »Echten« und »Ehrlichen« zu sein, hatte ich aber nicht immer den erhofften Erfolg. Nach der Geburt meines Kindes wurde ich zum Beispiel ungewollt zum körperlichen Vorbild, da ich »so schnell wieder fit und schlank« war. Als ich die bewundernden Kommentare meiner Follower las, war mir sofort klar, dass ich mit meinem Posting andere, stille Follower abgeschreckt und verunsichert und womöglich signalisiert hatte, dass der Körper einer frisch gebackenen Mami schlank und trainiert sein sollte. Das war aber niemals meine Absicht! Ich reagierte darauf, indem ich in den nachfolgenden Postings zeigte, dass mein Körper bei näherem Hinsehen absolut nicht makellos war. Ich fotografierte meinen nackten Bauch, der noch viele Monate nach der Geburt faltig und hängend war, und erklärte, dass längst nicht alles so war wie vorher, und erst recht nicht so, wie es auf einigen »schönen« Bildern vielleicht aussah. Ich empfand dabei weder Scham noch Angst vor Kritik, sondern in erster Linie die Verpflichtung zur Aufklärung und Desillusionierung, zu der ich erstmals in meinem Leben bereit war. Weil sie mich selbst erlöste und entlastete. Ich hoffte, dass ich damit auch anderen Frauen mit ähnlichen Problemen und vor allem Müttern ein gutes Gefühl geben konnte.

Meine Devise für den Umgang mit den sozialen Netzwerken lautet: Es gibt keine Perfektion, nicht vor und nicht hinter der Kamera. Nicht global und schon gar nicht pauschal. Irgendjemand wird dich scheiße finden. Und auch du wirst dich scheiße finden, wenn du von dir selbst gelangweilt bist, jemand anderen besser findest, versuchst, es ihm gleichzumachen und nicht verstehst, dass es diese Perfektion einfach nicht gibt. Und niemanden, der *immer* für dich applaudieren wird. Weil irgendwann jemand anders kommt, der dich ablöst, und dein Applaus leiser wird, sodass du versuchst, zu werden, wie derjenige mit lauterem Applaus. Also konzentriere dich darauf, du selbst zu sein, und darauf, es mit Stolz zu zeigen. Auch, wenn dein Publikum das kleinste und dein Applaus der leiseste ist.

Mich immer wieder daran zu erinnern, dass die perfekte Schönheit ein Mythos ist, hilft mir, jedes Posting der »schönen« Menschen kritisch zu hinterfragen. Auch vor dem Hintergrund meiner eigenen Vergangenheit und meiner Erfahrungen. Ich weiß, dass ein optisch schöner, scheinbar makelloser Körper noch längst nicht gesund ist und ein äußerlich freudestrahlendes Gesicht nicht immer der Spiegel der Seele. Ich weiß auch, dass die richtige Pose vor der Kamera, gepaart mit einem vorteilhaften Lichteinfall, den Körper gänzlich verändern kann, sodass er kaum der Realität entspricht. Da braucht es noch nicht einmal Retusche. Mit diesem Pragmatismus konnte ich den digitalen Overload dieser vermeintlichen Schönheit abwehren.

Ich begann in meiner neuen Rolle als Mama und Fitnessbloggerin ehrlich über mein gestörtes Verhältnis zum Essen, zum Sport,

meinem Körper und Charakter zu sprechen, über die Konsequenzen, die daraus hervorgingen, über die Hormontherapie und ihre
Schattenseiten und vor allem über die häufig ambivalenten Gefühle, die ich in all den schwierigen Lebensabschnitten empfunden
hatte. Ich stellte fest, dass ich durch diese Offenheit Gleichgesinnte
fand – von denen es übrigens mehr gab, als ich je für möglich gehalten hätte – oder Menschen, denen ich mit meinen Erfahrungs-
berichten helfen konnte.

Es wäre eine Lüge, wenn ich behauptete, mir würde der Applaus
für die »Mission Wahrheit« nicht gefallen. Oder der Applaus für
meine Figur, die ich zufällig in gutem Licht eingefangen habe, für
mein Gesicht, das ich gut geschminkt habe, für meine Outfits, die
an guten Tagen gut aussehen. Für meine kreativen Rezepte, meine
Workouts, den spielerischen Umgang mit meinem Kind – ja, einfach
für das Leben, das ich führe. Bis heute spüre ich bei Komplimen-
ten Genuss und Genugtuung. Allerdings gibt es zwei wesentliche
Unterschiede zu früher: Erstens bin ich von diesem Applaus nicht
mehr abhängig, ein Tag ohne Applaus ist immer noch ein guter Tag.
Natürlich freue ich mich über Zuspruch, aber ich suche ihn nicht
mehr verzweifelt und setze vor allem keine manipulativen Mittel
ein, um die gewünschte Aufmerksamkeit zu bekommen. Zweitens
habe ich heute keine Angst mehr vor Anfeindungen. Wenn ich merke, dass jemandem mein Lebensstil oder mein Aussehen missfällt,
dann nehme ich das als Feedback an. Das ist für mich einer der
größten Erfolge meiner Therapien und der Selbstfindung: Ich habe
mit den Jahren gelernt, mich von meinem Umfeld unabhängig zu
machen und meinen Sinn in der tiefen Verbindung, der selbstlo-
sen Freundschaft und dem intensiven Austausch mit mir selbst und
meinen Nächsten zu finden.

Bislang war es mir trotz aller Hilfestellungen und potenziell ein-
flussreicher Wendepunkte nicht gelungen, mich und mein Verhalten
grundlegend und dauerhaft zu ändern, mich selbst zu lieben und zu

akzeptieren. Alle bisherigen Phasen, in denen ich scheinbar heilende Fortschritte machte, waren episodisch. Ging es mir eine Weile gut, war ich weniger gestresst und getrieben, hatte genug Ablenkung oder Distanz zum Schmerzherd, waren auch meine psychischen Leiden weniger ausgeprägt. Dann gab es kein Binge Eating, keinen exzessiven Sport, keine verzweifelte Suche nach Applaus, keine Schmerzsucht. Und selbst wenn ich an Gewicht zunahm und mir erfolgreich einredete, mit mehr Kilos gut zurechtzukommen, wurde bei der nächsten radikalen Diätperiode ersichtlich, dass meine vermeintliche Genesung doch wieder mal nicht endgültig war. Erst die unverhoffte Schwangerschaft und das unfassbare Glück, ein rundum gesundes Baby zur Welt bringen zu dürfen, machten mir klar, dass es immer Hoffnung gibt, dass es nie zu spät ist, für sein Glück zu kämpfen und sich zu ändern. Aber das wahre Leben zeigte mir auch, dass der Kampf um das permanente Glück nie vorbei ist und man immer auf neue Herausforderungen gefasst sein muss.

KAPITEL 32

NIE VORBEI, NIE ZU SPÄT

Ich schaue in das angespannte Gesicht meines Frauenarztes, in dem ich alle Antworten auf die Fragen ablesen kann, die ich nicht laut stelle und auch gar nicht mehr stellen möchte. Nichts von dem, was mir beim ersten Mal, im September 2014, durch den Kopf gegangen ist, als ich erfuhr, dass ich keine Kinder bekommen konnte.

Und nun wiederholt sich das Szenario. Am gleichen Ort, mit den gleichen Darstellern. Alles ist irgendwie vertraut, sogar der Text, und doch so widerlich und abstoßend wie vor zwei Jahren.

»Es tut mir leid«, sagt er zu mir und Paul, der unseren einjährigen Sohn auf dem Schoß hält.

Ich fühle mich seltsam gefasst. Ich glaube, so fühlen sich Leistungssportler, die es trotz hartem Training nicht aufs Siegertreppchen geschafft haben. Sie reagieren professionell, weinen nicht – jedenfalls nicht sofort, nicht vor den anderen, sondern höchstens später zu Hause.

Mein Arzt fasst sich kurz: »Versuchen wir's am besten nochmal mit Progynova, hat doch super geklappt letztes Mal. Damit fahren wir gut und Sie machen einfach weiter wie bisher. Halten Sie mich auf dem Laufenden.«

Ich nicke und wir gehen, mit einem neuen Rezept für die altbekannten Pillen.

So schlecht es mir damals mit ihnen gegangen ist, so bereit bin ich, alle Nebenwirkungen wieder auf mich zu nehmen. Für ein zweites Kind.

Während ich diese Zeilen schreibe, begleitet mich der Herzschlag eines Kindes, das ganz bald zur Welt kommen wird. Das letzte und schönste Souvenir aus Schottland, ein weiteres Wunder, mein zweites, das ohne Hormonpillen und einen grundlegend veränderten Lebenswandel nicht in mir wäre. Es ist seine Geschichte. Und meine Erinnerung daran, dass es nie vorbei, aber auch nie zu spät ist. Nie vorbei die Gefahr, die von einem selbst und der eigenen Geschichte ausgeht, nie vorbei die Verführung von dem, was lange Zeit erfolgreich verführt hat, nie vorbei die Verantwortung, nicht mehr nur für seinen eigenen Körper, sondern nun auch den eines Kindes, nie vorbei die tägliche Auseinandersetzung damit, was man am liebsten vergessen und begraben würde, weil es schmerzhaft ist.

Doch es ist auch nie zu spät, das »Nie vorbei« als Chance zu sehen. Auf bessere Tage, bessere Gedanken, ein besseres Ich und ein besseres Nach-Ich, also das, was man hinterlässt, wenn man nicht mehr ist. Wir können nicht negativ denken und Positives erwarten. Also denke ich positiv. Das Negative hat es mich gelehrt. Glücklicherweise noch vor dem Tag Ende Juli 2016, fast ein Jahr nach der Geburt meines Sohnes, als ich wieder bei meinem Frauenarzt saß, wieder mit einem großen Kinderwunsch und wieder von den Fakten geohrfeigt wurde, vor denen ich so Angst hatte, und die mich erneut überrollten, schockierten, verletzten und enttäuschten. Und das obwohl ich es eigentlich schon geahnt hatte.

Natürlich war ich skeptisch, als nach der Geburt meines ersten Sohnes und dem Abstillen meine Menstruation nicht wieder einsetzte. Während des Stillens ist das Ausbleiben der Periode ja völlig normal. Doch als meine Tage weiterhin ausblieben, die Schlafstörungen, die Müdigkeit und Erschöpfungszustände, die Gemütsverstimmungen, die Scheidentrockenheit und viele andere altbekannte Symptome wiederkehrten, ahnte ich, dass ich vielleicht wieder mit dem alten Problem konfrontiert war. Dennoch hoffte ich auf eine andere Erklärung. Ich hoffte, der Frauenarzt würde mir sagen, der weibliche Körper bräuchte nach der ersten Schwangerschaft einfach etwas mehr Zeit, um den Hormonhaushalt in Ordnung zu bringen, nachdem er so lange auf die Versorgung des Babys eingestellt gewesen war. Ich hoffte, er würde mit Blick in meine Gebärmutter und auf den Hormonspiegel sagen, es sehe gut aus, ich sei gesund, und mit etwas Zeit und Geduld würde sich mein erneuter Kinderwunsch erfüllen. Doch dass sich der Alptraum von einer erneuten Unfruchtbarkeit womöglich wiederholen könnte, hatte ich bis dahin erfolgreich verdrängt.

Paul und ich versuchten, die Diagnose möglichst gefasst aufzunehmen und anzugehen. Wir sprachen erst darüber, als wir nach dem Arztbesuch nach Hause kamen und keine Tränen mehr flossen. Ich sagte ihm, dass ich niemals gedacht hätte, dass ich wieder unfruchtbar sein könnte. Nicht nachdem ich vor zwei Jahren alles geändert hätte, innen und außen, mit und ohne Pillen; nachdem ich ein gesundes Kind zur Welt gebracht hatte, es voll stillen konnte, nie wieder harte Diäten oder Sportphasen durchgezogen hatte, nie wieder dünn oder gar trocken wurde, nie wieder »rückfällig«, depressiv, besessen und unglücklich.

Ich erzählte Paul auch von den neu aufkeimenden Zweifeln. An mir, an allem. Meiner Veränderung, den Maßnahmen, die ich getroffen hatte, um meinen Körper besser zu behandeln. Ihn zu reparieren, nach all den Jahren der Selbstfolter. Ich hatte es mir nach der ersten Diagnose des Frauenarztes versprochen und bis zu diesem Augenblick erfolgreich beibehalten, doch welche Bedeutung hatte es nun? Im Angesicht der neuen alten Problematik? Ich war mental genesen, doch körperlich offenbar nicht. Was hatte ich falsch gemacht? Oder: War es das Richtige, nur einfach zu spät?

All diese Zweifel teilte ich mit ihm nur ein einziges Mal, am Tag der Diagnose, als ich weinend neben ihm auf dem Sofa saß. Seitdem tat ich es nie wieder, weil ich diesen dunklen Gedanken keinen Raum geben wollte. Ich wusste, sie würden mich wieder benebeln und runterziehen, wenn ich mich allzu sehr mit ihnen beschäftigte. Ich erinnerte mich stattdessen immer wieder daran, dass mir sowohl diese furchtbaren Pillen als auch mein Optimismus und der Mut zur Veränderung einmal ein Kind ermöglicht hatten und dass es auch dieses Mal wieder klappen könnte. Also trocknete ich meine Tränen und sagte zu Paul: »Wir schaffen das! Wieder!« Und Paul lächelte, nickte, nahm mich in den Arm und sagte: »Na klar tun wir das!«

Ich begann also erneut mit der Hormontherapie und damit, mich auf eine Gewichtszunahme zu konzentrieren. Zwar hatte ich nach wie vor das gleiche Gewicht wie zu Beginn meiner ersten Schwangerschaft – aber vielleicht brauchte mein Körper ja einfach mehr »Feuer«? Ich wollte jedenfalls nichts unversucht lassen. Weswegen ich etwas weniger Sport trieb, dafür aber mehr meditierte. Jeden Abend, wenn wir unseren Sohn ins Bett gebracht hatten. Zusammen mit Paul, der mit Meditation eigentlich so wenig am Hut hat wie King Kong mit Ballett. Doch wir gingen da wieder zusammen durch, durch alles, was diese Zeit mit sich brachte. Durch meine Launen, meine Tränen, meine Zweifel, meine Müdigkeit, die Antriebslosigkeit, die kurzzeitige Resignation und die seltenen Höhenflüge. Gemeinsam hatten wir es schon einmal geschafft und wir würden es wieder schaffen. Das war die Idee, das Versprechen und die Hoffnung, die uns antrieb und extrem zusammenschweißte. Wir waren so gut darin, gemeinsam stark zu sein, dass unser kleiner Sohn die Nebenwirkungen meiner Hormontherapie kaum mitbekam. Ich war zwar wieder launisch und extrem müde, doch wenn ich mit meiner Familie zusammen war, hatte ich das Gefühlskarussell im Griff und konnte abschalten.

Noch bevor ich von der Diagnose erfuhr, hatte ich mich an einer Sportakademie in Berlin für eine Ausbildung zur Fitnesstrainerin angemeldet. Im Zuge meines neuen Lebensstils und meiner Präsenz bei Instagram hatte ich beschlossen, mich im Bereich Fitness und Ernährung ausbilden zu lassen, um fundiertes Wissen zu gewinnen und es zusammen mit meinen jahrelangen Erfahrungen an andere weitergeben zu können. Erst mit der Trainerlizenz A, später dann speziell als Trainerin im prä- und postnatalen Bereich und schließlich als Ernährungsberaterin. Mein Wunsch und Ziel war, eine Botschaft zu senden, insbesondere an Frauen, mit oder ohne Kinderwunsch, egal ob schwanger oder (noch) nicht, um sie über die Chancen und gleichzeitig die Gefahren von (falschem) Sport- und Lebensmittelkonsum aufzuklären. So vielen wie möglich zu sagen, dass sie die Finger von einseitigen, radikalen Modediäten lassen sollen, ebenso wie von Sportkonsum aus den falschen Gründen, um das Risiko zu minimieren, ihrem Körper Schaden zuzufügen. Nichts ist wichtiger als die Gesundheit und vermeintliche Makel sind im Gegenzug ein fairer Deal. Diese »Makel« werden von den »richtigen« Menschen sowieso nicht wahrgenommen oder sogar geliebt. Hand aufs Herz: Es wird immer Menschen geben, die das, was man darstellt und tut, gut finden, und Menschen, die es kritisieren. Es ist also total sinnlos, allen gefallen zu wollen. Daher ist es besser, dass wir uns darauf konzentrieren, was uns selbst gefällt. Das waren die Intentionen meiner neuen beruflichen Orientierung und sie waren mir so wichtig, dass ich den Start der ersten Ausbildung nicht verschob, obwohl sie nur einen Monat nach Beginn der Hormontherapie beginnen sollte.

Ich unterbrach die Therapie also für einen Monat, als ich mit unserem Sohn für drei Wochen von Edinburgh nach Berlin reiste, um dort den Trainerschein zu machen. Dort lebt mittlerweile meine Mutter und sie bot mir an, in der Zeit der Ausbildung die Betreuung meines Sohnes zu übernehmen. Ich freute mich sehr über dieses

großzügige Angebot und war gespannt, wie sich unser erstes Zusammenleben nach so vielen Jahren der räumlichen Trennung und
nach meinem Wandel anfühlen würde. Nach nur wenigen Tagen
wusste ich, dass nicht nur die Ausbildung eine gute Entscheidung
gewesen war, sondern auch die intensive Zeit mit meiner Mutter.
Ich erlebte emotional eine einschneidende Erfahrung, die mich erkennen ließ, dass ich tatsächlich mit der Vergangenheit abgeschlossen und meiner Mama verziehen hatte. Ich genoss ihre Nähe und
unsere Gespräche und ich mochte sie sowohl in ihrer Rolle als
Mama als auch als Oma. Sie war ungewöhnlich liebevoll, aufmerksam, witzig und warmherzig, sie hörte zu, war da, war hilfsbereit
und selbstlos. In den gesamten drei Wochen standen mein Sohn
und ich an erster Stelle und ich konnte mich uneingeschränkt auf
sie verlassen. Das fühlte sich unglaublich friedlich und fast utopisch
harmonisch an. Ganz anders als jede andere Zeit mit ihr zuvor. Ich
spürte, sie wollte selbst die Gelegenheit nutzen und endlich vergessen machen, was so lang zwischen ihr und mir gestanden hatte:
Kälte, Distanz, Misstrauen. Und mit einem Mal konnte ich mich
wieder nur zu gut daran erinnern, wie sehr ich sie einst geliebt hatte, bevor unsere Beziehung zerbrach. Berlin brachte uns näher und
das ist bis heute so geblieben.

Ich stand dennoch unter Druck. Dem Druck, die Ausbildung
zu schaffen, nach Hause zu kommen, schwanger zu werden. Doch
zunächst setzte ich die Pillen ab, um klarzukommen, einen klaren
Kopf zu haben. Die Periode hatte dieses Mal nicht sofort eingesetzt, weder nach dem ersten Monat der Hormontherapie noch
nach dem zweiten Monat, in dem ich pausiert hatte. Mit dem Tag
meiner Rückreise nach Schottland begann ich den nächsten Zyklus
und nahm die erste von 23 Pillen. Ich hatte Paul furchtbar vermisst,
auch körperlich. An dem Tag hatten wir Sex, wie wir ihn vermisst
hatten, nicht den von der Sorte »Kinderzeugung«, sondern von der
Sorte »Lust«. Das erinnerte mich daran, dass ich mich darauf kon-

zentrieren musste, was ich hatte, und nicht auf das, was ich haben wollte: also auf Paul und unser erstes Wunder, nicht auf das zweite, das wir uns so bitterlich wünschten.

Ich erinnerte mich daran, wie ich mich und mein Leben schlagartig verändert hatte, um gesund und schwanger zu werden, und dass es rückblickend so mühelos und schnell passierte – ganz ohne Kinderwunschklinik, In-vitro-Fertilisation, schmerzhafte Spritzen, jahrelanges Hoffen und Bangen. Als ich mit der Einnahme der Pillen und mit meinem neuen Lebensstil begonnen hatte, hätte ich nicht gedacht, einfach essen zu können, was ich wollte – ohne Überwindung, ohne Kampf mit mir. Ich hätte auch nie gedacht, dass ich jemals auf eine Waage steigen und hoffen würde, mehr zu wiegen als weniger, und mich auf trainingsfreie Tage freuen würde. Ich konnte all das, weil mein Wunsch nach einem Kind größer war als nach einem perfekten Körper.

Da ich wusste, dass ich wieder vor einem Mammutprojekt stand, dessen Ausgang unbestimmt war, fokussierte ich mich mehr auf mein persönliches Glück und meine körperliche wie seelische Gesundheit, als darauf, schnell ein Kind zeugen zu wollen. Vor diesem Hintergrund wollte ich mit Paul nicht als Vater meines zukünftigen Kindes schlafen, sondern mit ihm als meinem Liebhaber. Was natürlich auch Paul lieber war. Ich weiß noch, wie er es schon beim ersten Kinderwunsch einmal erwähnt und wie es mir die Augen für das Wesentliche geöffnet hatte. Doch so einfach war es nicht, körperliche Lust zu empfinden, wenn der Körper zu müde zum Wachbleiben und zu schwach zum Bewegen ist, wenn auch der Kopf zumacht, da die Gedanken und Sorgen nicht einfach auszuknipsen sind. Doch ich wusste, dass die Hände meines Mannes nichts als Gutes schaffen können, weswegen ich mich sehr bemühte, die Lust an Sex zu wecken. Und es gelang immer häufiger.

Primär dadurch, dass ich Stress mied, entschleunigte. Ich arbeitete zwar wieder, zumal mein Sohn mit vierzehn Monaten erstmals für drei halbe Tage in die Kita ging und ich mich viel intensiver auf meinen Blog und meine Arbeit als Personal Trainerin konzentrieren konnte. Doch ich arbeitete nun ohne Druck und Sehnsucht nach dem großen Erfolg, dem großen Applaus, der Perfektion. Ich tat, was ich wollte, und weil ich vieles nicht wollte – weil es nicht zu mir und meiner Philosophie als Bloggerin, Mutter und Fitnesstrainerin passte –, konnte ich meine Energie sinnvoll und selbstbestimmt in Herzensprojekte kanalisieren, zum Beispiel in Artikel und One-to-one-Gespräche mit Followern über meine Hormontherapie. Das tat mir unglaublich gut. Auch dass ich unsere gemeinsame Freizeit noch viel bewusster genoss, sowohl mit meinem Kind wie auch mit meinem Mann.

Ansonsten blieb alles gleich. So wie es sich schon beim ersten Kinderwunsch bewährt hatte: Ich achtete auf eine ausgewogene Ernährung mit genug Kalorien, trank viel Wasser und Tee, jedoch kaum Kaffee, supplementierte Folsäure und Mönchspfeffer (eine Pflanze mit hormonregulierender Wirkung, die schon in der Antike als Heilpflanze eingesetzt wurde und heutzutage von Frauen mit Kinderwunsch hauptsächlich in Tablettenform eingenommen wird), ging seltener zum Kraftsport, stattdessen auf meditative Körperreisen, gab meinem Körper insgesamt mehr Erholung, also auch mehr Schlaf.

Dass ich in dieser Zeit auf mein Umfeld – auch das in den sozialen Netzwerken wie Instagram – so energiegeladen und fröhlich wirkte, mögen viele vielleicht als Selbstlüge oder Schauspiel interpretieren. Doch tatsächlich war es eine mentale Strategie, passend zu meinem Motto, stets positiv zu denken und es auch auszustrahlen. Diese Strategie funktioniert ungefähr so:

- Sei die Person, mit der du gern befreundet wärst.
- Geh immer weiter, da Stillstand seelischen Tod bedeutet.
- Lache, weil Weinen dich ertränkt.

- Lebe und liebe mit Haut und Haar, da du ohnehin keine andere Wahl hast, als die Dinge zu nehmen, wie sie kommen, und sie dann mit einem Lächeln zu begrüßen oder mutig zu verabschieden.

So dramatisch und so künstlich es sich auch anhört, das mit der mentalen Strategie: Ich kann versichern, dass ich damals ein sehr müder und geschwächter, aber unheimlich glücklicher Mensch war, weil ich meinen Weg aus dem dunklen Dschungel der Zwänge und Ängste gefunden hatte und ihn voller Hoffnung, Überzeugung und Lust ging. Ich beschritt ihn auch ein zweites Mal, weil mich dieser Weg schon einmal mit einem großen Geschenk entschädigt hatte: mit meinem ersten Kind.

Auf das zum exakt gleichen Zeitpunkt wie vor zwei Jahren das zweite folgte. Erst am Neujahrsabend als kaum sichtbarer rosafarbener Strich auf einem billigen Schwangerschaftstest, einige Wochen später als kleiner Kokon auf dem Ultraschall. Mit schnell klopfendem Herzchen, taktgleich mit meinem, das sich fast so sehr überschlug wie die euphorischen Gedanken an den Tag irgendwann im Sommer 2017, wenn unser zweites Baby zur Welt kommen würde. Wir hatten es wieder geschafft – all das Negative zu überwinden und hinter uns zu lassen, mit der Kraft der Gedanken, der Taten und es wäre gelogen, wenn nicht auch mit der Medizin, um ein neues Leben in einem vernarbten Körper zu kreieren. Ja, wir standen trotz der Zweifel der Ärzte und unserer eigenen wieder auf dem Siegertreppchen und winkten der Zukunft mit zwei Kindern entgegen.

Nun war ich im zehnten Monat meiner zweiten Schwangerschaft und meistens so müde wie zu den Zeiten der Hormontherapien, doch die Müdigkeit war eine andere. Sie fühlte sich deutlich besser an, da sie anderen Quellen entsprang und mich anders denken ließ – klarer. Klar ist: Meine Kindheit mit narzisstischen Eltern und dem permanenten Wunsch nach mehr Liebe und Anerkennung war der Entzündungsherd, meine daraus entfachte Sucht nach Schmerz, Herausforderungen, Erfolg, Trophäen und Applaus, die daraus folgende Krankheit, die körperliche Degeneration mit der temporären Unfruchtbarkeit das schlimmste, aber wirkungsvollste Symptom, meine Schwangerschaften meine beste Therapie und die Kinder mein Neuanfang mit dem Ziel, ihnen einen guten Start ins Leben zu ermöglichen.

Heute bin ich der Überzeugung, dass unsere Kindheit so elementar ist, dass sie darüber entscheidet, wie wir uns schließlich als Erwachsene entwickeln. Wir sind ein Produkt unserer Erziehung, unserer Erlebnisse, unserer Erfahrungen. Der Worte, die gesagt werden und jener, die nicht gesagt werden. Der Berührungen, die wir brauchen, und jener, die wir vermissen. Und auch das Unbewusste, das, woran wir uns kaum erinnern können, pflastert den Weg in die Zukunft, die wir nur schwer von der Vergangenheit lösen können. Die uns zu dem macht, was wir sind, und leider auch zu dem, was wir nicht sein wollen. Doch ich bin auch der Überzeugung, dass wir versuchen sollten, Schmerzen zu verarbeiten, Probleme zu reflektieren, Fehler zu verzeihen, Vergangenes abzuschließen und letztlich positiv nach vorne zu schauen, damit wir das, was wir in unserer Kindheit als schmerzhaft und unschön und falsch empfunden haben, nicht wiederholen und nicht weitergeben.

Für mich bedeutet das, dass meine dunkle Geschichte dort endet, wo die noch ungeschriebene meiner Kinder beginnt. Es ist meine Aufgabe, ihre Geschichte zu einer schönen zu machen. Sodass meine Kinder immer wissen, dass sie gut sind, wie sie sind. Dass sie sprechen dürfen, wenn sie etwas zu sagen haben. Dass sie das sagen dürfen, was sie denken. Dass ihre Gedanken erhört werden, nicht manipuliert. Dass sie verstehen, dass ihre Gedanken der Schlüssel zur Selbstliebe sind – einer Liebe, die neben der ihrer Eltern die wichtigste ist, weil sie erfüllt, auch wenn alles andere leer ist. Der beste Applaus, den sie jemals hören werden.

KAPITEL 33

UNVOLLENDET

Meine Dankbarkeit über die Möglichkeit, doch noch Mutter zu werden, sogar zweimal, und das trotz aller Fehler, die ich in meiner Vergangenheit begangen habe, ist so überwältigend, dass ich in meiner Mutterrolle komplett aufgehe. Es geht nun es nicht mehr um mich und mein Glück, sondern um das anderer Menschen – nämlich meiner Kinder.

Ich habe mich für sie nicht nur aus dem Mittelpunkt des Geschehens und von meiner Sucht nach ungeteilter Aufmerksamkeit gelöst, sondern auch von einem Leben zwischen Extremen: extremen Diäten, extremem Fitnesskult, extremem Schönheitswahn, extremer Schmerzerfahrung, einer extremen Beziehung zu Menschen, zum Tod und zu Geld, extremer Zerrissenheit zwischen dem, wer ich bin und wer ich sein möchte.

Im Zuge der sukzessiven Loslösung von diesen Extremen habe ich neues Leben geschaffen und bekam im Gegenzug die Chance, mein eigenes neu aufzubauen: ein rundum lebenswertes Leben. Zu meinem Wohl ebenso wie zum Wohle meiner Kinder. Ich will ihnen am eigenen Beispiel vermitteln, dass Perfektion ist, was man selbst daraus macht, nicht wie andere sie definieren. Und dass es in meinen Augen perfekt ist, wenn man sich am Ende des Tages einfach mag. Wie jemanden, dem man vertraut, mit dem man gern abhängt, den man anschaut, und denkt: Wow!

Wer bin ich also, was zeichnet mich aus? Nach wie vor ist mir mein Äußeres nicht ganz unwichtig. Ich mag meinen Körper lieber schlank und muskulös, esse lieber gesund als unbewusst, ziehe mich gern hübsch an, schminke mich gern, bin extrovertiert und lebe auf den ersten Blick das Leben einer vorbildlichen Mutter und Ehefrau – unter anderem auf den Kanälen, die ich in meinem Beruf als Bloggerin bediene.

Doch der Unterschied zu früheren Zeiten ist, dass ich bei diesen Vorlieben eine gesunde Mitte gefunden habe. Ich *muss nicht* geschminkt sein, ich *muss nicht* muskulös sein, ich *muss nicht* immer gesund essen. High Heels hüten verstaubt meinen Schuhschrank, weil ich viel zu gern Sneakers trage und meine Körpergröße toll finde. Ja, und wenn mir danach ist, pfeife ich auf Perfektion und Leistung, auch in der Öffentlichkeit – und es fühlt sich wunderbar an, so unabhängig und selbstbestimmt zu sein! Und jemand zu sein, den ich mag. Trotz allem, was ich in der Vergangenheit getan und wie ich mich verhalten habe. Trotz der Tatsache, dass ich mich im Grunde gar nicht so sehr von mir – meinem »alten Ich« – entfernt habe.

Es gibt jedoch noch heute – wenn auch nur sehr selten – Tage, an denen ich wieder zu zweifeln beginne. An mir, meinem Wert. Daran, ob ich geliebt werde oder gemocht, und wenn ja, wofür. Meist weil ich in den Spiegel schaue und plötzlich wieder die schwabbeligen Arme von der Hochzeitskleidanprobe sehe oder das Doppelkinn. Und für einen kurzen Moment denke: Du weißt doch, wie es geht. Schlank in drei Wochen – tu es einfach! Die Leute werden staunen. Oder wie ich dann überlege, mit welcher Software ich meinen Körper und mein Gesicht bearbeiten könnte, damit es »instagramtauglich« wird, so wie es unglaublich viele meiner Instagram-Bekanntschaften tun, sogar bis zur kompletten Verfremdung. Ich bin froh, dass ich es dennoch noch nie getan habe, doch beschämt, dass ich mir stattdessen etwas Hübsches oder Teures kaufen möchte, weil es mir das Gefühl gibt, damit wertvoller zu werden. Und schöner. Leider nur ganz kurz.

An solchen Tagen gehe ich sogar manchmal wieder in die Küche, um mir wahllos irgendein süßes Zeug reinzuschieben und kann nicht aufhören, bis mir schlecht wird. Ja, auch das passiert noch ab und zu. Vor allem wenn mich der Stress doch noch packt, oder das Gefühl der Einsamkeit. Und die chronische latente Angst davor, nicht wahrgenommen zu werden. Dann öffne ich vielleicht auch Instagram wie einen Vorhang auf meiner eigenen kleinen Bühne, und hoffe, dass es ein paar neue aufbauende Kommentare gibt – oder zumindest ein paar Likes, die mich daran erinnern, dass ich gemocht werde. Wie ich versinke, in Enttäuschung und Traurigkeit, weil ich doch nicht so gemocht werde, wie ich es mir wünsche. Ich fahre manchmal ins Fitnessstudio, wo ich wie früher bis zum Limit gehe, und wenn es die Kräfte zulassen, auch darüber hinaus. Ich übertreibe. Gehe zu weit. Weil ich *immer* gern zu weit gehe.

Dieser Kampf ist noch immer primär ein Kampf gegen die Sucht nach Aufmerksamkeit und infolgedessen gegen meine Sport- und Essstörung, die stärksten Ausprägungen meiner (narzisstischen) Wahrnehmungsstörung und das Resultat meiner von Einsamkeit geprägten Kindheit und Jugend. Ein Kampf, in dem ich meist nach Punkten führe, den ich aber noch nicht gänzlich vermeiden kann. Ein Kampf, in dem mir der Gegner voll in die Fresse schlägt und sagt: »Du dummes Stück, es gibt keine Delete-Taste für die Vergangenheit!«, und ich ihm leider recht geben muss.

Doch ich schlage zurück, mit meiner Geheimwaffe, der kontinuierlichen Reflexion. Indem ich ruhe, in mich gehe. Bewusst Stress und Druck vermeide, um klar denken zu können. Ich denke positiv und optimistisch – das hat sich bewährt. Wenn mich dunkle Gedanken zu benebeln drohen, führe ich mir sofort die guten Dinge vor Augen und verleihe vermeintlichen Fehlern ein neues, hübsches Gewand. Und ich sage mir: »Es ist alles nicht so schlimm!« und

»Mach dich nicht verrückt, du packst das!« Ich habe die Erfahrung gemacht, dass ich bei aufkommendem Stress nie den ganzen Berg sehen darf, sondern nur eine Etappe, sozusagen die Tagesziele. Aufgaben, seien es berufliche oder mentale in Form von Veränderungen, gehe ich also Schritt für Schritt an. Auf diese Weise reduziere ich die Gefahr, vom Stress überwältigt zu werden und im schlimmsten Fall wieder in Depressionen oder alte Verhaltensmuster zu verfallen.

Wenn ich merke, dass der Stress trotzdem Überhand gewinnt und mich auszuknocken droht, priorisiere ich schonungslos und streiche die größten Stressfaktoren (zumindest vorübergehend) aus meinem Alltag. Ganz häufig entferne ich mich dafür für einige Wochen bewusst von meinem Blog und von Instagram, um mein Augenmerk nur auf mich und mein direktes, reales Umfeld zu richten. Oder ich tue das Gegenteil: Ich schreibe, zum Beispiel einen Artikel über meine Sorgen, ein Instagram-Posting über einen miesen Tag, oder dieses Buch.

Ich muss wachsam sein, wissen, wann ich mich an das Gute in mir und in meinem Leben erinnern muss. Dann denke ich daran, wie glücklich ich heute bin und was ich alles habe, was ich lange Zeit wollte, ohne es zu wissen. Einen funktionierenden, intakten Körper zum Beispiel. An dem alles dran ist, was ich zum Leben brauche. Mit dem ich mich fortbewegen, mit dem ich meine Kinder heben kann, an dem nicht alles makellos, aber dennoch schön ist. Schön, weil ich ihn mag.

Manchmal wünschte ich, ich hätte es schon früher gekonnt, dieses positive Denken. Das hätte mir und meinem Umfeld sicher so einiges erspart! Doch ich bin nicht sicher, ob ich dann heute wirklich wüsste, was Glück und Dankbarkeit bedeuten und wie ich diese Konzepte meinen Kindern erklären kann.

Ich kann diese Tage des Zweifelns nicht immer im Keim ersticken. Was aber an solchen Tagen entscheidend ist, sind neben dem Rückzug und der Reflexion für mich persönlich folgende Menschen:

1. Meine Kinder. Ihre bloße Anwesenheit ist ein Segen. Und wie mich der mittlerweile Zweijährige umarmt, ohne dass ich ihm im Gegenzug etwas dafür geben muss. Wie er mich anlacht, auch wenn ich ganz fürchterlich aussehe oder an dem Tag überhaupt nichts geleistet habe. Wenn er beim Anblick eines Pickels in meinem Gesicht »Aua« sagt, mich dann etwas unbeholfen streichelt und mitleidig anschaut, und ich darüber einfach nur lachen muss. Und wenn er mit mir spielen will, obwohl ich mich als Spielgefährtin selbst gar nicht wollte.

2. Mein Mann, der weiß, dass eine lange, feste Umarmung meist all meine dunklen Gedanken verschwinden lässt. Und wenn das nicht ganz reicht, fügt er noch einige aufbauende Worte dazu: »Du machst das alles toll« oder »Lass doch mal alles liegen, du hast mehr als genug getan« oder bloß ein simples »Ich liebe dich«. Ein Mensch, der da ist, wenn ich fliege, aber auch dann, wenn ich falle.

3. Ich selbst und meine Erinnerung an das, was war – fast 30 Jahre lang. Zugegeben, es kostet Überwindung und Kraft, das, was war, ans Tageslicht zu holen und sich einzugestehen, dass man sich lange selbst belogen hat und dadurch im Dunkeln getappt ist. Auf der Suche nach etwas, das eigentlich so nah war, direkt in einem selbst: Der Mut, so zu sein, wie man sein möchte, und nicht wie andere es wollen. Und meine Erkenntnis, dass der Applaus der anderen wertlos und falsch ist, wenn er nur dem gilt, was man nach außen darstellt und eigentlich gar nicht ist.

Es gibt noch eine Reihe weiterer Erkenntnisse, die mich aus der Finsternis geholt haben und die zeigen, wie ich mich entwickelt habe und wie bereichernd diese lange Reise der Reflexion letztlich gewesen ist. Erkenntnisse, die mich ebenfalls durch die Tage des

Zweifelns und Scheiterns führen, und die mir immer wieder helfen, Fehler zu erkennen, zu korrigieren, sie das nächste Mal zu vermeiden und damit immer ein bisschen besser und gesünder zu werden. Ich weiß heute, dass ...

- ich den pathologischen Narzissmus meiner Eltern übernommen habe. Hier wirke ich entgegen, indem ich mir immer wieder vorstelle, wie ich auf andere Menschen wirke und ob ich ihnen womöglich mit meiner Art und meinen Taten wehtue. Ich kann den Narzissmus nicht ablegen, aber ich kann mich immer wieder darauf besinnen, ihn durch ein selbstreflektiertes Sozialverhalten unschädlich zu machen.

- ich bei meiner krampfhaften Suche nach Liebe und Anerkennung möglichst allen Menschen gerecht werden wollte und nie Nein sagen konnte, aus Sorge, man würde es mir nicht verzeihen und schlecht über mich denken. Das führte häufig zu einem Interessenkonflikt, aber auch zu übermäßigem Stress bis hin zur kompletten Überforderung. Heute sage ich selbstbewusst Nein, wenn ich merke, dass ich nicht imstande bin, etwas (gut) zu tun. Dann konzentriere ich mich darauf, was mir und den wichtigsten Menschen in meinem Umfeld wichtig ist und blende den Rest der Welt aus. Denn ich weiß: So sehr ich mich auch bemühe, irgendjemand wird immer unzufrieden sein und etwas an mir oder meiner Leistung auszusetzen haben. Ich muss es nicht mehr jedem recht machen.

- ich mein Leben lang Angst vor Kritik hatte und mich für Defizite (auch die körperlichen, wie zum Beispiel meine Körpergröße) sowie Fehler, die ich begangen hatte, schämte. Anstatt mich für Kritik zu öffnen, mir Fehler einzugestehen, mich mit all meinen Merkmalen und vermeintlichen Makeln zu akzeptieren und die Probleme, die aus diesem Fehlverhalten entstanden, anzupacken, habe ich mich ängstlich zurückgezogen und die Augen fest zugekniffen. Mit dieser Problematik habe ich mich intensiv auseinandergesetzt und gelernt, dass ich dieses Verhalten von meiner Mutter übernommen habe, obwohl ich genau das an ihr nie mochte. Ihre Art, sich für ihre Probleme zu schämen, ihre Fehler zu verstecken und ihre Sorgen vor mir zu verbergen, hat sie für mich zu einer Fremden gemacht. Diese Isolierung von der Außenwelt bis hin zur Distanzierung selbst von Vertrauenspersonen stand immer zwischen uns und ich hatte keine Möglichkeit, ihr näher zu kommen, ihr zu helfen, sie zu verstehen, sie uneingeschränkt zu lieben. Ich habe es ihr unbewusst nachgemacht, hauptsächlich aus Angst, dass meine Lügen auffliegen, und ich habe mich irgendwann selbst dafür verachtet. Die Klarheit darüber, was meine Fehler sind und woher sie stammen, hat mir geholfen, sie zu korrigieren – mit dem Ansporn, selbst eine zugängliche Person und greifbare Mutter zu sein.

- der Weg aus der Einsamkeit über Ehrlichkeit gegenüber sich selbst und anderen Menschen führt. Seitdem ich das weiß, sage ich immer, was ich fühle, was ich denke, was mich bedrückt. Und ganz wichtig: Wenn ich Hilfe brauche! Früher, wenn ich traurig oder einsam war, habe ich darauf gewartet, dass jemand unaufgefordert kommt, mich umarmt, tröstet, liebhat. Heute gehe ich direkt zu einer Vertrauensperson, in der Regel zu meinem Mann, sage ihm, dass es mir nicht gut geht, und bitte ihn, mich in den Arm zu nehmen. Häufig beginne ich dann zu weinen, was ich früher auch nie getan hätte, um dem Stress ein Ventil zu geben. Mit dem Ergebnis, dass ich mich danach entspannter und entlasteter fühle. Nur weil ich selbst um Hilfe gebeten habe, fühle ich mich nicht weniger geliebt. Auch meine Kinder werden, wenn sie älter sind, immer wissen, wie es mir geht, was in meinem Leben

passiert, was mich bedrückt. Die Geheimnistuerei, die ich im
Zusammenleben mit meinen Eltern so oft gespürt habe, soll
in meiner Familie keinen Platz haben.

- mein Versuch, über fiktive oder dramatisierte Krankheiten
  Aufmerksamkeit und Liebe zu bekommen, ein kläglicher
  war. Nicht nur weil die Aufmerksamkeit, die ich dann bekam, nur von kurzer Dauer war, sondern auch weil mich
  die Lügen allmählich belasteten, sehr müde und schließlich
  sehr krank machten. Seit vielen Jahren habe ich Krankheiten deshalb nicht mehr zur Schau gestellt, geschweige denn
  inszeniert. Im Gegenteil: Heute verberge oder bagatellisiere
  ich meine Krankheiten eher, anstatt sie zu thematisieren. Ich
  möchte nicht mehr, dass sich meine Liebsten um mich sorgen. Womöglich habe ich sogar etwas Angst davor, dass man
  glauben könnte, ich sei zu schwach. Ein Schwachpunkt, bei
  dem klar wird, dass meine Reise zu mehr Selbstsicherheit
  und Selbstliebe noch immer nicht beendet ist, dass ich trotz
  der vielen Erfolge weiter an mir arbeiten muss.
- ich nicht immer von allem unabhängig bin, vor allem nicht
  von der Liebe und Aufmerksamkeit anderer Menschen. Doch
  mein persönlicher Erfolg im Prozess der Heilung ist, dass ich
  nicht mehr die Liebe *aller* Menschen brauche, die nur für
  Gegenleistung klatschen oder weil sie die Fassade mögen. Ich
  brauche die Liebe jener Menschen, die immer bleiben, weil
  sie *mich* mögen und lieben, mit allem, was mich ausmacht,
  und dafür klatschen, was ich wirklich bin und was ich aus
  Überzeugung tue. Dazu gehöre auch ich selbst. Ich bin froh,
  dass ich diese Liebe mittlerweile zulassen kann und Beziehungen eingegangen bin, vor denen ich immer Angst hatte,
  weil ich wusste, die anderen würden meine hübsche Fassade
  irgendwann durchbrechen und entdecken, was sich wirklich
  dahinter verbirgt. Heute mag ich das, was hinter meiner Fas-

sade zum Vorschein kommt, ebenso wie die Menschen, die dahinter schauen und trotzdem – oder gerade deswegen – bleiben wollen.

Was wird zukünftig passieren mit meinem neuen, alten Ich?

Ich weiß es nicht. Wir wissen doch alle, wie wenig wir in unserem Leben beeinflussen können. Doch ich kann meine Taten, Gedanken und Entscheidungen beeinflussen – und deshalb stehe ich jeden Morgen mit dem Vorsatz auf, den Tag so zu gestalten, wie ich es will und für richtig halte. Ich liebe es, beschäftigt zu sein, und vor allem die Beschäftigungen, für die ich mich intuitiv und aus voller Überzeugung meines Herzens entschieden habe. Genauso liebe ich mittlerweile aber auch das süße Nichtstun. Ich habe gelernt, mich regelmäßig auszuruhen und sogar auch mal tagsüber zu schlafen, allein schon aus Präventionsgründen – Stichwort: Stressbewältigung.

Ich liebe es nach wie vor, Sport zu treiben. Nur eben aus anderen Gründen als noch vor einigen Jahren, nämlich aus Spaß und Selbstliebe, nicht weil ich meinen Körper hasse und bestrafen will. Sport ist außerdem mittlerweile Teil meines Jobs und primär dadurch entstanden, dass die Inhalte meines Blogs auf großes Interesse stießen. Sowohl das Thema »Fitness in und nach der Schwangerschaft« als auch »Ernährung und Lebensstil mit (unerfülltem) Kinderwunsch« schienen in der Öffentlichkeit noch recht unbehandelt zu sein, oder zumindest zurückhaltend, denn die Resonanz auf meine Beiträge war überraschend groß. Es war eindeutig, dass viele Frauen nicht nur Ähnliches erfahren hatten, sondern erleichtert waren, dass diese sensiblen und intimen Themen nun auch mutiger diskutiert wurden und dass sie Gleichgesinnte oder Leidensgenossinnen finden konnten.

KAPITEL 34

MEINE TIPPS FÜR MEHR SELBSTLIEBE

Ich weiß endlich nicht nur, wer ich bin, sondern auch, was ich will. Neben einer glücklichen Frau und einem liebenden Familienmenschen möchte ich eine Bloggerin und Fitnesstrainerin sein, die sich durch ihr Können, nicht durch ihr Aussehen auszeichnet. Das möchte ich auch meinen Klienten, Followern und Lesern vermitteln: Wie auch immer du aussiehst – wie eine 1,50, nicht eine 1,78, wie eine 42 und keine 32, wie eine Tilda, nicht eine Heidi, mehr wie Hulk als Catwoman – all diese Rollen sind schön, wenn du sie magst. Und wenn du sie magst, werden andere sie auch mögen. Also hör auf, nach etwas in dir zu suchen, was du nicht hast und bist. Vor allem nicht um jeden Preis, denn der ist vielleicht so hoch, dass du ihn ein Leben lang abstottern musst!

Welche Rolle spielt dann der Sport, wenn er nicht primär einem schöneren Körper dienen soll? Er kann dir dabei helfen, dein Selbstwertgefühl zu stärken und dir beibringen, dich zu mögen. Sodass du stolz bist, dich hauptsächlich über dein Können zu profilieren, nicht über dein Aussehen.

Solltest du gerade an solch einem schwierigen Punkt stehen, einem unerfüllten Kinderwunsch oder anderen gesundheitlichen Problemen, der Sucht nach Perfektion und Erfüllung, der Suche nach dir selbst, nach dem Glück und nach Balance, möchte ich dir noch einige Gedanken mit auf den Weg geben.

Dein oberstes Lebensziel sollte sein, uneingeschränkt glücklich zu werden. Das wirst du aber nicht, wenn du dich nicht selbst lieben und mit all deinen (vermeintlichen) Fehlern und Makeln akzeptieren kannst. Der erste Schritt zu mehr Selbstliebe und damit der Selbstfindung ist Klarheit darüber, warum du so bist, wie du bist, und wieso du überhaupt anders sein möchtest. Das zu ergründen, kann sehr viel Zeit, Kraft und Mut kosten, da du hierfür gegebenenfalls tief in deiner Vergangenheit graben und auch eigene Fehler reflektieren musst.

Beantworte für dich zunächst die folgenden Fragen:

- Wieso tue ich die Dinge, die ich tue?
- Wieso will ich das, was ich will?
- Bin das wirklich ich – oder will ich das nur, weil es andere wollen?
- Sind meine Beweggründe die richtigen? Bin ich mit mir im Reinen – oder brauche ich etwas anderes, um mich vollständig zu fühlen?

Es gibt keine Anleitung, wie dieser Prozess des (Selbst-)Verständnisses vonstattengehen muss, damit er erfolgreich abgeschlossen werden kann. Ich kann aber aus eigener Erfahrung sagen, dass ein Rückzug aus Gewohnheiten, dem Alltag und stressenden Faktoren sehr hilfreich sein kann. So kann es zum Beispiel förderlich sein, sich von Menschen, die dich unglücklich machen und belasten, zu trennen oder zumindest für eine Weile von ihnen zu entfernen. Für mich hat es funktioniert, mich temporär von meinen Eltern zu distanzieren, um das grundlegende Problem mit etwas Abstand zu analysieren und an der Wurzel zu packen. In der objektiveren Betrachtung konnte ich lernen zu verzeihen – anderen Menschen und auch mir – und dadurch neue Freiheiten gewinnen. Ich habe auch gelernt, Menschen zu meiden, die mich nur geschminkt und lachend mögen, und mich stattdessen mit Menschen zu umgeben, die mich pushen und nicht runterziehen.

Daneben halte ich die Entwicklung positiver Eigenschaften im Umgang mit sich selbst und dem Umfeld für elementar. Denn je freundlicher wir uns und anderen Menschen gegenüber sind, desto entspannter, freier und glücklicher wird unser Geist. Ich habe zum Beispiel irgendwann begonnen, mich auch an schlechten Tagen zu mögen. Schlechte Tage sind unsere Chance auf Erdung, Entschleunigung und Reflexion, da die Produktivität und somit auch stressige To-dos auf der Strecke bleiben und wir nicht abgelenkt werden. Und ja, es tut gut, sich einfach mal ein bisschen gehen zu lassen, denn der konstante Versuch, immer perfekt zu sein und zu funktionieren, ist auf Dauer extrem belastend und außerdem unnötig.

Nicht nur der nachsichtige Umgang mit sich selbst ist wichtig, es geht auch darum, wie wir unsere Mitmenschen behandeln. Meine Prämisse ist, mein soziales Umfeld so zu behandeln, wie ich selbst behandelt werden möchte. Ich habe für mich klar deklariert: Ich möchte niemanden verurteilen und ungefragt kritisieren. Weder Nahstehende, noch Fremde. Nicht für das, was sie tun, und nicht für das, was sie sind. Jeder sollte so sein dürfen, wie er sein möchte, und das tun, was er tun möchte. Wir können uns kein vorschnelles Urteil erlauben, da wir die Hintergründe und die Lebensgeschichte in der Regel nicht kennen. Wir wissen auch nicht, ob jemand nur für sein Publikum lacht und zu Hause weint oder umgekehrt. Sollten wir dennoch jemanden durch unser unsensibles Verhalten verletzt haben, ist es wichtig, dass wir uns ehrlich entschuldigen und den anderen nicht mit dem Schmerz allein lassen.

- Nimm es ernst, wenn jemand still nach Hilfe schreit oder dich sogar direkt darum bittet. Lach denjenigen nicht aus, sondern hör ihm zu. Das Gleiche gilt für dich und deine Sorgen, die du nicht aufstauen solltest.

- Aber: Nimm dich selbst nicht *immer* allzu ernst, vor allem wenn du eigentlich schon ahnst, dass deine Situation weniger schlimm ist, als du sie dir gerade ausmalst. Lache, wann immer du kannst, am besten über dich selbst. Denn Lachen befreit und schüttet Glückshormone aus!

- Versuche dich regelmäßig von allem zu distanzieren, womit du sonst stets beschäftigt bist: der Arbeit, den Pflichten, den Medien, vor allem den sozialen Medien. Lerne dadurch, mit dir allein zu sein. Stille ist gut. Wenn du sie erträgst, heißt das ziemlich sicher, dass du dich selbst gut erträgst, und das ist prima! Ein Warnsignal ist, wenn du dich einsam oder gelangweilt fühlst, wenn dir Instagram & Co. in den Momenten der Distanzierung fehlen. Dann solltest du abklopfen, ob du dein Glück womöglich zu sehr von anderen Dingen oder Personen abhängig machst.

- Ein weiterer Grund, warum du dich hin und wieder von den (sozialen) Medien fernhalten solltest, ist, dass du die Realität akzeptieren solltest, anstatt in eine Fantasiewelt zu flüchten. Ja, eine Fantasiewelt kann vorübergehend helfen, zu vergessen und zu verschleiern, aber auf Dauer wird sie die Grenzen von Trugbild und Wahrheit verwischen. Je echter du bleibst, desto echter wird das Echo sein. Echtes Echo ist deine Option auf Erkenntnisse und die Klarheit darüber, wer du bist und wer du sein möchtest. Vielleicht hilft es dir sogar zu verstehen, was du an dir und deinem Leben ändern möchtest oder sogar musst, um dem Ziel, glücklich zu werden, näherzukommen. Es erfordert womöglich große Veränderungen.

- Hab keine Angst vor dem, was auf dich zukommt, und auch nicht vor dem, was bislang war. Denn Angst lähmt. Freu dich stattdessen auf die Möglichkeit, deine Probleme anpacken zu können, denn ihre Überwindung wird irgendwann Gutes bringen. Was kannst du zum Beispiel tun? Geh mit Freunden essen, auch wenn du Furcht vor dem Zunehmen hast. Sprich mit jemandem, den du aus irgendwelchen Gründen lange angeschwiegen hast. Enthülle deine bisherigen Lügen, um dich zu entlasten und zu befreien. Schreib Probleme und Sorgen und Gedanken auf – durch die Verschriftlichung wird aus einem Gespenst eine reale Gestalt, die du akzeptieren lernen kannst.

All das wird dir vielleicht anfangs wehtun, doch dann lässt der Schmerz nach, und was bleibt, ist eine geheilte Seele, die ihren wahren Platz in der Welt finden kann.

KAPITEL 35

MEINE SPORT- UND ERNÄHRUNGSTIPPS

Vielleicht hast du dieses Buch in die Hand genommen, weil du einen Ausweg aus dem lebenslangen Kampf um einen vermeintlich schöneren Körper suchst. Vielleicht versuchst du dich immer wieder an neuen Diäten, vielleicht glaubst du sogar, an einer Essstörung zu leiden. Vielleicht fühlst du dich auch »nur« den vielen Impressionen der medialen und sozialen Welt ausgesetzt und weißt dich nicht gut von ihnen abzuschirmen, lässt dich zu sehr von ihnen beeinflussen. Dann liest du von der »besten Abnehmmethode der Welt« – und schon am nächsten Tag verwirrt dich die konträre Meinung eines anderen Experten. Du möchtest dich freimachen von den unzähligen Theorien, von all den Zwängen, dem Druck, dich verändern zu wollen oder zu müssen?

Für dich ist dieses Kapitel. Darin möchte ich dir einige Überlegungen und persönliche Erkenntnisse mit auf den Weg geben, die ich nach all den Jahren des essgestörten Verhaltens, diverser Diäten und des Fitnessmissbrauchs gesammelt habe.

Zunächst solltest du verstehen, dass weder Low Carb noch andere Diät- und Ernährungsformen oder Fitnessprogramme das generelle Problem sind, sondern dass du selbst dein größter Feind bist, sofern du diese Konzepte eigentlich gar nicht magst und daher auch nicht mit ihnen klarkommst. Sie funktionieren für den einen oder anderen nämlich wunderbar und sind deshalb nicht grundsätzlich zu verteufeln. Ich kenne selbst einige Menschen, die schon viele Jahre ohne Kohlenhydrate auskommen oder vegan leben und damit sehr glücklich und zufrieden sind. Doch wenn du merkst, dass deine geistige oder körperliche Gesundheit während dieser Diäten oder Ernährungsformen den Bach runtergeht, oder du es sogar bemerkst, aber ignorierst, weil du lieber dünn statt gesund sein möchtest, solltest du dein Projekt überdenken und möglichst schnell abbrechen. Denn dieser Weg ist ganz offensichtlich nicht dein Weg! Such lieber nach *deinem* Weg.

> Warum beziehungsweise für wen willst du eigentlich schöner/schlanker/muskulöser … sein?
> Ist es wirklich für dich, deine Gesundheit, dein persönliches Glück? Oder doch für andere, weil du glaubst, dass du nur gemocht und geliebt wirst, wenn du einem bestimmten Schönheitsideal entsprichst?

Solltest du zum Zweiten tendieren, beschäftige dich zunächst mit deinen Beweggründen dafür: Wieso bist du bereit, dich für die Gesellschaft zu verändern und sogar zu quälen? Meine Gedanken aus dem vorangegangenen Kapitel können dir womöglich helfen, diesen Prozess konstruktiv zu gestalten.

Wenn du dich in irgendeiner Form körperlich verändern möchtest, weil es dir persönlich wichtig ist, dann ist das nicht verwerflich. Es kann wirklich guttun, sich mit einer bestimmten Ernährungsform und/oder mehr Bewegung auf den eigenen Körper zu konzentrieren. Abzunehmen, Muskeln aufzubauen. Ein gutes Körpergefühl und ein subjektiv gutes Aussehen helfen dabei, sich selbst mehr zu mögen und dadurch glücklicher zu werden.

Beim Sport gilt:

- Übertreib es nicht! Konsumiere mit Vorsicht, klugem Kopf und einem sensiblen Gespür für die Signale deines Körpers.
- Mach Sport, weil du deinen Körper lieben und pflegen willst, nicht weil du ihn ablehnst. Es bringt nichts, dass du dich in einer bestimmten Sportart quälst, nur weil du weißt, dass sie besonders viele Kalorien verbrennt oder besonders schnell Muskeln aufbaut. Du wirst früher oder später aufgeben und damit ganz sicher nicht glücklicher werden.
- Finde heraus, mit welcher Sportart, mit welchem Trainingspensum, mit welcher Ernährungsform und mit welchem Verhältnis von Regeln und Ruhe du gut zurechtkommst. Das kann durchaus einige Jahre dauern, doch es lohnt sich.
- Probier dich in unterschiedlichen Disziplinen aus und bleib bei der, die dir wirklich Spaß macht.

Wenn du feststellst, dass Sport überhaupt nicht dein Ding ist, ist das ebenfalls in Ordnung, denn das bist *du*! Anstatt dich als absoluter Sportmuffel in den Bodypump-Kurs zu zwingen, könntest du versuchen, regelmäßige Spaziergänge in der Natur einzuplanen. Bewegung und frische Luft sind schließlich gut für die physische und psychische Gesundheit. Mach dir das Ganze schmackhaft, zum Beispiel indem du dir eine besonders schöne Strecke aussuchst. Oder such dir einen Partner, mit dem du gerne zusammen bist und mit dem du beim Gehen tolle Gespräche führen kannst. Du kannst es auch mit spannenden Hörbüchern versuchen, die du bei deinen Spaziergängen abspielst.

In der Retrospektive sehe ich bei mir persönlich drei Quellen für meine Essstörungen:

- Das Verbot bestimmter Speisen, vor allem von Süßigkeiten, in meiner Kindheit. Gerade weil sie verboten waren, wollte ich sie noch mehr. Gleichzeitig entwickelte ich ein angstbasiertes Verhältnis zu vielen Lebensmitteln, weil Papa immer betonte, sie machten dick und wir müssten aufpassen, dass wir nicht zunahmen. Das Resultat: Ich hatte Lust auf Süßigkeiten und andere Dickmacher, weil sie verboten und deshalb reizvoll waren, doch beim Verzehr des Verbotenen hatte ich immer ein schlechtes Gewissen. Die Folge: Ich musste mich für meinen Kontrollverlust bestrafen – das tat ich mit Diäten und Sport. Bis der Hunger oder der Seelenschmerz wiederkam und ich essen musste, um mich wieder besser zu fühlen.

- Meine verrückte Oma und wie sie mir vorlebte, Essen sei notwendig und nicht nur Genuss, und wie ich dieses »emotionale Essen« schon früh adaptierte. Sie hatte all das »Verbotene« massenweise in ihrem Schrank und sie tröstete uns mit Süßigkeiten, wenn wir weinten, weil wir unsere Eltern vermissten. Ich gewöhnte mich daran, automatisch zu diesem Schrank zu gehen, immer wenn meine Eltern uns bei ihr absetzten oder wenn meine Sehnsucht nach ihnen zu groß war. Eigentlich immer wenn ich Trost brauchte.

- Das chronische Gefühl der Leere und Einsamkeit seit meiner frühesten Kindheit, das selbst in meinen Zwanzigern nicht abklang und das emotionale Essen und schließlich auch das Binge Eating stetig vorantrieb. Ich hatte ja früh gelernt, dass ich mich bei Schmerzen mit Essbarem erfolgreich trösten konnte. Da das Gefühl von Leere nichts anderes ist als ein bohrender, schwer zugänglicher Seelenschmerz, blieb ich mein Leben lang bei der zwanghaften Gewohnheit, aus Emotionen statt aus Hunger zu essen.

All das gepaart mit der in meiner Kindheit verwurzelten Sucht nach Liebe und Aufmerksamkeit ergab eine Mischung, die meine unsichere, instabile Psyche rastlos machte. Ich suchte daraufhin nach einem Leben, das so turbulent und drastisch und heftig war, dass ich die Trauer und die Hilferufe meiner Seele nicht mehr hören konnte und mir und der ganzen Welt beweisen konnte, wie wertvoll, bewundernswert und liebenswert ich war.

- Mach dir hinsichtlich deiner eigenen Ernährung in erster Linie bewusst, welche Lebensmittel du wirklich gerne magst, und streich sie auf keinen Fall gänzlich aus deinem Essensplan. Denn ganz ehrlich: Wenn du beispielsweise Schokolade über alles liebst, wirst du scheitern, wenn du sie dir für immer verbietest. Dein Scheitern wird dich frustrieren und du wirst womöglich in einen Teufelskreis aus Begierde und Reue und aus Belohnung und Bestrafung kommen. Stichwort: emotionales Essen.
- Wenn du feststellst, dass du Kohlenhydrate brauchst, um im Alltag gut zu funktionieren, ist Low Carb definitiv der falsche Weg. In dem Fall sind kleinere Portionen oder das Vermeiden bestimmter »Dickmacher« vermutlich besser geeignet. Ganz wichtig: Vor allem zu Depressionen neigende Menschen sollten die Finger von strengen Low-Carb-Diäten lassen, denn, wie bereits mehrfach angesprochen, kann das Gehirn ohne Kohlenhydrate nur schwer das Glückshormon Serotonin bilden.
- Falls du dazu neigst, radikale Diäten zu machen, im schlimmsten Fall so lange, bis du keine Bauchfalte mehr zwischen die Finger bekommst: Denk daran, dass Körperfett nicht böse ist. Vor allem wir Frauen brauchen zumindest ein wenig davon, um ausreichend Östrogen zu produzieren, und das brauchen wir nicht nur, um schwanger zu werden und für die Knochen, sondern letzten Endes auch für eine gesunde Psyche.
- Aber auch *zu viel* Körperfett ist nicht gleich eine Form der Selbstliebe und dient auch nicht mehr dem biologischen

Schutz, sondern könnte ein Indiz für verlorene Selbstkontrolle infolge eines unglücklichen Daseins oder gar psychischer Störungen sein. Überschüssiges Körperfett abzubauen kann für so manchen eine ähnliche Chance darstellen, wie für andere, Körperfett aufzubauen. Es geht darum, die richtige Balance zu finden. Dein Arzt kann dich hierzu gut beraten.

Mittlerweile weißt du ja, dass Diäten und zu wenig Körperfett auch eng mit Unfruchtbarkeit oder zumindest einem temporär unerfüllten Kinderwunsch zusammenhängen können. Wenn du dir also Kinder wünschst und bislang nicht schwanger werden konntest, dann konzentriere dich zunächst auf die Gesundheit deines Körpers. Versuche zu verstehen, was er braucht, was ihm guttut, woran es ihm womöglich mangelt – und gib ihm dann alles, was ihn wieder genesen lassen könnte. Nicht nur damit du endlich schwanger wirst, sondern auch damit deine Kinder irgendwann von dir lernen können, dass es wichtiger ist, gesund zu sein, als irgendwelchen gesellschaftlichen Schönheitsidealen hinterherzujagen. Denk immer daran, dass Kinder nicht die Realität ihrer Eltern wahrnehmen, sondern ihre eigene. Entscheidend ist also nicht, wie wir als Eltern oder Bezugspersonen die Situation wahrnehmen, sondern wie die Kinder sie wahrnehmen könnten. Versuch dich in sie hineinzuversetzen und die aktuelle Situation mit ihren Augen zu betrachten und zu bewerten.

Mein wichtigster Rat lautet: Such du bei allem, was du tust, nach der gesunden Mitte. Für mich ist genau diese Einstellung der Durchbruch gewesen. Ich musste weg von den Extremen, hin zu einem konstanten Level, sodass ich nach kurzzeitigen Höhenflügen nicht abstürzen konnte. Denn das war oft passiert: Die krasseste Diät lief super – bis ich zusammenbrach, weil mein Körper gegen die wenigen Kalorien oder fehlenden Kohlenhydrate rebellierte. Oder ich litt unter Übertraining und in dem Zuge an Depressionen und physischen Schmerzen, weil ich es in der anfänglichen Euphorie mit dem Sport übertrieben und dadurch die so wichtige Regeneration vernachlässigt hatte. Heute weiß ich, dass für mich nur ein Gleichgewicht zwischen Regeln und Ausnahmen funktioniert. Ich darf weder komplett ungesund essen noch ausschließlich krasse Diäten machen. Ich muss genauso viel entspannen wie ich Sport treibe.

Es geht in meinen Augen also nicht um das Was, sondern um das Wie. Du kannst sein, *was* du sein willst, die Frage ist nur, *wie* du es erreichst. Welche Wege du dafür gehst, welche Opfer du bringst, welche Entscheidungen du triffst, welche Menschen außer dir davon betroffen sind, und am Ende ob du damit glücklich bist – oder ob du zwar nach außen darstellst, was du gerne darstellen möchtest, innerlich aber gebrochen und unglücklich bist. Denn dann hast du irgendwann ein größeres Problem als das, dass du dich nicht mehr ausstehen kannst, zu schwach zum Aufstehen oder einsam bist, weil du auf dem egoistischen Weg zu deinem neuen Ich deine wahren Verbündeten – Freunde, Familie, Partner – verloren hast. Das größte Problem ist dann, dass der Weg zurück um ein Vielfaches schwieriger ist als der Hinweg.

Das gilt für viele Krankheiten, nicht nur für die Essstörungen, die Sportobsession, die Schmerzbereitschaft oder die Selbstwahrnehmungsstörung, mit denen ich so lange zu kämpfen hatte und vermutlich auch in Zukunft immer wieder zu kämpfen haben werde. Es gilt auch für viele Suchterkrankungen und psychosomatische Störungen, im Grunde überall dort, wo Seelenschmerz gelindert und Seelenlücken durch Ersatz-»Drogen« geschlossen werden sollen, um im Leben besser klarzukommen. Ich habe durch meine Therapien verstanden, dass mein enormes Bedürfnis nach Liebe und Applaus dem Defizit entsprang, welches ich in der Kindheit und Jugend empfunden hatte. Ich konnte es aber nur verstehen, weil ich mich darauf eingelassen hatte, die Ursachen herauszufinden. Nur weil ich mich darauf eingelassen habe, konnte ich mir dieses Wissen für die Therapie zunutze machen und die Erkenntnisse daraus wiederum für weitere Erkenntnisse, die mir bei meiner späteren Selbsttherapie geholfen haben.

Ich komme daher noch einmal zu meinen guten Erfahrungen mit meinen (Selbst-)Therapien zurück, die mir schließlich – und es ist noch gar nicht so lange her – geholfen haben, endlich auch meine psychosomatischen Leiden weitgehend in den Griff bekommen, vor allem das Binge Eating. Diese plötzlichen, nächtlichen, maßlosen Fressattacken widerfahren mir nicht mehr, weil ich im Alltag folgende Punkte beachte:

- Wenn ich merke, dass sich Stress und Druck aufbauen, lasse ich die Arbeit liegen, trinke in Ruhe ein Glas Wasser oder eine Tasse Tee oder ruhe mich eine Weile aus.
- Ich gehe früh genug schlafen, um gar nicht erst an den Punkt der absoluten Übermüdung und Überforderung zu kommen.
- Bevor ich schlafen gehe, nehme ich häufig noch einen kleinen Snack zu mir, um nicht hungrig oder mit Appetit ins Bett zu gehen.
- Ich streiche keine Lebensmittel, vor allem keine Süßigkeiten, gänzlich aus meinem Speiseplan, um die Lust auf das Verbotene nicht stärker zu schüren und im Moment des Zusammenbruchs gierig über genau diese Lebensmittel herzufallen.

So viel zu meiner erfolgreichen Bewältigung des Binge Eatings. Doch das emotionale Essen – in meinem Fall der zwanghafte Konsum von Nahrung ausgelöst in Momenten der Einsamkeit oder des Stresses – ist noch heute verführerisch für mich als Quelle der schnellen Abhilfe, des schnellen Trosts. Anders als beim Binge Eating handelt es sich nicht um das unkontrollierte, maßlose Vollstopfen mit überwiegend süßen oder fettigen Speisen, das in Form plötzlicher Attacken auftritt, sondern um den Verzehr von Nahrungsmitteln aus anderen Gründen als Hunger. Meist sind die Auslöser allerdings auch hier Stress, Traurigkeit, Alleinsein oder Langeweile. Wenn auch du mit dem emotionalem Essen kämpfst, kann ich dir aus meiner Erfahrung folgende Anregungen mit auf den Weg geben:

- Mach dir bewusst, wann du wirklich Hunger hast und wann deine Seele Trost im Essen sucht. Versuche im nächsten Schritt, nur bei echtem Hunger zu essen und aufzuhören, sobald du satt bist. Genieße dabei jeden Bissen.

- Echten Hunger kannst du ganz einfach von »manipulativem Hunger« unterscheiden: Wer echten Hunger hat, kann im Grunde alles essen, was gerade verfügbar ist, auch wenn es eine Salatgurke ist. Bei Seelenhunger aber sucht man in der Regel nach bestimmten Lebensmitteln, mit denen man positive Gefühle assoziiert – Schokolade zum Beispiel. Die Salatgurke rührt man in solchen Situationen dann eher nicht an.

- Wer aus Emotionen isst, sucht nach schnell wirkender Medizin. Nach Lösungen. Doch Essen löst keine Probleme, es überdeckt sie lediglich. Also such nach einem alternativen Mittel, welches dir persönlich hilft, in diesen Momenten der emotionalen Instabilität besser klarzukommen. Das kann ein Telefonat mit einer Vertrauensperson sein, ein Spaziergang, ein Workout, eine Tasse Tee oder ein Glas Wasser mit Zitrone, ein Buch mit dem Kind lesen, Musik hören. Was auch immer für dich funktioniert.

- Ausschlaggebend ist, das Hirn neu zu konditionieren und zu lernen, die typischen Situationen emotionalen Essens abzuwenden, bevor sie entstehen. Wenn du zum Beispiel immer isst, wenn du zu viel Stress hast, versuch ihn weitgehend zu vermeiden, indem du gut planst, strukturiert bist, gern ein bisschen ehrgeizig, aber nicht getrieben. Bau Phasen der Ruhe und Entspannung präventiv in deinen Alltag ein.

- Solltest du doch mal wieder in alte Verhaltensmuster zurückfallen, dann bestraf dich dafür nicht, indem du hungerst oder das Essen erbrichst. Das verschlimmert den Teufelskreis nur! Verzeih dir stattdessen deinen Fehltritt und beginne am nächsten Tag einfach wieder von vorn. Das Ziel ist, irgendwann zu akzeptieren, dass Essen nicht nur funktionell sein muss, sondern auch zelebriert werden kann, als Genussmoment, für dich allein oder als sozialer Akt.
- Und zuletzt ein kleiner Selbsttest: Kauf dir *jetzt* ein Eis, wenn du *jetzt* Lust auf ein Eis hast. Kauf es dir aber *nicht*, wenn du nicht Lust auf das Eis selbst hast, sondern auf das Gefühl, das es dir gibt. Ein Gefühl, das sich mit dem letzten Genussmoment verflüchtigt und das du nur wieder spüren kannst, wenn du noch ein Eis isst. Dann ist das Eis keine Tür zur Freiheit, sondern in deine eigene Gefängniszelle.

Eine große Bitte habe ich zum Schluss noch auf dem Herzen: Nimm bitte therapeutische Hilfe in Anspruch, wenn du ein sehr gestörtes Verhältnis zum Essen, zum Sport oder etwas anderem hast und ahnst, dass die Gründe hierfür in anderen Problemen verwurzelt sein könnten. Häufig ist es hilfreich, für das Bewusst- und Bessermachen in die eigene Vergangenheit zu reisen und dort nach den Triggerpunkten zu suchen: Wer oder was hat dich verletzt? Wann war das? Und waren dies die Momente, in denen du aus Trauer, Wut oder Enttäuschung zu deiner »Droge« gegriffen hast? Ich empfehle, diese Form der Vergangenheitsbewältigung in Begleitung eines professionellen Therapeuten anzugehen.

KAPITEL 36

KEIN HÄSSLICHES BILD

Es ist August 2017, ich schreibe die letzten Zeilen dieses Buchs und möchte das hässliche Bild noch einmal sehen. Es mit seiner Kopie in meinem Kopf abgleichen, wie eine Schablone auf die Erinnerung legen. Sehen, ob es heute in meinen Gedanken genauso aussieht wie in all den Jahren meiner Kindheit und Jugend, als es überall hing, wo ich lebte. Als es nicht nur zum Hassbild, sondern auch zum Sinnbild meines Lebens wurde.

Wenn ich mich nicht irre, hängt es noch im Haus meines Vaters, im Flur, direkt neben der Küchentür. Ich bitte daher Anna, es für mich zu abfotografieren und mir zu mailen. Einige Minuten später schaue ich irritiert auf mein Handy. Das Bild, das sie mir geschickt hat, ist ein völlig anderes. Wobei – nicht völlig anders, es zeigt ebenfalls eine feiernde Menschenmenge im alten Venedig, es wird getrunken, gelacht, es herrscht Chaos, aber ein angenehmes, gesittetes, alle sind angezogen, so wie es sich gehört. Ich sehe keine Monster, keine Zentauren, keinen Mord, kein Blut und keinen Schmerz. Es ist ein anderes, als das in meinem Kopf.

Ich antworte ihr: »Danke für die Mühe, aber das ist es nicht!« Ich beschreibe ihr das Bild, das ich meine, und auch jeden einzelnen Ort, an dem es früher mal gehangen hat. Doch Anna ist ratlos, sie weiß nichts von diesem Bild, das ich beschreibe.

Ich beschreibe es im Anschluss auch meiner Schwester, die mit ihren
beiden kleinen Söhnen bei Anna wohnt. Sie durchsucht daraufhin
vergeblich den Speicher und Keller des Hauses. Einige Tage später
fahre ich selbst hin und wir gehen Papas komplette Bildersammlung zusammen durch, doch wir finden es nicht. Schließlich gehe
ich in den Flur und stelle mich vor das Bild neben der Küchentür.
Mit der Nase am Glas und der Brille auf der Nase untersuche ich
jedes Details, und ja, eindeutig, es ist ein anderes Bild. Wie kann
das sein? Ich rufe daraufhin meine Mutter an. »Mama, das Bild,
das hässliche, das immer gegenüber dem Eingang hing … du weißt
schon. Wo ist das?« Sie weiß nicht, welches ich meine, und ich beschreibe ihr jede Einzelheit haargenau, obwohl sie doch eigentlich
wissen müsste, von welchem Bild ich spreche. »Ich muss darüber
nachdenken, melde mich dann später«, sagt sie. Sie schickt mir
am Abend eine Mail mit der Auflistung aller Bilder, die in unseren
Wohnungen gehangen haben, doch das hässliche ist nicht dabei.

Es kann doch nicht sein, dass niemand weiß, welches Bild ich
meine und wo es heute ist. Es war doch überall und so zentral, es
muss sich in uns allen eingebrannt haben, für immer! Nach einigen
Tagen intensiver Recherche – auch im Internet – und vielen Gespräche mit meiner Familie, sitze ich mit leeren Händen da, und mit
leerem Kopf. Die Unsicherheit über seine reale Existenz setzt einen
Radiergummi an und beginnt, das Bild in mir auszulöschen. Nicht
weil ich es so will, sondern weil ich zweifle: an meiner Erinnerung,
an der Wahrheit.

Eine Lüge – war es das wirklich? Das hässliche Bild, ein Hirn-
gespinst? Wie wahrscheinlich ist es denn, dass ich recht habe und
der Rest meiner Familie sich irrt? Sehr unwahrscheinlich. Ich bin
Realistin.

Meine Mutter meint, ich könnte in das Bild etwas hineininter-
pretiert haben. Ich lasse mich auf diesen Gedanken ein. Was bleibt
mir anderes übrig? Auch mir, der Realistin, deren Realität mit ei-

nem Mal bröckelt. Also nehme ich noch mal mein Handy zur Hand und schaue auf das abfotografierte Plakat. Plötzlich beginne ich, immer mehr Ähnlichkeiten zu erkennen. Jetzt sehe ich Stellen, an denen auf dem hässlichen Bild in meiner Erinnerung die Gestalten mit den Schweinsköpfen waren und rechts daneben die Totenköpfe, die auf dem realen Bild aber gar keine sind. Dort, wo auf dem realen Bild Spaß ist, sind auf dem hässlichen Bild aus meiner Erinnerung schreiende, schmerzverzerrte Gesichter. Wo Freude ist, sah ich Tod, wo Lebenslust ist, sah ich Leid – und wo Liebe ist, da sah ich auf meinem Bild Hass. Nun sehe ich individuelle Gestalten, die alle verschieden sind und doch gemeinsam lachen und feiern. Geordnetes Chaos.

Es fällt mir wie Schuppen von den Augen: *Das reale Bild ist das hässliche Bild*, vielmehr meine Interpretation davon. Eine verfälschte Fälschung, auf der ich schon als Kind gekritzelt, mit den Jahren noch präziser gezeichnet und noch vor einigen Wochen großzügig gemalt haben muss, sodass es sich immer mehr von seinem Ursprung entfernt hat. Sodass es schließlich zu einer festen Projektion meiner Seele wurde. Ein Abdruck meiner Gedanken und Gefühle, offensichtlich dunkler und ängstlicher, als ich bislang angenommen hatte.

Ich denke nach. Wenn dieses hässliche Bild in meinen Gedanken das Sinnbild meiner Kindheit und Jugend ist, aber in Wahrheit gar nicht existiert – habe ich dann mein Leben, meine Familie und alle Ereignisse immer anders gesehen, als sie es tatsächlich waren? Ist es eine Lüge, wenn es nur eine Fantasie ist? Und sind Fantasien Wünsche, Metaphern, karikierte Abbilder der Realität oder eine wirre Seelenreise ohne Kompass?

Ich sitze in einem Café, in dem ich viele Kapitel dieses Buchs geschrieben habe und in dem ich nun auch diese Seiten schreibe, die so nie geplant waren. Nicht zu Beginn dieses Buchprojekts, und auch noch nicht vor einigen Tagen. Es war nicht geplant, dass das

Ende dieses Buchs ein langer Fragenkatalog sein würde, von dem ich dachte, ich hätte ihn schon längst beantwortet. Doch offensichtlich hat in meinem Prozess des Verstehens und Verarbeitens – und dieses Buch war ein solcher Prozess – noch eine letzte Seite gefehlt. Nämlich die eine Seite, die die Geschichte und seine (Haupt-)Darsteller in ein neues Licht rückt und gleichzeitig den Weg in die Zukunft neu ausleuchtet. Es fühlt sich an, als sei ich auf diesem neuen Weg nun bereit, das hässliche Bild nach all den Jahren seiner Omnipräsenz ein für alle Mal in die große Bildersammlung auf den Speicher zu stellen und stattdessen das Original aufzuhängen. Es zufrieden anzuschauen. Aus einer ganz neuen Perspektive, in einem ganz neuen Licht. Ein Original, das mir extrem gut gefällt.

Ich gebe niemandem die Schuld an dem hässlichen Bild in meinem Kopf. Auch nicht an meinem Leid, meinem Schmerz, meinen Ängsten und wie ich sie mit aller Macht zu kontrollieren versuchte. Für manche Erfahrungen bin ich dankbar, für andere nicht, aber ich kann mit ihnen heute besser leben und sie sogar hinter mir lassen. Und all die Menschen, die mir bislang begegnet sind, mal länger, mal kürzer, haben jetzt – in meinem neuen Bild – keine Fratzen und sie töten nicht mit Absicht, sie sind wie du und ich, und ganz sicher nicht perfekt.

Wir können unsere Geschichte nicht neu schreiben. Sie ist, wie sie ist. Doch wir können sie immer wieder neu interpretieren. Wie wir sie verstehen, verarbeiten und ob wir damit leben können – das liegt ganz allein in unseren Händen, und diese können großartige Werke schaffen, wenn wir nur wollen. Daher sollten wir unser Lebenswerk von Zeit zu Zeit neu ausleuchten und es in diesem neuen Licht genauer betrachten. Vielleicht erkennen wir dann in der vermeintlichen Hässlichkeit eine neue Schönheit, hinter dem Fake das Original. Und damit vielleicht die Chance, anders weiterzumachen als bisher.

DANKSAGUNG

Ich bedanke mich für euer Vertrauen, euer Engagement, euer Verständnis, eure Motivation, eure Zuversicht, eure Ehrlichkeit, unsere Gespräche, die Inspiration, die Sicherheit: »Paul«, Mama, »Lilia«, »Anna«, Doris, Wolfgang, »Maria«, »Stefan«, Steffi, Carla, »Sara«, Gabi, Sarah, Linda, Henny, Nadine, Jojo, Frau Dr. Schl., Herr Dr. W., Herr Dr. M., Fr. Kessel, Herr B.

Ein spezieller Dank gilt Daniela von der Münchner Verlagsgruppe und Desirée von Wortklinik, ohne die das Buch nicht an die Öffentlichkeit gegangen wäre. Danke für die Arbeit, die ihr in meine Texte investiert habt und danke für euren Glauben, dass ich es schaffen würde.

Und zuletzt danke ich meinen beiden Kindern, die mir unwissentlich die Stärke gaben, mein Leben neu zu beleuchten und dieses Buch zu schreiben. Auch ihr habt mich zu diesem Schreib- und Verarbeitungsprozess motiviert, denn der Wunsch, euch eine gute und ehrliche Mutter zu sein, ist größer als jeder andere. Ich liebe euch.

Wenn Sie **Interesse** an **unseren Büchern** haben,

z. B. als Geschenk für Ihre Kundenbindungsprojekte, fordern Sie unsere attraktiven Sonderkonditionen an.

Weitere Informationen erhalten Sie von unserem Vertriebsteam unter +49 89 651285-154

oder schreiben Sie uns per E-Mail an:

vertrieb@mvg-verlag.de

mvgverlag